Kobayashi **T'ai Chi Ch'uan**

大道同一

Einswerden mit dem Tao

Toyo und Petra Kobayashi

太極拳

T'ai Chi Ch'uan

Einswerden mit dem Tao

IRISIANA

IRISIANA

DANKSAGUNG
Unser besonderer Dank gilt
Meister Lai Fung, Amsterdam, für die Kalligraphien;
Peter Ebenhoch und V. Yelesejew für die Zeichnungen;
Elliott Landy, Wilfried Beege und Hermann Deischl für die Fotos;
Beatrix Schumacher, Janni Andriss, Jörg Lackner
und im besonderen unserer Tochter Ssu
für ihre unersetzliche Mitarbeit.

Bibliografische Information Der Deutschen Bibliothek
Die Deutsche Bibliothek verzeichnet diese Publikation in der
Deutschen Nationalbibliografie; detaillierte bibliografische Daten
sind im Internet unter http://dnb.ddb.de abrufbar.

Umschlaggestaltung: Die Werkstatt München / Weiss · Zembsch,
unter Verwendung eines Motivs von Swantje Autrum-Mulzer
Produktion: Ortrud Müller
Satz: Uhl + Massopust, Aalen
Druck und Bindung: Druckerei Huber, Garching-Hochbrück
Printed in Germany 2004

ISBN 3-7205-2553-8

Inhaltsverzeichnis

Vorwort

T'ai Chi Ch'uan ist ein altes chinesisch-taoistisches Übungssystem, dessen Geschichte sich bis in die T'ang-Dynastie (618–907 n. Chr.) zurückverfolgen läßt. Grundlage des T'ai Chi Ch'uan sind die Klassischen Schriften, Texte alter Meister, in denen die sogenannten Prinzipien[1] niedergelegt sind. Die bekannteste Übung des T'ai Chi Ch'uan ist die »Form«, ein längerer Bewegungsablauf, der langsam, entspannt und fließend ausgeführt wird.

Im vorigen Jahrhundert war T'ai Chi Ch'uan in China noch wenig verbreitet. Erst in den letzten Jahrzehnten hat es sich dort zum Volkssport entwickelt und ist sowohl in Südostasien als auch hier im Westen zunehmend bekannt geworden.

Da die Prinzipien Variationen der Übungen zulassen, wurde T'ai Chi Ch'uan zu allen Zeiten weiterentwickelt und abgewandelt. So entstanden etwa zwanzig Hauptstile. Auf deren Grundlage wurden vor allem in neuerer Zeit vereinfachte Übungen in kaum überschaubarer Vielfalt entwickelt. Allerdings ging dabei die verfeinerte Ausrichtung an den Prinzipien oft verloren.

Ein Grund für die große Popularität des T'ai Chi Ch'uan liegt ohne Zweifel in seinen vielfältigen Anwendungsmöglichkeiten. T'ai Chi Ch'uan ist nicht nur eine ganzheitliche Gesundheitsübung, Heilgymnastik, Entspannungs- und Atemübung; es leitet auch die spirituelle Entwicklung des Menschen in die Wege, führt zu Erleuchtungserfahrungen (Einswerden mit dem Tao) und macht eine effektive Selbstverteidigung möglich.

Übt man T'ai Chi Ch'uan allein aus gesundheitlichen Gründen, kann von fast jeder angebotenen T'ai Chi-Richtung[2] profitiert werden; denn die Erfahrung zeigt, daß sich viele positive gesundheitliche Auswirkungen schon aus dem Üben grundlegender Prinzipien wie »sanft«, »entspannt«, »leicht« und »fließend« ergeben. Will man sich jedoch intensiver damit auseinandersetzen, sollte man sich einem T'ai Chi Ch'uan zuwenden, in dem noch die Verfeinerung enthalten ist, die das ursprüngliche T'ai Chi Ch'uan kennzeichnet.

Die beiden ersten bekannt gewordenen Stile des T'ai Chi Ch'uan, der Chen-Stil und der aus ihm entwickelte Yang-Stil, können hier als Orientierung dienen, denn in ihren Formen liegt der gemeinsame Ursprung fast aller heute bekannten T'ai Chi-Richtungen. Wertvolle Informationen über das T'ai Chi Ch'uan des Yang-Stils bieten die Bücher und Texte seiner letzten großen Meister Yang Ch'eng Fu, Cheng Man-Ch'ing, Chen Wei Ming und Tung Ying Chieh. Ihre Arbeiten (s. Bibiliographie), die die wenig bekannte Kunst des hohen T'ai Chi Ch'uan beschreiben, wurden zum Teil erst kürzlich in westliche Sprachen übersetzt. Sie zählen neben den Klassischen Schriften

1 Durch die Prinzipien sind Aufbau und Ausführung der Übungen in ihren Grundzügen bestimmt.
2 T'ai Chi – gebräuchliche Abkürzung für T'ai Chi Ch'uan

zur grundlegenden T'ai Chi-Literatur. Die genannten Autoren verweisen nachdrücklich darauf, daß ohne eine verfeinerte, an den Prinzipien ausgerichtete Gestaltung und Ausführung der Übungen, eine Vervollkommnung im Sinne des T'ai Chi Ch'uan nicht erreicht werden kann.

Im vorliegenden Buch sollen die Grundlagen für ein verfeinertes Üben, wie sie in der Cheng Man Ch'ing-Tradition[1] des Yang-Stils überliefert sind, vermittelt werden. Es liegt in der Natur der Sache, daß sich ein tieferes Verständnis vieler Inhalte und Zusammenhänge erst dann ergibt, wenn sie sich durch eigene Erfahrung bestätigt haben. Im praktischen Teil dieses Buches beschreiben wir die Kurzform des Yang-Stils (dreiteilig) nach Professor Cheng Man Ch'ing und die wichtigste Partnerübung des Yang-Stils, das »Push Hands«.

Eine so ausführliche Beschreibung der Bewegungsabläufe wie sie in unserem Buch »T'ai Chi Ch'uan – Handbuch zum Selbststudium« enthalten ist – dort wird nur der erste Teil der Kurzform dargestellt – war in diesem Rahmen leider nicht möglich.

Verschiedentlich müssen wir auch auf wichtiges Hintergrundwissen verweisen, das in »Der Weg des T'ai Chi Ch'uan« dargestellt ist und hier nicht wiederholt werden kann.

Bei vielen Übenden ist ein wachsendes Interesse festzustellen, tiefer in den Geist des T'ai Chi Ch'uan einzudringen und zu einem effektiveren Üben zu gelangen. Dieses Buch möchte den Interessierten dabei Orientierung und Hilfe sein.

München, Frühjahr 1989 *Toyo und Petra Kobayashi*

1 Nach Professor Cheng Man-Ch'ing (1900–1975)

Einführung

T'ai Chi Ch'uan – eine Übung zur Erhaltung der Gesundheit und zur Vorbeugung gegen Krankheiten[1] VON DR. CHI CHIANG TAO

T'ai Chi Ch'uan ist eine chinesische Bewegungskunst, die von alters her der Erhaltung der Gesundheit, der Heilung von Krankheiten, der Selbstverteidigung und der körperlichen und geistigen Erholung dient. Die Anzahl der Übenden wächst täglich. Kommt man frühmorgens zu einer ruhigen Stelle im Taipeh New Park oder geht man am Ufer des Tam Chih Flusses entlang, wo die Luft frischer ist als in der Stadt, sieht man Gruppen von Menschen, meist mittleren oder fortgeschrittenen Alters, die mit gesammelter Aufmerksamkeit und gelassener Haltung T'ai Chi Ch'uan üben. Diese Art der Körperübung ist nicht nur bei uns beliebt, sondern wird auch in chinesischen Gemeinden im Ausland praktiziert. Ich hörte, daß auch im Hauptquartier der Vereinten Nationen ein T'ai Chi-Klub gegründet wurde, in dem fähige Lehrer diese Kunst unterrichten. Voriges Jahr baten T'ai Chi-Begeisterte in Taiwan alle herausragenden T'ai Chi-Spezialisten im Lande, einen Ausschuß zum Studium dieser Kunst zu bilden und ihn der Amerikanisch-Chinesischen Kultur- und Wirtschaftsvereinigung anzugliedern. Mitglieder dieses Ausschusses treffen sich jeden Sonntagmorgen, um die Übungsmethode und Anwendung dieser Kunst zu studieren.

Warum widmen sich so viele Menschen, sowohl Chinesen als auch Ausländer, mit so großer Begeisterung dem T'ai Chi Ch'uan?

Einige Gründe hierfür sind:

1. Ein voller Ablauf der T'ai Chi Ch'uan-Bewegungen, der viele positive Auswirkungen hat, braucht nur etwa 15 Minuten, eine gekürzte Form bloß 5–6 Minuten der Ausführung.
2. Ein kleiner Raum ist ausreichend, um T'ai Chi Ch'uan zu üben.
3. Bei vielen anderen Körperübungen wird so viel Kraft verbraucht, daß der einzelne am Ende erschöpft ist. Beim T'ai Chi Ch'uan dagegen lernt man, so wenig Kraft wie möglich anzuwenden und fühlt sich nach dem Üben nicht müde, sondern erfrischt und auch im Geiste belebt.
4. T'ai Chi Ch'uan kann viele Krankheiten heilen.

T'AI CHI CH'UAN UND MEDIZINISCHE ERKENNTNISSE

Die moderne Medizin hält körperliche Übung für ein gutes Mittel, Krankheiten zu heilen. In der Vergangenheit glaubte man, daß Körperübungen beispielsweise bei

1 Dieser Artikel unseres Lehrers erschien 1965 in der taiwanischen Zeitschrift *West and East Monthly* (gekürzt, in eigener Übersetzung).

Herzkrankheiten nicht angebracht wären. Heute empfehlen maßgebende Ärzte auch herzkranken Patienten, Übungen maßvoll zu betreiben. Sie haben erkannt, daß Übung ein gutes Mittel zur Vorbeugung gegen Herzkrankheiten ist. Dr. White, der den herzkranken ehemaligen Präsidenten Eisenhower behandelte, sagte: »Um das Herz gesund zu erhalten, ist ein gewisses Maß an Übung notwendig. Angemessene Übung kann das Leben verlängern, weil nicht nur die Kraft der Herzfunktion, sondern auch die Geschmeidigkeit der Muskeln, das Zusammenwirken der Nerven und die Atembewegung entscheidend an der Herausbildung eines guten Kreislaufs beteiligt sind.«

Britische Mediziner haben eine großangelegte Untersuchung durchgeführt, die zeigt, daß Menschen, die im Büro arbeiten und keine regelmäßigen körperlichen Übungen vornehmen, leichter einen Herzinfarkt bekommen.

Dr. Hoffmann, königlicher Arzt des Prinzen von Preußen, meinte: »Übung ist die beste Medizin für das menschliche Leben. Seine Wirkung auf die menschliche Gesundheit ist unvorstellbar.«

In China entwickelte der berühmte Chirurg Hua To zur Zeit der späten Han-Dynastie[1] die fünf Tierübungen. Ihnen lagen Bewegungen von Tiger, Bär, Affe, Hirsch und Vogel zugrunde. Er sagte: »Bewegung hilft der Verdauung und dem Kreislauf, so daß Krankheiten vorgebeugt wird.«

Wenn Übung so wichtig für die Gesundheit ist, wie sollte sie beschaffen sein, um bestmögliche Wirkungen zu erbringen? Dr. Hsueh Yu-hsing, Chefarzt für Alterskrankheiten am Veterans' General Hospital of Taiwan, schreibt: »Wenn der Mensch alt wird, werden seine Knochen zerbrechlich. Anstrengende und schwierige Übungen sollten daher vermieden werden. T'ai Chi Ch'uan ist eine der besten Übungen für den alten Menschen. Es hilft gegen viele Beschwerden, ist gut gegen Rheuma, Herzkrankheiten und hohen Blutdruck.«

T'ai Chi Ch'uan unterscheidet sich von den bekannten Ballspielen, Übungen an oder mit Geräten und der üblichen Gymnastik. Die meisten dieser Übungen beschränken sich auf einseitige Körperbewegungen und verlaufen nicht in Einklang mit der Atmung. Bei ihnen kommt es zu einer Beschleunigung des Pulsschlags, heftigem Atmen und oft starkem Schwitzen. Beim T'ai Chi Ch'uan ergibt sich dagegen ein Zusammenwirken aller Körperteile in der Bewegung. Seine entspannten, runden Bewegungen beanspruchen die Gelenke gleichmäßig. Wenn T'ai Chi Ch'uan lange genug geübt wird, führt es zur Erhöhung der Spannkraft bzw. der Elastizität der Knochen und Gelenke und zur Stärkung der Blutgefäße. Sogar jene Blutgefäße, die ihre Elastizität verloren haben, können sich allmählich regenerieren. Es ist zudem eine gute Übung für das zentrale Nervensystem, so daß Neurasthenie[2] und Schlaflosigkeit geheilt werden können.

Viele Freunde, die T'ai Chi Ch'uan üben, erzählten mir, daß sie in T'ai Chi Ch'uan ein unerwartetes Heilmittel gegen die verschiedensten Krankheiten wie allergischen Schnupfen, Diabetes oder Lungentuberkulose gefunden hätten.

---

1 Han-Dynastie (205 v. Chr.–220 n. Chr.)

2 Nervenschwäche

Modernen medizinischen Untersuchungen zufolge entstehen viele Krankheiten aus nervöser Anspannung (Streß) oder sind durch seelische Leiden bedingt. In den Untersuchungen von Dr. Chang Hsueh-hsien vom National Taiwan University Hospital wird deutlich, daß nervöse Anspannung bei Tieren den Widerstand gegen Bakterien und Viren vermindert. Er schreibt: »Werden tierische Zellen von einem Virus angegriffen, erzeugen sie eine Substanz, die sich schützend um die Zelle legt. Ist die Energie dieser Substanz stärker als die des Virus, entsteht keine Krankheit. Wenn sich das Tier jedoch im Streß befindet, wird eine große Menge von Hormonen im Körper ausgeschüttet. Dies beeinträchtigt die Erzeugung der besagten Substanz und somit die Widerstandskraft des Tieres.«

Dr. Hans Seeley, ein amerikanischer Spezialist für Drüsenkrankheiten, warnte Menschen, die ein angespanntes Leben führen: »Wenn der Mensch sehr angespannt ist, kann er von den Hormonen vergiftet werden, die sein eigener Körper gegen diese Anspannung erzeugt. Diese Art der Vergiftung wirkt sich schlimmer aus, als beispielsweise die Vergiftung durch Alkohol.«

Dr. Joseph Kennedy, ein ehemaliger Marinearzt, schreibt in seinem Buch »Entspanne dich und lebe«: »Die Folgen nervöser Anspannung sind Schlaflosigkeit und Verkürzung des Lebens. Wenn man weiß, wie man sich entspannen kann, kann man sein Leben verlängern.«

Das Üben des T'ai Chi Ch'uan kann durch seine harmonischen Bewegungen und die Betonung der Entspannung sogar in unserer heutigen modernen Industriegesellschaft, bei anstrengender Büroarbeit und in überfüllten Transportmitteln, dem Lärm der Großstadt ausgesetzt, helfen, entspannter zu sein.

T'AI CHI CH'UAN IM ALTER

Der schnelle Fortschritt der medizinischen Wissenschaft und die Verbesserung des Gesundheitswesens hat bei uns zu einer fast vollständigen Ausrottung vieler Krankheiten wie Malaria, Typhus und Cholera geführt. Auch Lungentuberkulose kann jetzt oft geheilt werden. So hat sich die durchschnittliche Lebenserwartung der Menschen erhöht. Mit der Anzahl alter Menschen nimmt aber auch das Problem der Alterskrankheiten zu. Zur Zeit stellen alte Menschen in Taiwan 5% der Gesamtbevölkerung, in den Ländern Europas und Nordamerikas bereits 20%. Wenn ein Mensch alt wird, neigen seine körperlichen und geistigen Funktionen zu Verlangsamung und Verfall. Häufige Erkrankungen bei alten Menschen sind: chronische Bronchitis, Arterienverkalkung, Herzbeschwerden, bösartige Knoten, Schlaflosigkeit, Arthritis, Gelenkrheumatismus und Diabetes. Kurz gesagt, die Krankheiten, an denen alte Menschen leiden, sind hauptsächlich Folgen der physiologischen Veränderungen innerhalb eines sich chronisch verschlechternden Allgemeinzustandes.

Eine Heilung im Alter ist nicht so einfach wie in jungen Jahren. Oft treten mehrere Krankheiten gleichzeitig auf. Der allmähliche Verfall der Leber- und Nierenfunktion erschwert die Ausscheidung der eingenommenen Medikamente und führt zu einer Vergiftung des Körpers. Wenn T'ai Chi Ch'uan über einen längeren Zeitraum regelmäßig geübt wird, werden die Funktionen des gesamten Körpers gestärkt. Damit wird einer Vergreisung entgegengewirkt. Ein Beispiel dafür: Wenn wir T'ai Chi Ch'uan in einer Gruppe üben, können wir beobachten, wie 70jährige Partnerübungen mit Jugendlichen ausführen. Ihre Beweglichkeit, Sensitivität und geistige Aufmerksamkeit unterscheidet sich in nichts von denen der jungen Leute.

WICHTIGE PUNKTE FÜR DIE AUSÜBUNG DES T'AI CHI CH'UAN

T'ai Chi Ch'uan ist eine außerordentlich umfassende Körperübung, die durch zahlreiche Regeln bestimmt wird. Deshalb heißt es: »T'ai Chi Ch'uan ist leicht zu erlernen, aber schwer, meisterhaft auszuüben«, und »Ein zehnjähriges Üben reicht für eine öffentliche Vorführung noch nicht aus.«

Wenn man T'ai Chi Ch'uan als Gesundheitsübung erlernen möchte und zwei oder drei Stunden in der Woche einige Monate lang übt, kann man die Kurzform erlernen; die Lange Form bedarf der doppelten Zeit. Nachdem man über einen längeren Zeitraum Korrekturen bekommen hat, ist man fähig, nach den Regeln zu üben. Will man die Übung jedoch für praktische Zwecke beherrschen, hängt es von verschiedenen Faktoren wie Auffassungsgabe, Unterrichtsmethode und dem Einsatz des Übenden ab, wie lange man benötigt, um Fortschritte zu machen. Meiner Meinung nach ist es besser, unter der persönlichen Führung eines Lehrers anzufangen. Natürlich kann man T'ai Chi Ch'uan auch aus Büchern lernen; läßt die Genaugkeit der Darstellung jedoch zu wünschen übrig, kann man sich leicht Fehler angewöhnen.

Unabhängig von dem Grund, aus dem T'ai Chi Ch'uan geübt wird, ist es vor allem wichtig, die Bewegungen leicht, lebendig, ausgewogen und langsam zu halten und sie mit so wenig Kraft wie möglich auszuführen. Der Körper soll aufrecht und entspannt sein, das Gesäß hängen, der Brustkorb etwas gesenkt werden (aber nicht einfallen), der Kopf soll aufrecht sein und die Augen geradeaus schauen. Ein alter Spruch des T'ai Chi Ch'uan besagt: »Wenn der Kopf hängt und die Beinhaltung zu wünschen übrig läßt, hat jemand keine korrekte Unterweisung bekommen.«

Jede Bewegung soll aus dem Tan T'ien kommen. (Tan T'ien ist ein taoistischer Ausdruck, der wörtlich »das Feld für das Einpflanzen des Tan« bedeutet, eine Substanz, die, dem Besitzer der taoistischen Lehre zufolge, Unsterblichkeit und übernatürliche Kräfte verleiht. Die Lage des Tan T'iens bei einem Menschen durchschnittlicher Größe kann auf folgende Weise bestimmt werden: Man teilt eine gedachte waagerechte Linie zwischen Nabel und Rückgrat im Verhältnis 3 zu 7 vom Nabel ausgehend. Das Tan T'ien befindet sich dann 3–4 cm unter dem Schnittpunkt.)

Alle Bewegungen erfolgen aus der Einheit des Körpers. Beim Vorwärtsgehen berührt zuerst die Ferse den Boden, beim Rückwärtsgehen sind es die Zehen. Bei allen Bewegungen soll der Schwerpunkt stabil bleiben, sonst gerät der Körper aus dem Gleichgewicht. Alle Bewegungen sollen ohne Unterbrechung ineinander übergehen. Die folgenden bedeutungsvollen Wörter soll der Übende immer im Sinn haben: »Aufrecht, bequem, stetig und ausgewogen.«

Das Ein- und Ausatmen soll durch die Nase und nicht durch den Mund geschehen. Die durch die Nase ein- oder ausgeatmete Luft, soll fein und ununterbrochen strömen; dabei soll das Atmen äußerlich nicht zu bemerken sein. Wenn der Atem ebenmäßig, leicht, langsam und tief fließt, dann hat man die Stufe des natürlichen Atmens erlangt.

Beim Ausstrecken der Arme soll ausgeatmet, beim Einziehen der Arme eingeatmet werden. Wenn der Körper sich hebt, atme man ein; wenn er sich senkt, aus. Bei den Drehungen atme man, wie es sich von selbst ergibt. Ein weiterer wichtiger Punkt ist die Anpassung des Übens an den körperlichen Zustand. An einen kränklichen, gebrechlichen Menschen kann man nicht die gleichen Anforderungen stellen wie an einen gesunden.

VOR UND NACH DEM ÜBEN ZU BEACHTENDE REGELN

Ein offener Platz an der frischen Luft ist am besten geeignet, um T'ai Chi Ch'uan zu üben. Wenn ein solcher Platz nicht zur Verfügung steht, kann man auch im Haus üben. Wenn möglich, sollte man die Fenster öffnen. Man sollte nicht direkt nach einer schweren Mahlzeit üben. Nach dem Üben empfiehlt es sich, ein wenig auf und ab zu gehen. In den ersten Monaten des Übens kann es manchmal vorkommen, daß man ein Nachlassen seiner Kräfte, Müdigkeit und Widerstand gegen das Üben empfindet. Dies braucht einen nicht zu beunruhigen. Diese Phase wird »die Übergangszeit der wachsenden Kraft« genannt. Wenn sie überwunden ist, wird man in seinem Üben Fortschritte entdecken.

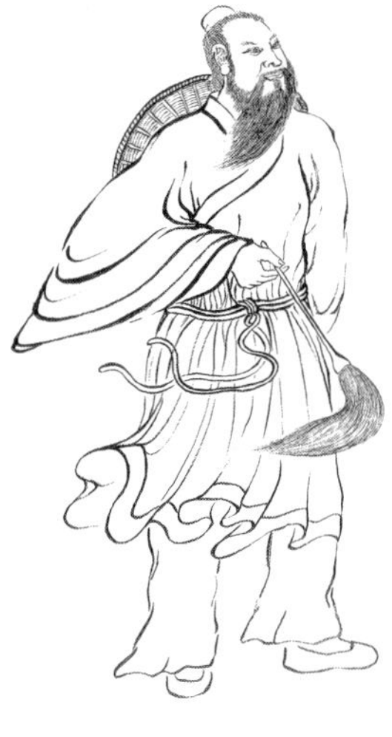

Chang San-Feng,
der legendäre Begründer
des T'ai Chi Ch'uan

WICHTIGE PUNKTE ZUR ANWENDUNG DER SELBSTVERTEIDIGUNG

T'ai Chi Ch'uan wird nicht nur für die Gesundheit und die geistige Entwicklung, sondern auch zur Selbstverteidigung praktiziert. Die Effizienz des T'ai Chi Ch'uan für die Selbstverteidigung wird von Außenstehenden oft angezweifelt. Die sanft und langsam ausgeführten Bewegungen scheinen kaum für eine Selbstverteidigung geeignet zu sein. Einige Aspekte der Selbstverteidigung will ich deshalb erklären: Die grundlegende Übung für das Erlernen der Selbstverteidigung ist das »Tui shou« (Push

Hands – Hände drücken). Tui shou ist die Bezeichnung für eine Partnerübung, bei der die grundlegende Bewegung des »P'eng« (Abwehren), »Lu« (Zurückrollen), »Chi« (Drücken) und »An« (Stoßen) geübt wird.

Der erste Schritt beim Push Hands ist das Erlernen der einheitlichen Bewegung von Hüften und Beinen sowie das Ausdeuten der gerichteten Bewegung des Gegenübers, genannt »Ting Chin«. Ting Chin ist ein technischer Ausdruck, der wörtlich »Horchen auf die Kraft des Gegners« bedeutet. Er entspricht dem »Chi Chin«, welches »Kraft erspüren« bedeutet.

Beim Push Hands soll die harte Muskelkraft gänzlich aufgegeben werden; man soll ruhig und gefaßt im Geist sein und versuchen, den Bewegungen seines Gegenübers zu folgen. Drückt er mich in eine bestimmte Richtung, konzentriere ich meine Aufmerksamkeit auf diese Richtung. Ich folge ihm in seinen Bewegungen mit kontinuierlichem »Chan« (Anhaften und Heben), »Lien« (Verbinden), »Tieh« (waagerecht Anhaften) und »Sui« (Anhaften von hinten). Nach langem Üben des Push Hands ist die Sensitivität so hoch entwickellt, daß das »zusätzliche Gewicht einer Feder empfunden wird« und daß »eine Fliege sich nicht auf den Körper setzen kann, ohne ihn in Bewegung zu bringen«, wie es in den Klassischen Schriften heißt.

Wenn in einem Zweikampf Herr A den Herrn B wegstoßen will, muß er beispielsweise seine Hand, sein Handgelenk, seinen Ellbogen oder seine Schulter in Kontakt mit Herrn B bringen. Dies wird die »Kontaktkraft« genannt. Wenn B die Kontaktkraft von A empfindet, zieht er seinen Körper sofort zurück und geht dabei ein wenig in die Hocke (Entspannen und Sinken). Im T'ai Chi Ch'uan wird dies »Tsou hua« genannt, welches »die Verwandlung der herankommenden Kraft durch eine zurückziehende Bewegung« bedeutet. Obwohl A eine große Kraft in seinen Schub legt, wird ein Anprall auf B's Körper durch die Anwendung des Tsou hua verhindert, da die herannahende Kraft keinen Angriffspunkt findet. Sie wird so zu einem Schlag ins Leere. Wenn A dabei das Gleichgewicht verliert, kann B ihn mit geringer Kraft ziehen und wird ihn sicherlich zu Fall bringen. Die Klassischen Schriften sprechen in diesem Zusammenhang von der »Auslösekraft von vier Unzen (etwa 100 g), die eine Stoßkraft von tausend Pfund ablenken und in einen gleichwertigen Rückschlag verwandeln kann.«

In einer Abhandlung über T'ai Chi Ch'uan steht: »Beim T'ai Chi Ch'uan wird Bewegung durch Ruhe (Nicht-Handeln) überwunden und Starres durch Nachgiebiges besiegt.« Alle diese Grundsätze sind wichtig für T'ai Chi Ch'uan. Yang Ch'eng Fu, der Lehrer meines Lehrers, sagte: »Die Tsou-hua-Methode ähnelt dem Wegdrücken eines im Wasser schwimmenden Flaschenkürbisses, der keinen Widerstand bietet, an dem die Kraft angesetzt werden kann.« Der Wunsch, einen Meister des T'ai Chi Ch'uan durch harte Muskelkraft zu besiegen, ist wie ein Versuch, Wind oder Schatten zu fangen.

Bei der Tsou-hua-Methode wird die sogenannte zähe oder verdichtete Energie (engl. tenacious energy) angewandt. Sie unterscheidet sich deshalb in ihrer Wirksamkeit von dem bei vielen Kampfkünsten angewandten Ausweichen.

Wenn wir von einem Gegner angegriffen werden, folgen wir nur den Prinzipien, die die Übung bestimmen, wenden aber keine Kraft an. Beim Tui shou, das wörtlich »Hände drücken oder schieben« bedeutet, ist nicht die Kraft der Hände wichtig, sondern die Stoßkraft der zähen Energie, die von der einheitlichen Bewegung der Beine und Hüften ausgeht. Der Einsatz der zähen Energie läßt sich mit dem Abschießen eines Pfeiles vergleichen, dem immer das Spannen der Bogensehne vorausgehen muß. Der technische Ausdruck im T'ai Chi Ch'uan hierfür ist: »Fa Fong« (Abgeben oder Freisetzen).

Hochtrainierte Übende der Yang-Schule können ihren Gegner ohne Kraftanwendung viele Meter weit wegschleudern. Eine solche hohe Vervollkommnung im T'ai Chi Ch'uan kann jedoch nur durch äußerstes Bemühen erreicht werden. Die hohe Kunst des T'ai Chi Ch'uan wird verlorengehen, wenn niemand bereit ist, sich ihm so intensiv zu widmen.

ABSCHLIESSENDE BEMERKUNGEN

Wenn der Übende weiter fortgeschritten ist, wird sich sein Interesse am T'ai Chi Ch'uan durch das Üben des Push Hands noch erhöhen. Wie die Form, ist auch das Push Hands ein gutes Mittel gegen seelische Krankheiten. Bei Menschen, die schwere Schicksalsschläge erlitten haben oder an verdrängten Problemen leiden, nimmt oft die Gesundheit Schaden. Durch Harmonisierung und innere Stärkung kann das Üben hier helfen.

Nach den Grundübungen des T'ai Chi Ch'uan (Form und Tui shou) kann das Ta Lu erlernt werden. Ta Lu, das »Große Ziehen« oder das »Große Zurückrollen« ist die technische Bezeichnung für eine Übung, bei der zwei Partner die Grundbewegungen »Tsai« (Ziehen), »Lieh« (Spalten), »Chou« (Ellbogenstoß) und »Kao« (Schulterstoß) ausführen.

Neben diesen Übungen ist die T'ai Chi-Schwertform am bekanntesten. Für sie gelten die gleichen Regeln wie für die Formen. Auch die T'ai Chi-Schwertform ist eine ausgezeichnete Art der körperlichen und geistigen Erholung.

Auf Grund der unzweifelhaft großen Vorzüge des T'ai Chi Ch'uan wird jeder Übende in hohem Maße von seinem Üben profitieren. T'ai Chi Ch'uan empfiehlt sich für Menschen jeden Alters.

1. Die Stile

Im folgenden sollen die bekanntesten der etwa 20 Hauptstile des T'ai Chi Ch'uan, der *Chen-*, *Yang-*, *Sun-*, *Wu-* und *Peking-Stil* kurz behandelt werden. Sie repräsentieren verschiedene Variationsmöglichkeiten der Übungen. Ihre Formen unterscheiden sich u. a. durch im Rahmen der Prinzipien veränderte Armhaltungen und andere Abfolgen der Stellungen.

Der Chen-Stil

Der älteste bekannte Stil des T'ai Chi Ch'uan ist der Chen-Stil[1]. Über seine Entstehung gibt es zwei Haupttheorien. Die eine besagt, daß der Begründer des Chen-Stils Chen Wang-Ting[2] (1597–1664) das T'ai Chi Ch'uan des Wang Tsung-Yueh aus der Ming-Dynastie (1368–1644) überliefert bekommen habe.

Der anderen Darstellung zufolge soll Chen Wang-Ting den Chen-Stil auf der Grundlage des bekannten Buches »Ch'uan Chin«[3] und seiner eigenen Kenntnis taoistischer Meditationspraktiken selbst entwickelt haben.

Herausragende Meister des Chen-Stils nach Chen Wang-Ting waren Chen So Kao, Chen Ching Po und Chen Chang-Hsiang (1771–1853).

Bis zu Chen Chang-Hsian wurde der Chen-Stil nur innerhalb der Familie weitergegeben. Dieser unterrichtete erstmals einen Außenstehenden, Yang Lu-Ch'an, den Begründer des Yang-Stils.

Bekannte Meister des Chen-Stils nach Chen Chang-Hsiang waren Chen Yi-Hsi und dessen Sohn Chen Fa-Ku (1887–1957). Von Chen Fa-Ku wird berichtet, daß sein Ch'i so stark entwickelt war, daß Fensterläden und Dachschindeln klapperten, wenn er übte. Er unterrichtete in Peking und hatte viele Schüler.

Innerhalb des Chen-Stils gibt es drei Hauptrichtungen:[1]

1. den »alten Stil«
2. den »neuen Stil«
3. den »kleinen Stil«.

1. Der »alte Stil« geht auf Chen Chang-Hsiang zurück. Er wird mit stark gebeugten Knien geübt. Die Arme und Beine beschreiben große Kreisbögen. Der »alte Stil« enthält eine Reihe schwer ausführbarer Bewegungsabläufe, wie etwa hohe Sprünge. Die Geschwindigkeit ist im allgemeinen gleichbleibend langsam; Ausnahmen neben den Sprüngen sind die Faust- und Fußstöße; sie werden betont und schnell ausgeführt.

---

1 Die Stile werden in der Regel nach ihren Begründern benannt.

2 Da die T'ai-Literatur im Westen hauptsächlich in englischer Sprache vorliegt, werden, um die Orientierung zu erleichtern, im folgenden chinesische Begriffe und Eigennamen in der dort üblichen Transkription wiedergegeben.

3 Chi Che-Kwong (1529–1587), siehe Huang »Fundamentals of T'ai Chi Ch'uan«, Seite 48

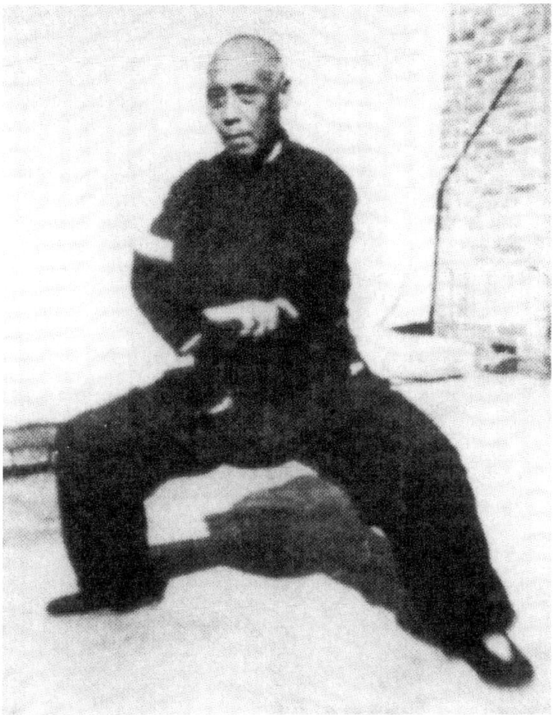

Chen Fa-Ku

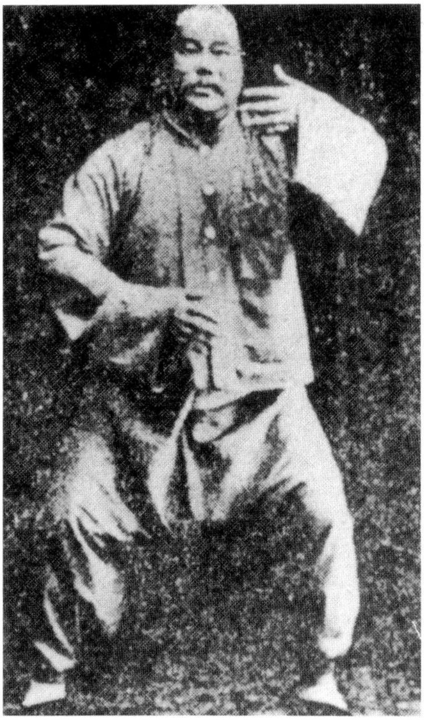

Yang Cheng-Fu

2. Der »neue Stil« geht auf Chen Yu Pen zurück. Er vereinfachte viele der komplizierten Bewegungsabläufe des »alten Stils«.

3. Der »kleine Stil« wurde von Cheng Ch'ing P'ing entwickelt. Er lernte von Chen Yu Pen. Kennzeichnend für den »kleinen Stil« sind sparsame Bewegungen. Er wird verhältnismäßig schnell geübt.

Der Yang-Stil

Yang Lu-Ch'an (1799–1872) entwickelte den nach ihm benannten Yang-Stil. Für die Verbreitung des T'ai Chi Ch'uan kommt ihm besondere Bedeutung zu. Er wollte T'ai Chi Ch'uan vielen Menschen zugänglich machen. Durch seinen öffentlichen Unterricht brach er mit der alten Tradition, Kampfkünste, Meditationspraktiken und oft auch Gesundheitsübungen nur an einen kleinen, auserwählten Kreis von Schülern oder innerhalb der Familie weiterzugeben.[2]

Yang Lu-Ch'ans Form ist nicht überliefert. Seine beiden Söhne Yang Pan-Hou (1837–1892) und Yang Chien-Hu (1839–1917) variierten die Form ihres Vaters. Yang

1 Matsuda »Secret of Chin-jia Tai-chi«, Seite 23 (jap. Ausgabe)

2 Nach ihm begannen auch die Meister des Chen-Stils ihr Wissen zugänglich zu machen.

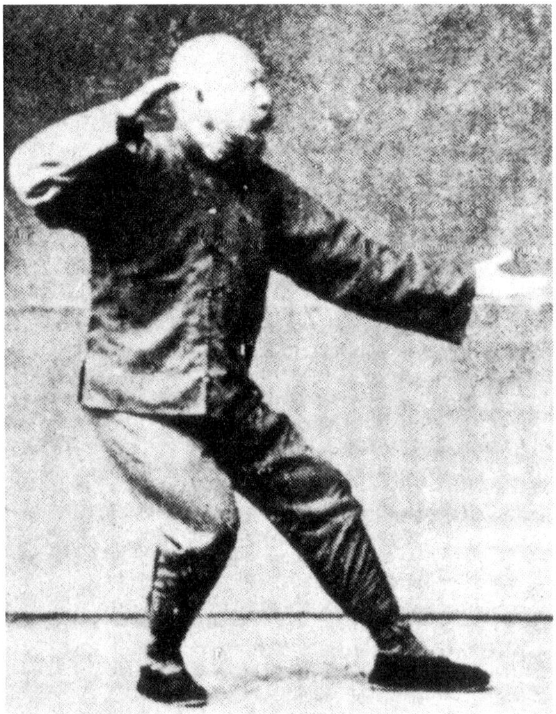

Chen Wei-Ming

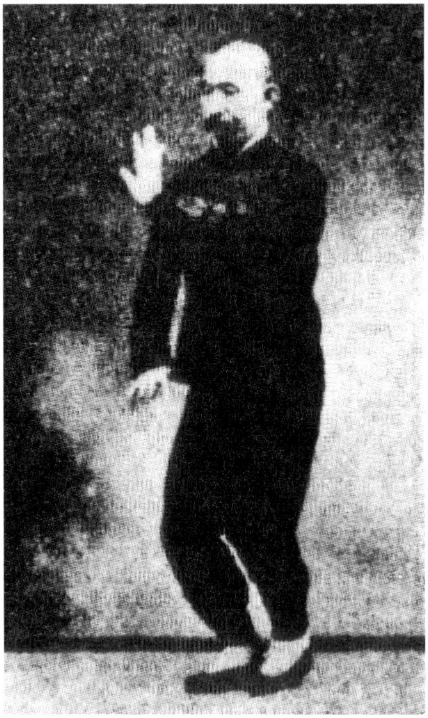

Sun Lu-Tang

Chien-Hu soll die Bewegungen verkleinert, Yang Pan-Hou mit weiter ausholenden Bewegungen geübt haben. Erst Yang Chien-Hus Sohn Yang Cheng-Fu stellte die sogenannte traditionelle Form des Yang-Stils zusammen. Sie ist durch Fotos und Zeichnungen überliefert. Auch diese Form wurde von seinen Söhnen und Schülern verändert. So entwickelte sein Schüler Cheng Man-Ch'ing (1900–1975) auf ihrer Grundlage die Kurzform des Yang-Stils (s. S. 83).

Der Wu-Stil

Wu Ch'ien-Ch'uan (1870–1942) gilt als der Begründer des nach ihm benannten Wu-Stils. An der Entwicklung des Wu-Stils war aber auch sein Vater Wu Quan-You (1834–1902) maßgeblich beteiligt. Er lernte von Yang Pan Hou. Wu Ch'ien-Ch'uan unterrichtete in Shanghai. Der Wu-Stil ist bis heute der am weitesten verbreitete Stil in Shanghai und Umgebung.

Der Sun-Stil

Der Sun-Stil geht auf Sun Lu-Tang (1861–1932) zurück. Sun Lu-Tang begann mit dem Studium des T'ai Chi Ch'uan erst im Alter von 50 Jahren. Vorher hatte er Hsing I von

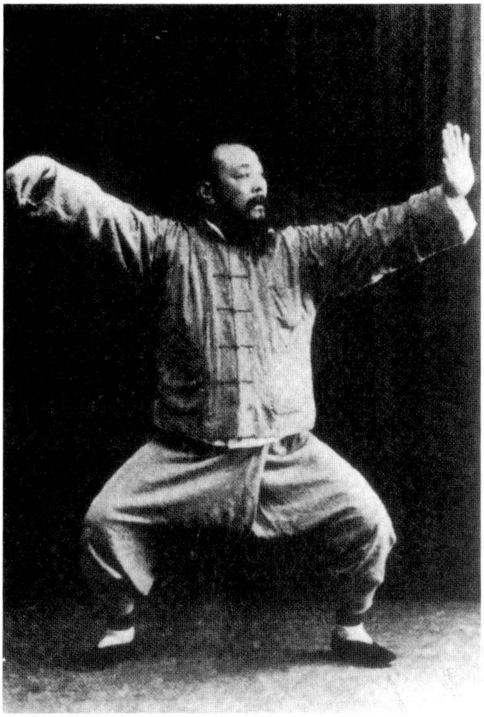

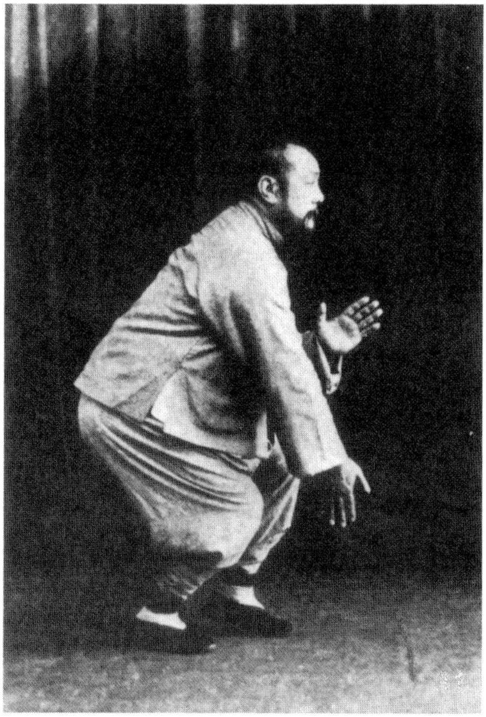

Li Kuei-Yuan und Kuo Yun-Shen sowie Pa Kua von Ch'eng Ting-Hua gelernt. Sein T'ai Chi-Lehrer war Hoa Wei-Chin (1849–1920, Hoa-Stil).

Sun Lu-Tang ist Autor meherer Bücher über Hsing I, Pa Kua und T'ai Chi Ch'uan. In den Sun-Stil sind Elemente von Hsing I und Pa Kua eingeflossen. Er wird im Vergleich zum Yang-Stil mit weniger gebeugten Knien geübt.

Zu den herausragenden Schülern Sun Lu-Tangs gehört seine Tochter Sun Jian-Yun. Der Sun-Stil hat nur wenig Verbreitung gefunden.

Der Peking-Stil

Der Peking-Stil wurde im wesentlichen auf der Grundlage des Yang-Stils von Li T'ien-Yi zusammengestellt. Über seine Entstehung gibt das erste nach der chinesischen Revolution veröffentlichte Buch über T'ai Chi Ch'uan[1] Aufschluß. Im Vorwort dieses Buches heißt es sinngemäß:

»T'ai Chi Ch'uan, einer der großen Kulturschätze Chinas, ist durch Mao Tse Tungs Unterstützung wieder auferstanden. Er hat die Bedeutung sportlicher Übung hervorgehoben, einschließlich des T'ai Chi Ch'uan. So wurde T'ai Chi Ch'uan ein Volkssport. Um das Üben des T'ai Chi Ch'uan für viele Menschen zu ermöglichen, wurden

1 Eine Veröffentlichung der Nationalen Sportgemeinschaft, Volksrepublik China, 1962.

1956 auf der Basis des traditionellen T'ai Chi Ch'uan vereinfachte Übungen – der Peking-Stil – zusammengestellt. 1958 wurden zudem Partnerübungen, eine lange Form und T'ai Chi-Schwert-Übungen dem Volk zugänglich gemacht. Um die große Nachfrage und das Interesse vieler Menschen zu befriedigen, erscheint jetzt als Hilfe zum Üben dieses Buch.«[2]

Die alten Stile *Chen, Yang, Wu* und *Sun* sind trotz zeitweiliger Repression des T'ai Chi Ch'uan erhalten geblieben. Der Peking-Stil ist heute aber der am weitesten verbreitete Stil in der Volksrepublik.

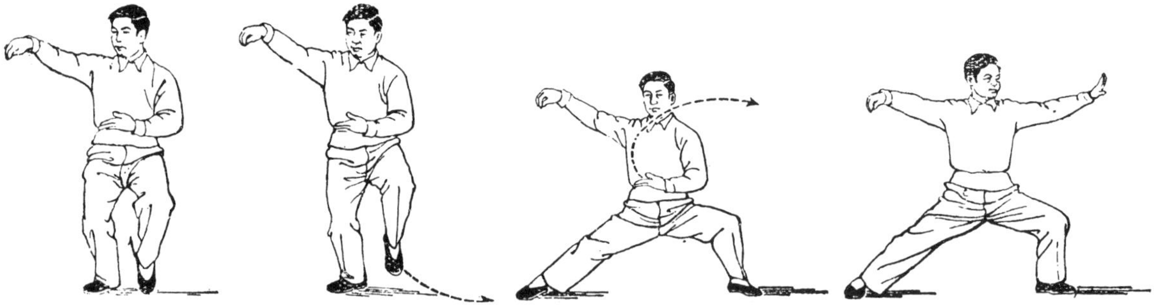

Chen-Stil

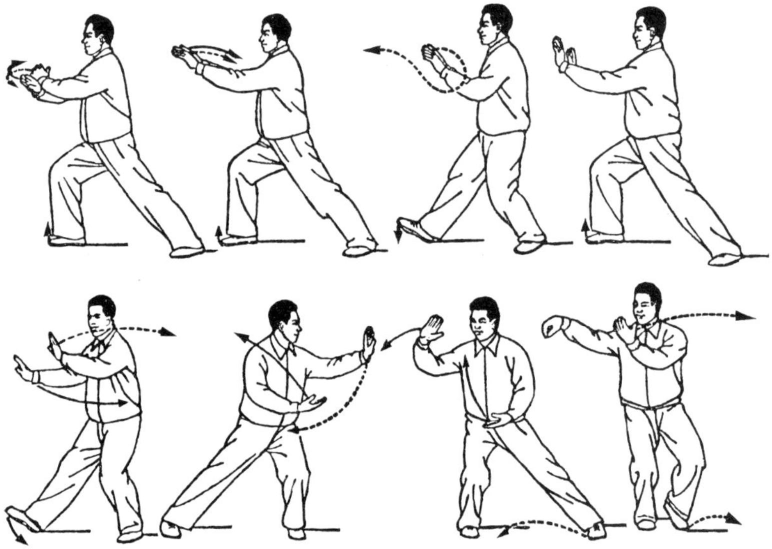

Peking-Stil

2 Der Bereich des meditativen geistigen T'ai Chi Ch'uan und sein taoistischer Hintergrund werden in offiziellen chinesischen Veröffentlichungen kaum erörtert. Neuauflagen alter chinesischer T'ai Chi-Bücher erschienen bislang in Hongkong und Taiwan.

2. Die Prinzipien

Die Prinzipien sind das über die Jahrhunderte überlieferte Herzstück des T'ai Chi Ch'uan. Sie sind in den Klassischen Schriften[1] und anderen Texten alter Meister niedergelegt. In kurzgefaßten einprägsamen Sätzen legen sie die Gestaltung und Ausführung des T'ai Chi Ch'uan fest und vermitteln die philosophisch-theoretischen Grundlagen der Übung.

Die Prinzipien spiegeln die lange Erfahrung des chinesischen Kulturkreises mit Gesundheitsübungen, Kampfkünsten und Meditationspraktiken, die bereits lange vor der Entstehung des T'ai Chi Ch'uan in hoher Blüte standen, wieder. Betrachten wir sie in ihrer Gesamtheit, wird der taoistische Hintergrund des T'ai Chi Ch'uan besonders deutlich.

Dazu einige Beispiele:

1. Bei den Prinzipien, die den Aufbau der Bewegungsabläufe und die Methode der Energieentwicklung des T'ai Chi Ch'uan bestimmen, läßt sich die praktische Anwendung der taoistischen Philosophie des Yin und Yang bis ins Detail zurückverfolgen. So z. B. am stetigen Wechsel der Bewegung von voll (Yang) zu leer (Yin) und an der aufeinander bezogenen Gegenläufigkeit vieler Einzelbewegungen.

2. Prinzipien, die die Bewegungsweise und Geisteshaltung betreffen, wie »Loslassen«, »Nachgeben«, »Folgen« und »Sich selbst zurückstellen« haben ihre Entsprechungen in taoistischem Gedankengut.

3. Das oberste Gebot taoistischer Übungen, die Orientierung an der Natur des Menschen, gilt auch für T'ai Chi Ch'uan, das beansprucht, dieser Maxime durch seinen »natürlichen Weg« in besonders umfassender Weise gerecht zu werden: Wissen um die Gegebenheiten des physischen und feinstofflichen Wesensbereichs ist in den Prinzipien so zur Anwendung gekommen, daß durch ihre Verwirklichung ein bestmöglicher Zustand dieser Wesensbereiche hergestellt werden kann. Dies wird u. a. erreicht durch Kenntnisse des Baus und der Funktion des Körpers sowie der Wirkungsweise der inneren Energie Ch'i.

In den 13 Grundstellungen (s. Seite 57), den ersten überlieferten Bewegungsabläufen des T'ai Chi Ch'uan, haben die Prinzipien gleichsam Gestalt angenommen. Die drei Hauptaspekte des T'ai Chi Ch'uan, Gesundheit, Selbstverteidigung und Meditation, kommen in ihnen gleichermaßen zur Geltung. Die in den 13 Grundstellungen enthaltenen Bewegungsabläufe basieren auf Selbstverteidigungstechniken, gewähr-

---

1 siehe Glossar

leisten gleichzeitig optimale gesundheitliche Auswirkungen[1] und schaffen zudem beste Voraussetzungen für ein meditatives Üben im Sinne des T'ai Chi Ch'uan.

Die ausführliche Beschreibung grundlegender Prinzipien ist ein Schwerpunkt dieses Buches. Im folgenden die wichtigsten Prinzipien kurzgefaßt:

aufrecht · ausgewogen · stetig · langsam ·
einheitlich · sanft · leicht · rund ·
belebt

*

Loslassen · Entspannen · Nachgeben
Folgen · Sinken · Wurzeln
Voll und leer · Öffnen und Schließen

*

ohne Arme · keine Kraft
»Mühlstein«-Bewegung · koordinierte Bewegung
natürliche Atmung · geistige Sammlung
Aufmerksamkeit

1 Eine Beschreibung der Wirkung des T'ai Chi Ch'uan auf die körperliche und geistig-seelische Gesundheit; siehe »Der Weg des T'ai Chi Ch'uan«.

3. Die Haltung

Die Haltung wird in den Klassischen Schriften beschrieben. Sie soll aufrecht, bequem und natürlich sein. Dabei soll die Wirbelsäule grundsätzlich so gehalten werden »als hätte man einen Stock verschluckt«.

Bei einer solchen Haltung der Wirbelsäule braucht der Rumpf nicht in unnatürlicher Weise vom Bandapparat gehalten zu werden. Dies schafft bestmögliche Voraussetzungen für das lotrechte Wirken der Schwerkraft, aus dem sich das Sinken des Ch'i und alle ihm verbundenen Entwicklungen ergeben (s. S. 62).

Das Üben in der dem Menschen natürlichen, aufrechten Haltung ergibt sich folgerichtig aus der Ausrichtung des T'ai Chi Ch'uan an der Natur des Menschen. Die dabei angestrebte gerade Haltung der Wirbelsäule muß einem – geht man von einer S-förmigen Krümmung der Wirbelsäule aus – als unnatürlich und damit dem Weg des T'ai Chi Ch'uan sogar entgegengesetzt erscheinen.[1] Die gerade Haltung der Wirbelsäule gehört aber zu den Grundsätzen des T'ai Chi Ch'uan. Wie allen anderen Prinzipien liegen auch ihr Erfahrungswerte zugrunde. Die Bedeutung und die Tragweite dieser Haltung wird spätestens dann erfahrbar, wenn die Wahrnehmung des Ch'i erfolgt. Yang Ch'eng-Fu sagt: »Wird der Rücken gerade gehalten, fließt die Kraft auf unvergleichliche Weise«.

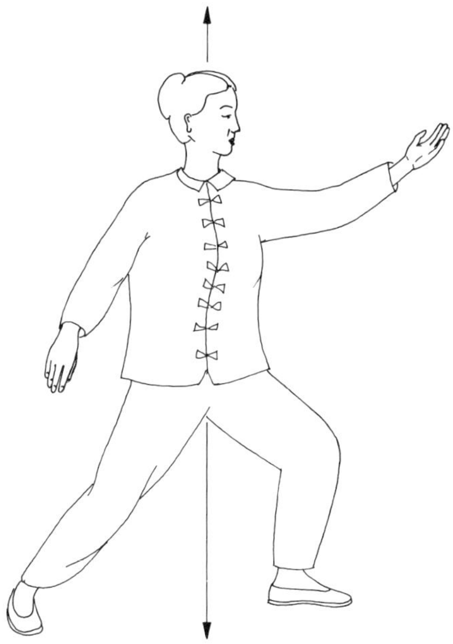

1 Auch für die Selbstverteidigung scheint die gerade Haltung des Rückens nicht von Vorteil, schränkt sie uns doch scheinbar in unseren Möglichkeiten zu reagieren ein. Gutes T'ai Chi Ch'uan ist jedoch gerade dadurch gekennzeichnet, daß Angriffen in dieser Haltung begegnet werden kann.

Die gerade Haltung der Wirbelsäule steht mit verschiedensten Prozessen im feinstofflichen Wesensbereich in Zusammenhang, die die spirituelle Entwicklung des Menschen betreffen. Entsprechungen finden sich in den Meditationshaltungen der östlichen Wege[1] sowie in neueren, im Westen entwickelten Übungen, die über Körper- und Atemarbeit zur gleichen Haltung der Wirbelsäule gefunden haben (z. B. die Alexandertechnik).[2]

Die korrekte Ausführung vieler Prinzipien wie: »voll und leer«, »rechts regiert rechts, links regiert links«, »Mühlstein«, »Loslassen« und »Sinken« ist ohne die gerade aufrechte Haltung der Wirbelsäule nicht zu erreichen.

Da die Haltung von so essentieller Bedeutung für T'ai Chi Ch'uan ist, wird vorausgesetzt, daß die Übenden ihre Haltung selbst überprüfen und an ihr arbeiten. Schon geringfügige Annäherungen an die ideale Haltung sind den Entwicklungen im feinstofflichen Wesensbereich zuträglich. Leider wird der Haltung oft nicht die notwendige Aufmerksamkeit geschenkt. In vielen T'ai Chi-Richtungen ist das Bewußtsein dafür ganz verlorengegangen.

Chen Man Ch'ing bezieht sich ausdrücklich auf diese überlieferte Haltung des T'ai Chi Ch'uan. Sie findet sich in gleicher Weise bei den herausragenden Meistern des Chen-Stils (z. B. Chen Fa-Kua). Dr. Chi versicherte uns, daß in der direkt auf Yang Lu Ch'an zurückgehenden Yang Pan Hou-Tradition die aufrechte gerade Haltung genauso praktiziert wird.

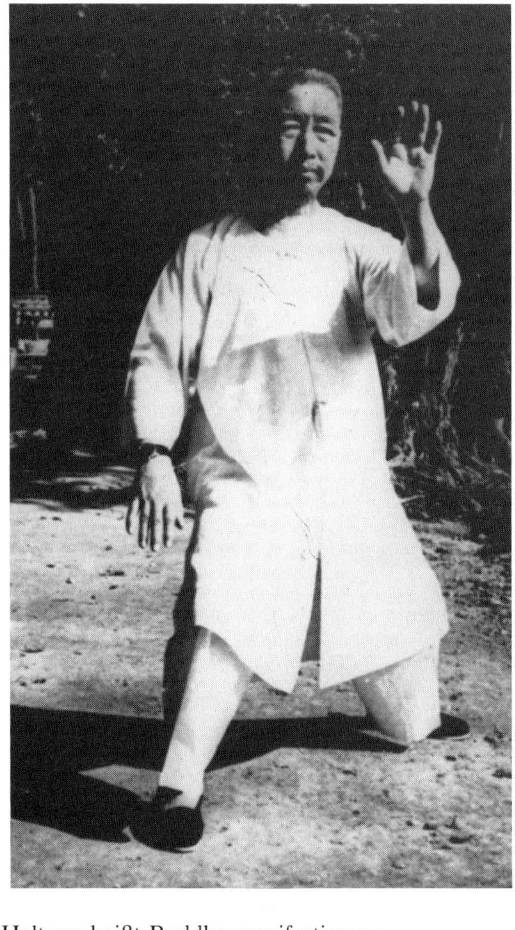

Cheng Man-Ch'ing

1 Zen-Meisterin Gesshin Prahasaddharma-Roshi: »Haltung heißt Buddha manifestieren«.
2 Eine genauere Beschreibung dieser Zusammenhänge entnehme der Leser bitte dem »Weg des T'ai Chi Ch'uan«, S. 31–38.

4. Die Bewegungsweise

Die Bewegungsweise soll nicht nur entspannt, natürlich, leicht und belebt, sondern auch in eine bestimmte Geschwindigkeit eingebettet sein. Diese wird in den Klassischen Schriften mit dem Ziehen eines Seidenfadens aus einem Kokon verglichen: »Zieht man zu schnell, reißt er; zieht man zu langsam, löst er sich nicht.«

Die Erfahrung zeigt, daß man sich die korrekte Bewegungsweise durch aufmerksames Üben erarbeiten muß. Sie läßt sich im Sinne des T'ai Chi Ch'uan nur verwirklichen, wenn die Grundsätze »Sinken«, »Center equilibrium«, »voll und leer« sowie »Öffnen und Schließen«[1] korrekt angewandt werden und zu einer Polarisierung der Bewegung führen. Dann ergeben sich mit zunehmender Ch'i-Entwicklung durch die Mobilisierung der Energie die Bewegungen gleichsam von selbst und lassen sich mit geringstmöglichem Aufwand leicht, natürlich und belebt ausführen. Sie ergeben sich und müssen nicht »gemacht« werden. Eine solche Bewegungsweise ist im Einklang mit dem Geist des Tao.

Andere im T'ai Chi Ch'uan verbreitete Bewegungsweisen stimmen mit den Prinzipien nicht in gleichem Maße überein, z. B. die »gemachte« Bewegung, der Loslassen und Natürlichkeit fehlt; die zu langsame, die das Ch'i nicht zum Fließen bringt. Auch die weitverbreitete, nur sanfte und entspannte Bewegungsweise zeigt keine echte Belebtheit, weil ihr die Polarisierung fehlt.

Leider kommen auch in der Cheng-Man-Ch'ing-Tradition mechanische Bewegungsweisen vor, die nichts von der Belebtheit der Bewegung Cheng Man Ch'ings zeigen.

Cheng, der 1975 starb, führte in einigen Lehrfilmen seine Form und die Anwendung der Selbstverteidigungstechniken vor. So können wir uns noch heute ein Bild von seiner Ausführung des T'ai Chi Ch'uan machen. In den Filmen wird nicht nur die Anwendung der oben genannten Grundsätze, sondern auch die hohe Energieentwicklung, die Cheng Man-Ch'ing erreicht hatte, sichtbar. Er gleicht bei der Ausführung der Form und der Anwendung der Selbstverteidigungstechniken in vielem einem Energieball.

---

1 siehe S. 65

5. Das Entspannen

Die entspannte Bewegung ist kennzeichnend für T'ai Chi Ch'uan. Sie gilt unabhängig davon, ob Gliedmaßen angehoben oder gesenkt werden, ob wir vor- oder zurückgehen.

Das Üben der Entspannung in Bewegung ist ein wichtiger Aspekt des T'ai Chi Ch'uan. Entspannen in einer Ruhehaltung ist verhältnismäßig leicht zu verwirklichen und hat vielfältige positive Auswirkungen. Wenn wir uns aus der Ruhestellung hinausbegeben, fallen wir jedoch meist wieder in unsere gewohnte Bewegungsweise zurück. Da wir einen großen Teil des Tages in Bewegung verbringen, hilft uns T'ai Chi Ch'uan auch im täglichen Leben entspannter zu sein.

Oft wird angenommen, daß uns das Üben schon nach kurzer Zeit in einen anhaltend entspannten Zustand versetzt. Verfestigte Anspannungen aufgrund meist jahrzehntelanger Fehlhaltungen und mit ihnen verknüpfte Bewegungsgewohnheiten sind jedoch nicht ohne weiteres rückgängig zu machen.

Hier hilft die Annäherung an das Ideal der Form, wie es durch die Haltungs- und Bewegungsprinzipien vorgegeben ist. Die zunehmend verbesserte Ausführung der Bewegungsabläufe bewirkt ein »Durcharbeiten« des gesamten Körpers, bei dem Anspannungen, Verkrampfungen und Energiestaus gelöst werden.

Die Bedeutung der Entspannung für die Übung wird oft unterschätzt. Cheng Man Ch'ing erzählt[1], daß er von seinem Lehrer Yang Ch'eng Fu immer wieder hörte: »Entspanne dich, laß los, du bist nicht entspannt!« Er beschreibt die großen Fortschritte, die er durch das konsequente Üben des Entspannens machte.

Er bemerkt, daß viele Übende die Entspannung noch nicht einmal für einen wichtigen Grundsatz des T'ai Chi Ch'uan hielten, und daß ihm nur wenige bekannt seien, die die Entspannung in hohem Maße verwirklicht hätten.

Das Entspannen ist wichtigen Prinzipien wie »Sinken«, »Vollwerden« und »Wurzeln« eng verbunden; es trägt entscheidend zur Vertiefung der Atmung und Entwicklung des Ch'i bei.

1 Chen Man Ch'ing, »Thirteen Chapters on T'ai Chi Ch'uan«, S. 100

6. »Keine Kraft anwenden«

> *»Beim T'ai Chi Ch'uan soll nicht die geringste Kraft angewandt werden ... Oder zweifelt ihr etwa, auf diesem Wege Kraft zu entwickeln?«*
>
> Yang Ch'eng Fu

T'ai Chi Ch'uan soll generell mit so wenig Kraftaufwand wie möglich geübt werden. Sind die Bewegungsabläufe korrekt erlernt, versuchen die Übenden, die Bewegungen mit immer weniger Kraftaufwand auszuführen. Das Bemühen um mehr Sanftheit und Loslassen in der Bewegung ist damit eng verbunden.

»Keine Kraft anwenden« gilt für alle Übungen des T'ai Chi Ch'uan, auch für die Partnerübungen. Durch das konsequente Bemühen um die Erfüllung dieses Leitsatzes unterscheidet sich T'ai Chi Ch'uan nicht nur von den übrigen Kampfkünsten, sondern auch von allen anderen Übungssystemen. Auch Hsing I[1] und Pa Kua[2] sind nicht in vergleichbarer Weise an diesem Grundsatz ausgerichtet.

Die Bedeutung des »Keine Kraft anwenden« wird uns beim fortgeschrittenen Üben zunehmend einsichtig: Je mehr von der Körperkraft »losgelassen« wird, desto klarer wird das Fließen des Ch'i wahrgenommen; entsprechend bewußter kann die Entwicklung und Pflege des Ch'i vollzogen werden.

Der Grundsatz »Keine Kraft anwenden« sollte ebensowenig wie alle anderen Prinzipien isoliert betrachtet werden, denn er erhält seine Berechtigung erst im Zusammenspiel mit den anderen Prinzipien.

2 Vertreter der Sanften Schule, zu der auch T'ai Chi Ch'uan gehört

7. Zitate alter Meister

SUN LU-TANG (1861–1932)

»Durch die Entwicklung der inneren Energie kann der Mensch zu seiner wahren Natur geführt werden.«[1]

»Das T'ai Chi Ch'uan nutzt die Gegebenheiten des menschlichen Körpers, aber nicht dessen physische Kraft«.[2]

»Der Mensch befindet sich seiner Anlage nach in einem natürlicheren Zustand, wenn er keine Kraft anwenden muß«.[3]

*

TUNG YING CHIEH (1888–1961)

»Die sanfte T'ai Chi-Methode ist die wahre T'ai Chi-Methode.«[4]

»Wir praktizieren die Selbstverteidigungstechniken nicht, um andere herumzustoßen, sondern um diese wunderbaren Prinzipien gemeinsam mit unseren Freunden zu üben«[5]

*

CHEN WEI MING (?–1960):

»Sei bescheiden. Auch wenn du Fähigkeiten erworben hast, sei nicht stolz. Jede Kampfkunst ist einzigartig. Nur wenn du bescheiden bist, kannst du über dich selbst und andere lernen und in deinem Üben weiterkommen«.[6]

»Die Inhalte des T'ai Chi Ch'uan lassen sich bei einer Vorführung schwer vermitteln. T'ai Chi Ch'uan dient der Entfaltung der Persönlichkeit, aber nicht solchen Zwecken. Um das Interesse der Zuschauer zu wecken, hat man früher die Form und die Partnerübungen schnell vorgeführt«.[7]

1–3 Aus einem Artikel über T'ai Chi Ch'uan von Dr. Chi, West and East Monthly, 1965
4 »Yang Family Secret Transmissions«, Seite 145
5 »Yang Family Secret Transmissions«, Seite 149
6 »T'ai Chi Ch'uan – Ta Wen«, Seite 47
7 »T'ai Chi Ch'uan – Ta Wen«, Seite 46

»Wenn wir uns ganz entspannen, kann das Ch'i zum Unteren Tan T'ien sinken. Wenn wir Kraft anwenden, läßt sich dieser natürliche Zustand nicht herstellen«.[1]

»Wird Kraft angewandt, kann man vom T'ai Chi Ch'uan nicht profitieren. Auch wenn die Bewegungen äußerlich korrekt ausgeführt werden, hat man die Kunst nicht verinnerlicht«.[2]

»Wenn wir an unserem Partner haften und ihm absichtslos durch alle Wechsel der Bewegungen folgen, erfahren wir das wunderbare Wesen, das allen Wandlungen zugrunde liegt. Es ist der Zustand »ohne Form«, in dem es keine Begrenzungen und Unterscheidungen gibt«.

*

YANG CH'ENG-FU (1883–1936)

»Die Vervollkommnung in dieser Kunst ist nicht von Gestalt und Alter abhängig, sondern ausschließlich vom Verständnis der Übenden. Ich praktiziere diese Kunst seit 15 Jahren; trotzdem fühlte ich oft die Notwendigkeit, einen Lehrer um Rat zu fragen«.[3]

»Sanftheit und die Einheit von Körper, Geist und Ch'i sind von allergrößter Bedeutung. Durch ihr Üben wird sich die Meisterschaft auf natürliche Weise einstellen«.[4]

»Nur wenn wir die Prinzipien verstehen, sie mit aller Sorgfalt anwenden und ganz verinnerlicht haben, kann unsere Kunst vollkommen sein«.[5]

»Wenn wir unser Ch'i richtig ernähren und es nicht verletzen, wird es für immer bestehen. Das Leichte und Sensible im Menschen ist sein Geist. Wenn unser Geist nicht rein ist, wie können wir unserer Rolle als dritter Partner im Einklang mit Himmel und Erde gerecht werden? Welchen Sinn hat das Leben, wenn wir nicht unserer wahren Natur gerecht werden, das Leben pflegen, unseren Geist erweitern und uns positiv entwickeln«?[6]

---

1 »T'ai Chi Ch'uan – Ta Wen«, Seite 41
2 »T'ai Chi Ch'uan – Ta Wen«, Seite 42
3 »Yang Family Secret Transmissions«, Seite 142
4 »Yang Family Secret Transmissions«, Seite 134
5 »Yang Family Secret Transmissions«, Seite 132
6 »Yang Family Secret Transmissions«, Seite 136, 137

8. Loslassen, Nicht-Handeln und Folgen

»Loslassen«, »Nicht-Handeln« und »Folgen« sind wesentliche Attribute der taoistischen Geisteshaltung. Durch ihre praktische Anwendung im T'ai Chi Ch'uan wird ihre geistige Verwirklichung in die Wege geleitet. Da eine wörtliche Auffassung ihrer Bedeutung nicht gerecht wird, sollen sie im folgenden kurz erklärt werden.

Loslassen: Im täglichen Leben führt Loslassen zu Ruhe und Gelassenheit. Es hilft uns, unsere Kräfte zu bewahren und sie den Dingen zu zuwenden, die uns wirklich wichtig sind.
Für unseren geistigen Weg bedeutet Loslassen, daß wir uns weniger an gedanklichen Konzepten und Vorstellungen orientieren als am Sein.

Nicht-Handeln: Das für den westlichen Menschen meist schwerverständliche taoistische Gebot »Handeln durch Nicht-Handeln« bedingt ein Handeln in Einklang mit dem Geist des Tao. Es schließt ein bewußtes meditatives Tun ein, bei dem wir den Dingen gerecht werden, aber trotzdem frei von ihnen bleiben.

Folgen: »Uns selbst zurückstellen und dem anderen folgen« ist ein wichtiger Grundsatz der Partnerübungen. Er verlangt, daß wir dem anderen gegenüber offen sind und ihm mit Toleranz begegnen. Er beinhaltet auch Bescheidenheit. »Dem anderen folgen« heißt nicht, daß wir uns selbst aufgeben. Es hat vielmehr eine Persönlichkeitsentwicklung zum Ziel, bei der das niedere Selbst (Ego) durch das höhere Selbst (geistige Natur des Menschen) ersetzt wird. Siehe auch das Tao Te King: »Der Weise stellt sich selbst zurück, trotzdem kommt sein Selbst voran«.

9. Fragen und Antworten zu T'ai Chi Ch'uan

1. Ist es notwendig, sich vor Aufnahme des Übens mit der taoistischen Philosophie zu befassen?

Kenntnisse der taoistischen Philosophie sind für das Erlernen der Übungen nicht erforderlich. Der beste Zugang zum T'ai Chi Ch'uan ergibt sich aus der praktischen Übung. Über den Weg des Übens gelangen wir sogar zu einem besseren und umfassenderen Verständnis der taoistischen Lehre. Es bleibt dann nicht auf die intellektuelle Annäherung beschränkt, sondern ergibt sich auch aus einem durch das Üben entwickelten, intuitiven Verstehen.

2. Wie lange benötigt man, um T'ai Chi Ch'uan zu erlernen?

Die grundlegenden Übungen des T'ai Chi Ch'uan, die Kurzform, die Lange Form und die Partnerübungen lassen sich bei regelmäßigem Unterricht und Üben in 1–3 Jahren erlernen; einzelne Teilabschnitte der Bewegungsabläufe, die mit Gewinn allein geübt werden können, in entsprechend kürzerer Zeit. Allerdings ist mit dem Beherrschen der äußeren Form der Bewegungsabläufe der Lernprozeß noch nicht abgeschlossen. Eine Vervollkommnung im T'ai Chi Ch'uan durch zunehmendes Einbeziehen der Prinzipien nimmt viele Jahre, wenn nicht Jahrzehnte in Anspruch.

3. Wie lange sollte täglich geübt werden?

Schon 20 Minuten täglicher Übung machen sich durch viele positive Auswirkungen körperlich und geistig-seelisch bemerkbar. Für die Vervollkommnung im T'ai Chi Ch'uan ist jedoch ein mehrstündiges, möglichst tägliches Üben über einen langen Zeitraum erforderlich.

4. Gibt es einen Unterschied zwischen »T'ai Chi« und »T'ai Chi Ch'uan?

»T'ai Chi« ist die im Westen gebräuchliche Abkürzung für »T'ai Chi Ch'uan«. In China ist »T'ai Chi Ch'uan« nur unter seinem vollständigen Namen bekannt. Es gibt also keine, wie manchmal angenommen wird, eigenen T'ai Chi-Übungen, die sich von denen des T'ai Chi Ch'uan unterscheiden.

5. Ist die Ch'i-Entwicklung von Alter und Begabung abhängig?

Mit der Entwicklung und Pflege des Ch'i kann in jedem Lebensalter begonnen werden. Eine besondere Begabung ist nicht erforderlich. Allerdings werden die Übenden, denen Sanftheit und Loslassen leichter fallen, in der Wahrnehmung des Ch'i anfangs schnellere Ergebnisse erzielen.

6. Für einen Anfänger wird es kaum möglich sein, ohne Fehler zu üben. Kann sich dies möglicherweise schädigend auswirken?

Die korrekte Ausführung eines größeren Formabschnittes ist meist erst nach längerem Üben möglich. So läßt sich ein Üben mit Fehlern anfangs nicht vermeiden. Wegen der sanften, fließenden Bewegungsweise sind jedoch keine körperlichen Schädigungen zu befürchten. Ein weniger korrektes Üben begrenzt hauptsächlich die energetischen Wirkungsmöglichkeiten des T'ai Chi Ch'uan, z. B. die Entwicklung und Pflege des Ch'i.

7. Viele Übende können nur in größeren Abständen Kurse besuchen. Wie sollen sie sich verhalten, wenn sie sich an einzelne Formabschnitte nur noch ungenau oder gar nicht mehr erinnern?

Das Üben sollte deshalb nicht unterbrochen werden. Bis zum nächsten Kursbesuch können diese Passagen durch selbstgeschaffene Übergänge überbrückt werden. Das Prinzip der Einheit des Körpers in der Bewegung sollte dabei besonders beachtet werden.

8. Wie kann T'ai Chi Ch'uan ins tägliche Leben einbezogen werden?

Bei regelmäßiger Übung fließt das T'ai Chi Ch'uan von sich aus in unser tägliches Leben ein. Die durch das Üben bewirkte spirituelle Entwicklung und Harmonisierung des Menschen führt zu einem Ruhen in uns selbst, das uns in eine bessere Ausgangsposition versetzt, mit den Belangen des täglichen Lebens umzugehen.

9. Können mit T'ai Chi Ch'uan Stimmungen und Empfindungen ausgedrückt werden?

Ein wichtiger Aspekt des T'ai Chi Ch'uan ist Bewegungskunst. T'ai Chi Ch'uan ist aber kein Ausdruckstanz. Seine Bewegungen sind kein Mittel, Stimmungen und Empfindungen auszudrücken. Vergleichbar den im Sitzen geübten ungegenständlichen Meditationsweisen, soll die Aufmerksamkeit ganz auf das Üben gerichtet sein.

10. Wirkt sich das Üben des T'ai Chi Ch'uan positiv auf die Kreativität aus?

Die durch das Üben des T'ai Chi Ch'uan hervorgerufenen Entwicklungen sind dem kreativen Arbeiten zuträglich.

Viele Künstler – Maler, Tänzer, Musiker, Sänger, Schauspieler – sprechen von einer Zunahme ihrer Kreativität, bewirkt durch das Üben des T'ai Chi Ch'uan.

11. Gibt es beim T'ai Chi Ch'uan spezielle Übungen für die Behandlung bestimmter Krankheiten?

T'ai Chi Ch'uan sieht – wie die klassische chinesische Medizin – in einer Krankheit weniger einen isolierten Vorgang als vielmehr den Ausdruck einer Störung des gesamten Körpergeschehens. Die Schaffung einer optimalen Situation für das gesamte Körpergeschehen gilt deshalb als beste Voraussetzung für eine Heilung. Die hierfür notwendigen positiven gesundheitlichen Wirkungen ergeben sich beim T'ai Chi Ch'uan aus dem Üben seiner Formen. Gezielte Gesundheitsübungen sind im T'ai Chi Ch'uan nicht enthalten.

12. Gibt es Stile, die für einen Menschen mehr, für den anderen weniger geeignet sind?

Ein gutes, an den Prinzipien ausgerichtetes T'ai Chi Ch'uan ist für jeden Menschen in gleicher Weise geeignet und kann mit gleichem Erfolg geübt werden. Interessanterweise halten viele Übende jedoch gerade Stilrichtungen, die von den Prinzipien abweichen, für Ausprägungen des T'ai Chi Ch'uan, die ihnen besonders entsprechen. So sagt manchen Übenden z. B. eine dynamische oder kraftbetonte Bewegungsweise besonders zu. Andere ziehen Interpretationen des T'ai Chi Ch'uan vor, die sich nicht an eine feste Form binden, oder sie bevorzugen verschnörkelte, unkoordinierte Bewegungen. Diese genannten Abweichungen von den Prinzipien werden von den Übenden aber nur deshalb als besonders ansprechend empfunden, weil sie u.a. das Beibehalten gewohnter Bewegungsmuster erlauben.

13. Wann kann man T'ai Chi Ch'uan unterrichten?

Die Unterrichtenden sollten eine klare Kenntnis der Bewegungsabläufe haben und möglichst so weit fortgeschritten sein, daß sie ihre Schüler zu einer bewußten Entwicklung und Pflege des Ch'i führen können.

Bedingt durch die große Nachfrage, unterrichten viele Übende mit wenig T'ai Chi-Erfahrung. Sie sollten ihr eigenes Weiterlernen nicht vernachlässigen.

14. Warum wird T'ai Chi Ch'uan in China auch »Scholar[1]-boxing« genannt?

Die Bezeichnung »Scholar-boxing« erklärt sich zum einen aus dem großen Wissens- und Erfahrungsschatz, auf dessen Grundlage T'ai Chi Ch'uan entwickelt wurde. Zum anderen bezieht sie sich auf die Methode des T'ai Chi Ch'uan. Während andere Disziplinen ihr Ziel hauptsächlich durch die Wiederholung körperlicher Bewegungsabläufe erreichen, werden beim T'ai Chi Ch'uan hohe Stufen nur durch ein Üben erreicht, das geistige Aufmerksamkeit als einen wesentlichen Faktor mit einschließt.

Zudem kann eine Vervollkommnung im T'ai Chi Ch'uan auch bei bester Anleitung nur durch intensive geistige Auseinandersetzung mit dem Erlernten verwirklicht werden.

15. Darf die Abfolge von Stellungen nach eigenem Ermessen verändert werden?

Die Reihenfolge der Stellungen und der sie verbindenden Übergänge hat keine verborgene Bedeutung. Sie beruht nicht, wie bei anderen Disziplinen, auf dem aufbauenden oder zerstörenden Zyklus der fünf Elemente (Feuer, Wasser, Luft,

---

1 englisch: Gelehrter, Geisteswissenschaftler

Erde, Metall). Ihr liegt als Ordnung nur das Prinzip von Yin und Yang zugrunde: auf ein Vorwärtsgehen (Angreifen) folgt ein Zurückweichen (Nachgeben), auf ein Heben ein Senken, etc.

Die Abfolge der Stellungen kann also, vorausgesetzt die kontinuierliche Anwendung des Prinzips von Yin und Yang bleibt erhalten, verändert werden. Viele Meister haben die Formschöpfungen der Stil-Gründer u. a. durch Weglassen von Wiederholungen oder Umstellungen abgeändert. Die Formen der großen Stile enthalten jedoch die Erfahrungen und das Wissen vieler Meister; ihr Üben bietet deshalb die Gewähr, daß hohe Stufen des T'ai Chi Ch'uan erreicht werden können. Jegliche Änderungen sollten erst dann vorgenomen werden, wenn die Übenden weit fortgeschritten sind.

16. Ist ein Vergleich der Formen überhaupt möglich?

Da sich alle Stile auf die Klassischen Schriften berufen, lassen sich sowohl die Formen *eines* Stiles als auch die *verschiedener* Stile vergleichen. Voraussetzung für einen Vergleich von Formen, die nicht durch Fotos, Zeichnungen oder Beschreibungen festgelegt sind, ist allerdings, daß sie von einem fähigen Lehrer oder sehr guten Schüler vorgeführt werden. Über eine von einem Anfänger ausgeführte Form ist kaum ein Urteil möglich.

Ein Vergleich der Formen ist nur sinnvoll anhand einer umfassenden Kenntnis der Prinzipien und Techniken. Ohne dieses Wissen lassen sich nur äußere Vergleiche anstellen. Der tiefere Sinn, warum dies oder das so oder so gemacht wird, bleibt verborgen.

17. Was zeigt die Ausführung einer Form?

Die Ausführung einer Form offenbart das Wissen über T'ai Chi Ch'uan. Sie macht deutlich, ob die Übenden Zugang zum hohen T'ai Chi Ch'uan haben, also z. B. »Loslassen«, »Sinken«, »Öffnen und Schließen« in ihr Üben einbeziehen. Auch das Wissen über Techniken und die bereits investierte Übungszeit zeigen sich deutlich.

18. Empfiehlt es sich, viele Stile gleichzeitig zu üben?

Das Üben eines guten Stils ist ausreichend, um alle Wirkungen, die dem T'ai Chi Ch'uan zugesprochen werden, hervorzubringen. Erfahrungsgemäß steht das Üben vieler verschiedener Formen dem Vertiefen des Erlernten nur entgegen.

19. Sollte man auch andere Stile kennenlernen?

Um zu einem tieferen Verständnis des T'ai Chi Ch'uan zu gelangen, ist ein Vergleich der Stile sehr hilfreich.

Es empfiehlt sich, Lehrer anderer Stilrichtungen jedoch erst dann aufzusuchen, wenn die Übenden fortgeschritten sind und einen geschärften Blick für die den Bewegungsabläufen zugrundeliegende Bedeutung (Prinzipien!) haben. Sonst wird sie die Unterschiedlichkeit der Formen nur verwirren. Auch können die Einzelnen nur dann hinzulernen, wenn sie offen sind. Halten sie nur das, was sie selbst gelernt haben für gut und richtig, stehen sie möglicherweise ihrem eigenen Fortschreiten im Wege.

20. Vielfach werden dem T'ai Chi Ch'uan eigentlich fremde Übungsweisen hinzugezogen. Empfiehlt sich ein solches Vorgehen?

Die Erfahrung zeigt, daß zusätzliche Übungen meist dann hinzugezogen werden, wenn das Wissen über T'ai Chi Ch'uan begrenzt ist. So soll z. B. das Untere T'an Tien durch intensiv geübtes Anspannen und Loslassen der Bauchdecke schneller entwikkelt oder die Atmung durch bewußte Koordination mit der Bewegung zu einer schnelleren Ch'i-Entwicklung führen. Um die Selbstverteidigung rascher effektiv anwenden zu können, wird beispielsweise ein täglich zu übendes, hundertmaliges Wegstoßen eines Gegenübers angeraten. Diese und ähnliche Praktiken widersprechen dem natürlichen Weg des T'ai Chi Ch'uan. Nun mag sich die Frage stellen, warum solche Praktiken nicht einbezogen werden sollen, wenn so möglicherweise schnellere Resultate erzielt werden. Vor diesem Weg warnen die Klassischen Schriften ausdrücklich: Die Übenden sollen Schritt für Schritt vorangehen. Nach dem Fernen zu streben, ohne zuerst das Fundament entwickelt zu haben, bezeichnen sie als weitverbreiteten Fehler. Für einen begrenzten Zeitraum mögen durch die genannten und ähnliche Praktiken schnellere und sogar spektakuläre Ergebnisse erzeitl werden. Auf lange Sicht gesehen hemmen sie jedoch die dem T'ai Chi Ch'uan eigenen Entwicklungen; sie beeinträchtigen die Verfeinerung und verfestigen anstatt zu öffnen.

Zusätzliche Übungen empfehlen sich nur dann, wenn sie in Einklang mit dem natürlichen Weg des T'ai Chi Ch'uan stehen.

21. Was versteht man unter »T'ai Chi-Kung Fu«?

In China ist es alte Tradition, daß Anhänger einer Kampfkunst Kenntnisse anderer Disziplinen erwerben. So werden auch Übungen des T'ai Chi Ch'uan innerhalb der verschiedensten Kampfkunstrichtungen praktiziert. In diesem Umfeld wird T'ai Chi Ch'uan in der Regel jedoch kampfsportmäßig betrieben und ist dem jeweiligen Technik-Verständnis angepaßt. Im T'ai Chi Ch'uan werden diese Abwandlungen »T'ai Chi-Kung Fu« genannt. Es ist in China, Südostasien, Taiwan und Hongkong außerordentlich weit verbreitet.

22. Wie unterscheiden sich Chi Kung und T'ai Chi Ch'uan?

Chi Kung ist ein Sammelbegriff für meist alte, chinesische Übungen, die eine Aktivierung des Ch'i bewirken.

Es umfaßt Übungen in großer Vielfalt. Die meisten Chi Kung-Übungen sind, anders als T'ai Chi Ch'uan, gezielt angewandte Gesundheitsübungen, die in Ruhe oder in Bewegung ausgeführt werden.

Es gibt aber auch meditative Chi Kung-Übungen und sogenannte Kampfkunst- und Akrobaten-Chi Kungs. Viele dieser Übungen orientieren sich im Sinne des T'ai Chi Ch'uan an der Natur des Menschen. Sie führen zum tiefen natürlichen Atmen und sind in ähnlicher Weise am Loslassen und Entspannen ausgerichtet. Andere haben sich weit von diesem Weg entfernt.

Wenn wir die Bezeichnung Chi Kung als Oberbegriff für Übungen ansehen, die zur Ch'i-Entwicklung führen, dann können wir auch T'ai Chi Ch'uan als eine Form des Chi Kung bezeichnen. Wegen der Einzigartigkeit des T'ai Chi Ch'uan in der Gestaltung und Ausführung seiner Übungen und seiner besonderen Ausrichtung am Geist des Tao wird eine solche Verbindung im allgemeinen jedoch nicht hergestellt. T'ai Chi Ch'uan gilt als eigenständiges Übungssystem. Auch sind keine Chi Kung-Übungen bekannt, die als direkte Vorläufer des T'ai Chi Ch'uan gelten.

23. Ist es wichtig, regelmäßig einen Lehrer aufzusuchen?

Oft wird angenommen, daß mit den Bewegungsabläufen alles wesentliche beim T'ai Chi Ch'uan erlernt sei. Wird T'ai Chi Ch'uan allein aus gesundheitlichen Gründen und zur Entspannung geübt, mag dies richtig sein. Wollen die Übenden aber weiter fortschreiten und möglicherweise selbst unterrichten, sollten sie in regelmäßigen Abständen einen fähigen Lehrer aufsuchen. Allzu leicht fallen wir in unserem Üben auf alte Bewegungsgewohnheiten zurück; auch neigen wir dazu, bei der Ausführung der Bewegungen ungenau zu werden; das gilt besonders dann, wenn keine Klarheit über die in den Bewegungen enthaltenen Selbstverteidigungstechniken besteht. So wird, auch wenn wir unser Üben als sehr wohltuend empfinden, unser Fortschreiten entscheidend beeinträchtigt.

Zudem neigen wir dazu, unser Können zu überschätzen. Die Korrekturen des Lehrers machen uns dagegen immer wieder unseren wirklichen Entwicklungsstand bewußt.

Eine Vertiefung des Erlernten ist ohne fähigen Lehrer kaum zu erreichen. Seinen Korrekturen und Anweisungen kommt entscheidende Bedeutung zu. Sie führen uns über eine zunehmend verfeinerte Übungsweise zu einer bewußt ausgeführten Entwicklung und Pflege des Ch'i.

24. Empfiehlt es sich, bei verschiedenen Lehrern zu lernen?

Das Lernen bei verschiedenen Lehrern ist im T'ai Chi Ch'uan durchaus üblich. Viele Meister des T'ai Chi Ch'uan hatten mehrere Lehrer (T. T. Liang spricht von 20 Lehrern). Dem Lernen von Lehrern verschiedener Stilrichtungen sind durch die sehr unterschiedlichen Formen allerdings Grenzen gesetzt. Ein Lehrerwechsel innerhalb eines Stils ist dagegen weniger problematisch, da die Formen ähnlicher sind.

25. Wodurch ist die Beziehung zwischen Lehrer und Schüler gekennzeichnet?

Zwischen Lehrer und Schüler besteht im allgemeinen eine offene, freundschaftliche Beziehung; Abhängigkeiten und überzogene Bindungen sind ihr fremd. Der Schüler geht seinen Weg, in Einklang mit dem taoistischen Denken, frei und selbstverantwortlich.

Der Lehrer bemüht sich, seinen Schüler in der bestmöglichen Weise zu fördern. (Siehe Tung Ying Chieh: »Meister Yang Cheng Fu unterrichtete alle Schüler gleichermaßen offen und freizügig«.) Er ist beim T'ai Chi Ch'uan allerdings nicht notwendigerweise auch der spirituelle Lehrer, wie er von anderen geistigen Wegen bekannt ist. So wird es beispielsweise nicht als seine Aufgabe angesehen, den Schüler zu Erleuchtungserfahrungen zu führen. Er schafft durch das Vermitteln der Übung nur die Voraussetzungen dafür, daß diese sich einstellen können.

26. Regelmäßiges Üben ist nicht leicht zu verwirklichen. Läßt sich etwas anführen, das zum Üben motivieren kann?

Wie bei allen geistigen Wegen sind auch beim T'ai Chi Ch'uan einer Motivierung von außen Grenzen gesetzt. Eine Anregung wird nur dann etwas bewirken, wenn eine karmische Beziehung zwischen Weg und Übendem besteht. Wenn sie gegeben ist, werden die Übenden nicht nur ihren Weg finden, sondern auch trotz Hindernissen und Unterbrechungen auf ihm fortschreiten.

Es braucht im allgemeinen einige Zeit, bis das Üben einen festen Platz im Leben einnimmt und zu etwas Selbstverständlichem wie Essen und Trinken wird. Auf dem Weg dorthin müssen Unlust und Bequemlichkeit überwunden werden. Bisweilen läßt das Interesse an der Übung nach, wenn das Erlernen der Formen abgeschlossen ist. (Cheng Man-Ch'ing: »Viele kehren von einem Berg voller Reichtümer mit leeren Händen zurück«.) Meist wächst die Motivation jedoch mit zunehmender Übung; positive Erfahrungen und Entwicklungen motivieren weiter fortzuschreiten.

Es ist wichtig, das Üben als etwas unser ganzes Leben Begleitendes anzusehen. Schwierigkeiten, regelmäßig zu üben, sind nichts Ungewöhnliches. Einige Zeit wenig oder gar nicht zu üben, kann sogar zu wichtigen Erfahrungen darüber führen, was uns das Üben und der ihm verbundene Weg bedeuten.

27. Welche Überlegungen können helfen, ein Konkurrenzdenken anderen Übenden gegenüber zu vermeiden?

Jeder einzelne durchläuft einen ganz persönlichen Entwicklungsprozeß; deshalb erübrigt es sich eigentlich, auf die Fortschritte anderer zu schauen. Unser Üben sollte besser unter dem Gesichtspunkt betrachtet werden, daß wir etwas für unsere eigene Entwicklung tun und damit auch einen Beitrag zur Menschheitsentwicklung leisten.

28. Gibt es beim T'ai Chi Ch'uan gesonderte Übungen, um Ch'i zu entwickeln?

Die Haltungs- und Bewegungsprinzipien, sowie die Gestaltung der Bewegungsabläufe sind bei einem guten T'ai Chi Ch'uan bis in jede Einzelheit dahin ausgerichtet, eine bestmögliche Ch'i-Entwicklung zu bewirken. Das Üben der Kurzform, der Langen Form und der auf ihnen aufbauenden Partnerübungen schafft die besten Voraussetzungen für eine Ch'i-Entwicklung im Sinne des T'ai Chi Ch'uan. Zusätzliche Übungen zur Entwicklung des Ch'i sind im T'ai Chi Ch'uan nicht enthalten.

29. Wann liegt tatsächlich ein Können im T'ai Chi Ch'uan vor?

Von einem Können im T'ai Chi Ch'uan kann nur gesprochen werden, wenn es durch die dem T'ai Chi Ch'uan eigene Methode entwickelt wurde. Wird beispielsweise nach jahrzehntelangem Üben einer anderen Disziplin mit T'ai Chi Ch'uan begonnen, werden naturgemäß bereits dort erworbene Fähigkeiten in das T'ai Chi Ch'uan eingebracht. Einzelne Fähigkeiten wie z. B. das Wegstoßen eines Gegenübers über viele Meter erwecken dann den Eindruck, dieser Übende verfüge auch im T'ai Chi Ch'uan über herausragendes Können. Die nicht vom T'ai Chi Ch'uan geprägte Bewegungsweise und Anwendung der Techniken zeigen dem erfahrenen Beobachter jedoch, daß diesem Effekt eine andere Methode zugrunde liegt.

30. Was ist von der Behauptung zu halten, daß dem Üben des T'ai Chi Ch'uan ein mehrmonatiges Praktizieren eines Kampfkunst-Chi Kung vorausgehen solle und daß es nur auf diese Weise zu einem wirkungsvollen Üben des T'ai Chi Ch'uan kommen könne?

Wie bei jedem anderen Übungssystem ergibt sich auch beim T'ai Chi Ch'uan aus der besonderen Anlage seiner Übungen ein ganz spezifischer Übungsweg und mit diesem in Zusammenhang stehende Wirkungen. Diese beginnen mit dem ersten Schritt T'ai Chi Ch'uan, lassen sich aber nur durch das Üben in der dem T'ai Chi Ch'uan eigenen Weise erzielen. Eine andere Übung kann deshalb kaum notwendig Voraussetzung für das Üben des T'ai Chi Ch'uan sein.

Solche und ähnliche, sicher wohlgemeinte Empfehlungen deuten meist auf eine begrenzte Kenntnis des T'ai Chi Ch'uan hin. Durch das Einbeziehen anderer Übungssysteme wird versucht, fehlendes Wissen über T'ai Chi Ch'uan auszugleichen, um so zu einem effektiveren Üben zu gelangen.

31. Es gibt taoistische Übungen, durch die der Kleine Himmlische Kreislauf[1] schon nach einigen Monaten geöffnet werden kann. Durch das Üben des T'ai Chi Ch'uan ist dies in der Regel erst nach vielen Jahren möglich. Läßt sich daraus schließen, daß T'ai Chi Ch'uan weniger wirkungsvoll ist als diese Übungen?

Im T'ai Chi Ch'uan wird großer Wert auf eine natürliche Öffnung des Kleinen Himmlischen Kreislaufs gelegt. Sie ergibt sich auf der Ch'i-Stufe, wenn die Entwicklung des Ch'i und der feinstofflichen Zentren speziell die des Unteren Tan T'iens, weit fortgeschritten ist. Geschieht die Öffnung auf natürliche Weise, ist sie frei von negativen Begleiterscheinungen, die bei einer zu schnellen Öffnung der Kreisläufe[2] leicht auftreten können. Sie hat zudem große Bedeutung für die spirituelle Entwick-

---

1 Der Kleine Himmlische Kreislauf verläuft der Wirbelsäule entlang, der Bahn des Wundermeridians Tu Mo folgend, aufwärts und der Mittellinie des Körpers, der Bahn des Wundermeridians Yen Mo folgend, abwärts. Er gilt als geöffnet, wenn sich Tu Mo und Yen Mo zu einem Kreislauf verbinden und die Zirkulation des Ch'i in ihnen deutlich wahrgenommen wird. Eine Beschreibung dieser Zusammenhänge entnehme der geneigte Leser bitte dem »Weg des T'ai Chi Ch'uan«, Seite 67–76.

2 An die Öffnung des Kleinen Himmlischen Kreislaufs schließt sich die Öffnung des sogenannten Großen Himmlischen Kreislaufs an, bei dem weitere wichtige Meridiane geöffnet und verbunden werden.

lung, während die schnelle Öffnung meist nur der körperlichen Gesundheit zuträglich ist.

Wenn die gezielte Öffnung der Himmlischen Kreisläufe als Meditationsweg gewählt wird, muß man sich auf ein ebenso langes Üben wie bei jedem anderen, in seiner Zielsetzung (Einswerden mit dem Tao – Erleuchtungserfahrungen) vergleichbaren Übungssystem einstellen; denn um anhaltende Wirkungen zu erbringen, muß die Öffnung der Himmlischen Kreisläufe durch kontinuierliches Üben aufrecht erhalten und vertieft werden. Voraussetzung für befriedigende Ergebnisse sind hier, ebenso wie beim T'ai Chi Ch'uan, die Entwicklung der natürlichen Atmung, eine gute Haltung, gewachsene geistige Sammlung und die Fähigkeit zu entspannen.

32. Ist zusätzliche Meditation im Sitzen erforderlich, um hohe Stufen des T'ai Chi Ch'uan zu erlangen?

T'ai Chi Ch'uan und im Sitzen geübte Meditationen wie z. B. das Za Zen des Zen-Buddhismus oder taoistische Meditationsweisen werden gerne zusammen geübt. Um hohe Stufen des T'ai Chi Ch'uan zu erlangen, ist das zusätzliche Üben einer Meditation im Sitzen jedoch nicht erforderlich.

33. Ist es sinnvoll, T'ai Chi Ch'uan zusammen mit anderen Wegen wie z. B. Hatha Yoga oder Za Zen zu üben?

Obwohl alle genannten Wege unterschiedlich vorgehen und andere Schwerpunkte setzen, bewirken sie doch sehr ähnliche Entwicklungen. Sie führen z. B. alle zur Vertiefung der Atmung und zur Ch'i-Entwicklung. Sie können deshalb gut gemeinsam geübt werden und sind sich in ihren Wirkungen sogar zuträglich. Erfahrungsgemäß wird man sich jedoch, wenn man weiter fortschreitet, schon aus zeitlichen Gründen mehr auf einen Übungsweg konzentrieren. Denn um sich in einem der genannten Wege zu vervollkommnen, ist nicht nur die Konzentration aller Kräfte auf die ihm eigene Übungsweise, sondern auch sehr viel Zeit erforderlich.

34. Gibt es beim T'ai Chi Ch'uan eine Bestätigung von Entwicklungsstufen?

Eine Bestätigung von Entwicklungsstufen durch Prüfungen wie sie bei anderen Disziplinen, z. B. Karate üblich ist, gibt es beim T'ai Chi Ch'uan nicht. Im T'ai Chi Ch'uan geht man davon aus, daß das Können der einzelnen Übenden auf allen Entwicklungsstufen gleichsam für sich selbst spricht. Es durch Prüfungen und Titel zu bestätigen, wurde zu keiner Zeit in der Geschichte des T'ai Chi Ch'uan für notwendig erachtet.[1]

1 Entsprechend gibt es im T'ai Chi Ch'uan auch keine »Ausbildung« zum Lehrer: Übende unterrichten in Absprache mit ihrem Lehrer, wenn sie sich grundlegende Kenntnisse im T'ai Chi Ch'uan erarbeitet haben. Sie bleiben aber für lange Zeit weiterhin Lernende.

35. Welche Bedeutung haben die Überlieferungslinien?

Die in der T'ai Chi Ch'uan-Literatur dargestellten Überlieferungslinien zeigen die Weitergabe des T'ai Chi Ch'uan von seinen Anfängen bis zu den Lehrern der heutigen Zeit auf. Da es beim T'ai Chi Ch'uan nicht üblich ist, direkte Nachfolger zu ernennen, wird durch die Überlieferungslinien keine, wie oft angenommen, ausschließlich auf diese Persönlichkeiten bezogene Überlieferung angezeigt. Die Überlieferungslinien führen nur eine Auswahl wichtiger Lehrer auf, meist Hauptschüler eines bekannten Meisters, die sich durch ihr Können besonders hervorgetan haben.

36. Was wird beim T'ai Chi Ch'uan unter einer »echten Überlieferung« verstanden?

Voraussetzung für eine solche Überlieferung ist, daß ein fähiger Lehrer sein ganzes Wissen an einen Schüler weitergibt. Dazu gehört im besonderen die Vermittlung der hohen Kunst des T'ai Chi Ch'uan. Wenn der Schüler dann, auf dieser Grundlage, durch die Führung seines Lehrers zu einem tiefen unmittelbaren Verständnis des Wesens des T'ai Chi Ch'uan, das im »natürlichen Weg« begründet liegt, gelangt, spricht man vom Zustandekommen einer »echten Überlieferung.«

37. Wie geht die Verbreitung des T'ai Chi Ch'uan vor sich?

Die Verbreitung des T'ai Chi Ch'uan geht bis heute ohne einheitliche Organisationsformen vor sich. So gibt es z. B. keine Verbände, die die einzelnen Stile repräsentieren. Da es auch keine Bestätigung von Entwicklungsstufen gibt, und es in den Traditionen der einzelnen Stile nicht üblich ist, Nachfolger zu ernennen, vertritt jeder Lehrer letztlich nur seine eigene Annäherung an T'ai Chi Ch'uan. Hier zeigt sich sehr deutlich das alte taoistische Prinzip der Betonung der Individualität und der Freiheit des Einzelnen.

38. Wodurch ist die Meisterschaft im T'ai Chi Ch'uan gekennzeichnet?

Von ihr kann gesprochen werden, wenn der Übende die Fähigkeiten entwickelt hat, die der Ch'i-Stufe zugesprochen werden. Wenn wir von einem T'ai Chi-Meister hören, gehen wir im allgemeinen davon aus, daß diese Persönlichkeit über ein dieser Stufe entsprechendes Wissen und Können verfügt. Wir sollten uns aber darüber im klaren sein, daß es beim T'ai Chi Ch'uan keine Ernennung zum Meister gibt. Jeder Übende kann von anderen T'ai Chi-Meister genannt werden oder sich selbst T'ai Chi-Meister nennen. Es gibt keine Instanzen, die darüber befinden könnten, ob dies zu recht geschieht.

39. Welcher Zusammenhang besteht zwischen der Meisterschaft im T'ai Chi Ch'uan und Erleuchtungserfahrungen?

Die geistige Zielsetzung des T'ai Chi Ch'uan, das Einswerden mit dem Tao, beinhaltet Erleuchtungserfahrungen, die beim T'ai Chi Ch'uan jedoch nicht in jedem Falle der Meisterschaft gleichzusetzen sind.

Sie sind wichtiges Anzeichen dafür, daß der richtige Weg begangen wird, die Meisterschaft im T'ai Chi Ch'uan ist jedoch immer auch mit einer Vervollkommnung der Ausführung der Übungen verbunden und bedeutet, daß die Übung, das »Werkzeug«, beherrscht wird.

40. Wie kann das Üben von sanften, langsamen und fließenden Bewegungen für eine Selbstverteidigung von Nutzen sein?

Die sanfte, langsame, fließende Übungsweise ist wesentliches Element des T'ai Chi Ch'uan. Sie dient dazu, bestimmte Entwicklungen in die Wege zu leiten. Im Zusammenspiel mit den anderen Prinzipien fördert sie die ausgewogene Beweglichkeit und Geschmeidigkeit des Körpers und damit im besonderen das Reaktionsvermögen. Dies macht bei der angewandten Selbstverteidigung eine außerordentliche Schnelligkeit des Übenden möglich. Die langsame, fließende Übungsweise trägt zudem zur generellen Kräftigung des Körpers bei und hat entscheidenden Anteil an der Entwicklung und Pflege des Ch'i, dessen Anwendungsmöglichkeiten denen der physischen Kraft weit überlegen sind. Selbstverteidigungstechniken in schneller Bewegung anzuwenden und unmittelbar auf sie zu reagieren, wird in den Partnerübungen eingehend geübt.

41. Kann das Üben einer »harten« Selbstverteidigungsdiziplin eine sinnvolle Ergänzung zum Üben des »weichen« T'ai Chi Ch'uan sein?

Für die an einer Vervollkommnung im Sinne des T'ai Chi Ch'uan Interessierten ist das gleichzeitige Üben einer »harten« Selbstverteidigungsdisziplin nicht empfehlenswert. Der Weg des T'ai Chi Ch'uan ist so ausdrücklich dem Loslassen und der Sanftheit verbunden, daß ein ihnen entgegengesetztes Üben alle Wirkungen des T'ai Chi Ch'uan beeinträchtigen würde.

42. Sind bei der Selbstverteidigung im T'ai Chi Ch'uan Frauen den Männern gegenüber im Nachteil?

T'ai Chi Ch'uan gehört zu den wenigen Kampfkünsten, bei denen Körpergröße und Muskelkraft keine entscheidende Bedeutung haben. Ausschlaggebend ist vor allem die Ch'i-Entwicklung. Frauen können deshalb in allen Bereichen des T'ai Chi Ch'uan gleiche Entwicklungen erreichen wie Männer.

43. Wie intensiv muß man sich mit dem Selbstverteidigungsaspekt des T'ai Chi Ch'uan befassen, wenn man hauptsächlich an seinem meditativen Aspekt interessiert ist?

Alle in den Bewegungsabläufen enthaltenen Stellungen basieren auf Selbstverteidigungstechniken. Die Namen vieler Stellungen weisen auf die in ihnen enthaltenen Techniken hin: »Drücken«, »Stoßen«, »Abwehren« etc. Um die Bewegungsabläufe klar und bewußt ausführen zu können, ist deshalb eine grundlegende Kenntnis der in ihnen enthaltenen Techniken außerordentlich hilfreich. Der hierzu benötigte Lernaufwand ist denkbar gering. Die durch die langsame, fließende Bewegungsweise meist verdeckten Techniken sind mit etwas Schulung leicht zu erkennen.[1]

Gutes T'ai Chi Ch'uan wird immer meditativ ausgeführt. Den Selbstverteidungsaspekt außer acht zu lassen, macht T'ai Chi Ch'uan nicht meditativer, sondern führt erfahrungsgemäß nur zu Unklarheit über die Bewegungsabläufe und zu einer erheblichen Verwässerung der Übungen bei der Weitergabe. Ohne Klarheit über die Bewegungsabläufe ist wiederum ein fortgeschrittenes Üben, ohne das in der Meditation keine hohen Stufen erlangt werden können, schwer durchführbar. So ist z. B. das Befolgen der für die Entwicklung und Pflege des Ch'i besonders wichtigen Prinzipien »Öffnen und Schließen« sowie »voll und leer« in eine gerichtete Bewegung eingebettet, die sich wesentlich aus den in den Stellungen enthaltenen Selbstverteidigungstechniken ergibt.

44. Wie weit muß man sich mit der Selbstverteidigung und der Meditation befassen, wenn man T'ai Chi Ch'uan hauptsächlich aus gesundheitlichen Gründen üben möchte?

Hier gilt ähnliches wie im vorhergehenden Abschnitt. T'ai Chi Ch'uan wird sich im ganzen gesundheitlich besser auswirken können, wenn beim Üben die meditative Geisteshaltung gepflegt wird und die Übungsabläufe mit Hilfe einer grundlegenden Kenntnis der Selbstverteidigungstechniken klar erfaßt sind.

Aufgrund der vielen Wirkungsmöglichkeiten des T'ai Chi Ch'uan wird jedoch auch ein Üben, bei dem nur grundlegende Prinzipien wie die langsame, fließende Bewegungsweise befolgt werden, viele positive gesundheitliche Wirkungen zeigen.

45. In der T'ai Chi Ch'uan-Literatur werden die Übungen oft in Stufen unterteilt: Einzelübungen – Partnerübungen – Ta Lu – Schwert- und Stockformen. Folgt daraus, daß die Kurzform oder die Lange Form für das fortgeschrittene Üben weniger wichtig sind?

Diese Einteilung darf nicht mißverstanden werden. Die Einzelübungen (Kurzform und Lange Form) bleiben immer grundlegend für das Üben. Die Partnerübungen, das Ta Lu und das beiden verbundene Üben der Selbstverteidigungstechniken werden hauptsächlich deshalb als fortgeschritten bezeichnet, weil ihr Üben erst dann sinnvoll ist, wenn der Einzelne weiter fortgeschritten ist und die Übungen im Sinne des T'ai Chi Ch'uan ausführen kann. Das Üben der Stock- und Schwertformen ist für die Vervollkommnung im T'ai Chi Ch'uan nicht erforderlich. Das Üben mit dem Schwert gilt sogar als eigenständiger Übungsweg.

Vergessen wir nicht, daß es bei allen Übungen um die Anwendung der gleichen Prinzipien geht. Unter diesem Gesichtspunkt betrachtet, gibt es beim T'ai Chi Ch'uan keine Übungen für Anfänger oder Fortgeschrittene.

---

1 Hier ist das Wissen um die »äußere« Form der Selbstverteidigungstechniken gemeint. Das Anwenden der Techniken, z. B. in den Partnerübungen, gestaltet sich weitaus schwieriger.

46. Gibt es beim T'ai Chi Ch'uan eine Einteilung der Stile in »Yin« und »Yang«?

Eine derartige Einstellung der Stile ist beim T'ai Chi Ch'uan nicht möglich, da ein Stil nie ganz Yin oder ganz Yang sein kann. Eine solche Zuordnung ist nur für einzelne Elemente oder Bausteine eines Stiles möglich. Gleiche Elemente können bei verschiedenen Stilen Yin oder Yang sein. Andere sind, um dem Wesen des T'ai Chi Ch'uan gerecht zu werden, immer Yin bzw. Yang; wieder andere müssen einen Ausgleich von Yin und Yang beinhalten. Dazu einige Beispiele:

Das äußere Erscheinungsbild eines Stiles kann als Yin bezeichnet werden, wenn es durch weitausholende – als Yang, wenn es durch kleinere Bewegungen gekennzeichnet ist.

Die sanfte, weiche, für T'ai Chi Ch'uan spezifische Bewegungsweise ist dagegen immer Yin. Siehe Cheng Man Ch'ing: »Durch reines Yin (größtmögliche Weichheit und Sanftheit) wird höchstes Yang (Festigkeit und Stärke) erzielt.« Ein dynamisch, sportlich, kraftvoll ausgeführtes T'ai Chi Ch'uan kann man hingegen als Yang bezeichnen; allerdings steht diese Bewegungsweise nicht in Einklang mit den Prinzipien des T'ai Chi Ch'uan.

Die Gestaltung der Bewegungsabläufe orientiert sich bei einem guten T'ai Chi Ch'uan wiederum an einem Ausgleich von Yin und Yang (im Wechsel der Bewegung von vor und zurück, oben und unten, heben und senken usw.).

47. Welchen Stellenwert haben die Formen?

Die Formen sollen ein Üben anhand der Prinzipien ermöglichen. Sie sind Hilfsmittel, »Werkzeug«. Sie sind keine starren fixierten Bewegungszusammenhänge, sondern wandelbare. Sie werden in der Regel auch von ihren Begründern weiter verändert.

48. Wie erklärt sich die oft sehr unterschiedliche Ausrichtung der Formen an den Prinzipien?

Hohe Stufen des T'ai Chi Ch'uan lassen sich nur erreichen, wenn umfassendes Wissen mit der Bereitschaft, sich auf ein Üben im Sinne des T'ai Chi Ch'uan einzulassen, einhergeht. Oft fehlt den Übenden – das gilt bisweilen auch für Söhne und Schüler großer Meister – jedoch die Einsicht in die Bedeutung speziell solcher Prinzipien wie Nachgeben, Sanftheit, Loslassen und Entspannen. Werden diese Prinzipien nicht in der erforderlichen Weise in das Üben einbezogen, kann kein tiefergehendes Verständnis für die Übung zustandekommen. Wenn auf dieser Grundlage Formen entwickelt bzw. abgewandelt werden, zeigt sich das z. B. in einer Bewegungsweise, die mehr vom Festhalten als vom Loslassen bestimmt ist; in Techniken, die nur auf Effektivität bedacht sind, ohne sich an dem Prinzip der optimalen Körperbewegung (Gesundheitsaspekt) zu orientieren oder darin, daß das so wesentliche Element des Nachgebens in der Form seine Bedeutung verloren hat.

49. Warum ist die Ausrichtung der Prinzipien an der Natur des Menschen ein wichtiger Schlüssel zum Verständnis der Übung?

Diese Orientierung erklärt u. a., warum die Prinzipien aufeinander abgestimmt und einander in ihren Wirkungen zuträglich sind. Sie macht die Zeitlosigkeit der Formen deutlich: für ihre Qualität ist nicht das Alter von Bedeutung, sondern der Grad ihrer Ausrichtung an den Prinzipien.

Sic läßt die Methode des T'ai Chi Ch'uan erkennen: einzelne Fähigkeiten werden nicht angestrebt, sondern ergeben sich auf natürliche Weise aus dem Üben.

50. Welche Bedeutung haben die sogenannten Geheimnisse?

Die Geheimnisse sind weniger bekannte Erklärungen zu den Prinzipien, die auf ehemals geheimen Überlieferungen beruhen.

Sie beziehen sich sowohl auf die Gestaltung als auch auf die Ausführung der Bewegungsabläufe. Ihr Befolgen ermöglicht eine verfeinerte Übungsweise und damit eine effektivere Ch'i-Entwicklung. In der Cheng Man Ch'ing-Tradition sind viele Geheimnisse überliefert. Dieses wertvolle Wissen wird auch heute noch gerne als »geheim« bezeichnet, um seine Bedeutung hervorzuheben.

51. In welchem Verhältnis sollte das »Üben in Bewegung« zum »Üben in Ruhehaltung« stehen?

T'ai Chi Ch'uan ist dem Üben in Bewegung verbunden. Alle ihm zugeschriebenen Wirkungen und Entwicklungen ergeben sich aus dem Üben in Bewegung und lassen sich auch allein durch dieses erzielen. Das Üben in einer Ruhehaltung wie z. B. im »Zen-Stehen«[1] oder im Halten der einzelnen Stellungen kann sicherlich einbezogen werden. Es kräftigt die Beine und hilft – wie die sitzende Meditation – Energie zu zentrieren. Mehr Zeit des Übens jedoch im Halten von Positionen als in der Bewegung zu verbringen, steht nicht in Einklang mit der Idee des T'ai Chi Ch'uan.

Auch Fehlhaltungen werden besser durch die zunehmend korrektere Ausführung der Formen in Bewegung korrigiert als durch die Korrektur im Stehen. Denn gerade aus dem Üben in Bewegung ergeben sich ja die besonderen, umfassenden Wirkungen des T'ai Chi Ch'uan. Wenn der Einzelne in seinem Üben mehr steht als sich bewegt, werden diese besonderen Möglichkeiten des T'ai Chi Ch'uan nicht genutzt.

52. Empfiehlt es sich, die Einzelübungen nicht nur nach rechts, sondern auch nach links (spiegelbildlich) zu üben?

Die Tatsache, daß wir zu Beginn der Einzelübungen das Gewicht zum rechten Fuß hin verlagern, bedeutet nicht, daß im darauffolgenden Bewegungsablauf die rechte Seite des Körpers mehr angesprochen wird als die linke. Dies würde der Idee des T'ai Chi Ch'uan widersprechen. Die Stellungen sind bei einem guten T'ai Chi Ch'uan immer so

---

1 siehe »T'ai Chi Ch'uan – Handbuch zum Selbststudium«, Seite 46, 47

angeordnet, daß beide Körperhälften gleichmäßig gefordert und entwickelt werden, unabhängig davon, ob die Übung nach rechts oder links begonnen wird. Es ist also ausreichend, die Formen nach einer Seite hin zu üben, meist geschieht dies nach rechts beginnend. Es gibt jedoch auch Lehrer, die großen Wert auf das beidseitige Üben der Formen legen.

Die Annahme, daß das Üben nach rechts der Ch'i-Entwicklung besonders zuträglich sei, entbehrt jeder Grundlage. Es ist auch nicht richtig, daß sich das Üben nach links speziell für Frauen oder Linkshänder empfiehlt.

53. Entwickelt T'ai Chi Ch'uan das Körperbewußtsein?

Eine Vervollkommnung im Sinne des T'ai Chi Ch'uan ist ohne ein entwickeltes Körperbewußtsein nicht denkbar; seine Prinzipien sind deshalb auch daran ausgerichtet, dieses zu entwickeln. Durch die Ch'i-Entwicklung ergibt sich eine Dimension von Körperbewußtsein, die über das, was im allgemeinen unter Körperbewußtsein verstanden wird, hinausgeht. Das Körperbewußtsein ergibt sich beim T'ai Chi Ch'uan nicht allein aus der bewußt vorgenommenen Bewegung des Körpers. Es entsteht vielmehr daraus, daß Haltung und Bewegung von der inneren Energie spürbar erfüllt und getragen werden. Dies führt zur Entwicklung eines tiefen, anhaltenden Körperbewußtseins, einer Voraussetzung für umfassende Bewußtheit und Aufmerksamkeit.

54. Wie lange übten die alten Meister?

Es gibt wenig genaue Angaben darüber, wie lange die alten Meister täglich geübt haben. Von den Meistern des Chen-Stils ist z. B. nur überliefert, daß sie täglich wenigstens 20 mal die Lange Form (etwa 4 Stunden) übten. Von Yang Ch'eng Fu weiß man, daß 12mal die Lange Form die Grundlage seines täglichen Übens bildete. Wie er selbst sagte, gab es aber auch Zeiten, in denen er Tag und Nacht übte.

Sicher ist, daß das Erreichen hoher Entwicklungsstufen ein jahrzehntelanges, regelmäßiges, Üben erfordert. Dabei wird es bei allen Übenden, neben Perioden sehr intensiven Übens auch solche geben, in denen weitaus weniger geübt wird.

55. Kann man das Ch'i wahrnehmen?

Beim fortgeschrittenen Üben wird die Bewegung des Ch'i immer deutlicher wahrgenommen. Wahrnehmbar wird: die Bewegung des Ch'i bei der Gewichtsverlagerung, die geistige Lenkung des Ch'i, das Sinken und Steigen des Ch'i, die Ansammlung des Ch'i in den feinstofflichen Zentren und die Zirkulation des Ch'i in den Meridianen, z. B. bei der Öffnung der Himmlischen Kreisläufe.

56. Wie ist T'ai Chi Ch'uan als Atemübung zu verstehen?

Da eine bewußte Koordination der Atmung mit der Bewegung nicht erforderlich ist, wird oft angenommen, der Atmung komme beim T'ai Chi Ch'uan wenig Bedeutung zu. Ohne das Einbeziehen der Atmung, die ein Hauptträger des Ch'i ist, läßt sich jedoch auch beim T'ai Chi Ch'uan keine hohe Ch'i-Entwicklung erreichen. Alle Prinzipien sind deshalb auch daran ausgerichtet, bestmögliche Voraussetzungen für die Atmung zu schaffen. Die durch das Üben bewirkte zunehmende Weichheit und Beweglichkeit vertieft die Atmung auf natürliche Weise. Die sich so einstellende Bauchatmung schafft optimale Bedingungen für die sogenannte Ch'i-Atmung, bei der, einhergehend mit dem Atemvorgang, kosmische Energie gleichsam geatmet wird.

57. Wie wirkt sich das Üben des T'ai Chi Ch'uan auf das Meridiansystem aus?

Das Üben bewirkt:
1. eine Aktivierung des Energieflusses im gesamten Meridiansystem;[1]
2. eine besondere Anregung des Energieflusses in *den* Meridianen, die in ihrer Richtung mit der des breitströmenden Ch'i übereinstimmen;[2,3] und
3. eine Intensivierung des Energieflusses in verschiedenen Meridianen durch den besonderen Aufbau der Stellungen. So wird z. B. die Öffnung des Wundermeridians Tu Mo durch das Üben der Stellung »Affen abwehren« unterstützt.

Beim Üben erfolgt jedoch keine Konzentration auf einzelne Meridiane, um den Energiefluß in ihnen zu aktivieren, wie es vom Chi Kung und der taoistischen Meridian-Meditation her bekannt ist. Auch beim Einsatz des Ch'i in der Selbstverteidigung wird keine Energie durch Meridiane geleitet.

Zum besseren Verständnis müssen wir klar unterscheiden zwischen dem Energieverlauf in den Meridianen und der durch das Üben des T'ai Chi Ch'uan hervorgerufenen Bewegung des Ch'i:

Das Meridiansystem, dem eine Schlüsselstellung für die körperliche und geistig-seelische Gesundheit zukommt, arbeitet fortwährend. Der Energiefluß in den Meridianen verläuft in einer bestimmten Richtung und ist auf die Energieverlaufsbahnen beschränkt.

Die durch das Üben des T'ai Chi Ch'uan hervorgerufene Bewegung des Ch'i beginnt und endet dagegen mit dem Üben. Sie folgt der äußeren Bewegung des Körpers. Diese Bewegung des Ch'i verläuft breitströmend. Sie dient der Ch'i-Entwicklung (siehe im folgenden).

Die Erfahrung bestätigt, daß es sich hier um verschiedene Phänomene handelt: die beim Üben wahrgenommene Öffnung eines Meridians[4] wird unabhängig von der Bewegung und Richtung des breitströmenden Ch'i erfahren.

58. Was hat die schnelle Verbreitung des T'ai Chi Ch'uan mit sich gebracht?

Die überaus schnelle Verbreitung des T'ai Chi Ch'uan in den letzten Jahrzehnten (Millionen Übende allein in China) hat zu einer starken Verwässerung der Übungen

---

1 T'ai Chi Ch'uan schließt also die Wirkungen vieler bekannter östlicher Übungssysteme, die eine Aktivierung des Ch'i durch Massage oder verschiedene Körper- und Atemübungen bewirken, mit ein.

2 siehe Seite 53.

3 Die 12 Hauptmeridiane werden in sechs Yin- und sechs Yang-Meridiane unterteilt. Die Yin-Meridiane verlaufen von unten nach oben, die Yang-Meridiane von oben nach unten.

4 Ein Meridian gilt als »geöffnet«, wenn der Energiefluß in ihm deutlich wahrgenommen wird.

geführt. Neben den noch praktizierten alten Stilen sind von ihnen abgeleitete Übungen in kaum überschaubarer Vielfalt entstanden. Diese Übungen werden auch T'ai Chi Ch'uan genannt, lassen sich aber keinem Stil mehr zuordnen. Sie sind im allgemeinen nur noch an einigen grundlegenden Prinzipien ausgerichtet. Vielfach wurden sie mit anderen Übungssystemen vermischt. Schon das Üben einzelner Bewegungsabläufe gilt oft als vollwertiges T'ai Chi Ch'uan. (Diese Entwicklung hat in China sogar so weit geführt, daß jede Übung, die langsam und entspannt ausgeführt wird und sich nirgendwo sonst einordnen läßt, T'ai Chi Ch'uan genannt wird). Die Verwässerung der Übungen ist nun nicht etwa darauf zurückzuführen, daß das echte T'ai Chi Ch'uan von einigen Eingeweihten geheimgehalten wurde. Sie erklärt sich vielmehr aus der Vielschichtigkeit der Übung, die ein tiefergehendes Verständnis erst nach langem Üben ermöglicht und aus dem sich bei einer schnellen Verbreitung ergebenden Fehlen qualifizierter Lehrer.

59. Eine Übung wie T'ai Chi Ch'uan, die allmähliche Veränderungen favorisiert, scheint dem an schnellen Ergebnissen orientierten westlichen Menschen wenig zu bieten?

Die Bedeutung, die T'ai Chi Ch'uan allmählichen Veränderungen beimißt, erklärt sich aus der Erkenntnis, daß sich über Jahrzehnte verfestigte Gewohnheiten nur über einen längeren Zeitraum hinweg anhaltend und befriedigend zurückbilden lassen.[1] Auch steht die durch das Üben bewirkte Korrektur von Fehlhaltungen und der darauf beruhenden Bewegungsgewohnheiten in Zusammenhang mit geistig-seelischen Wandlungsprozessen[2], die vom Einzelnen besser verarbeitet werden können, wenn sie nicht abrupt, sondern allmählich geschehen. Dies bedeutet jedoch nicht, daß es beim T'ai Chi Ch'uan keine schnellen Ergebnisse zu verzeichnen gibt. Viele Übende berichten schon nach kurzer Zeit über erstaunliche Veränderungen. Auch werden die wohltuenden harmonisierenden Wirkungen der Übung im allgemeinen von Anfang an wahrgenommen.

60. Warum fällt das Verständnis der Übung oft so schwer?

Ein Hauptgrund hierfür liegt in den vielen Aspekten des T'ai Chi Ch'uan. Die Tatsche, daß viele Übende heute nur an einem Aspekt des T'ai Chi Ch'uan interessiert sind und daß auch viele Lehrer nur einen Aspekt des T'ai Chi Ch'uan weiterzugeben vermögen, hat dazu geführt, daß das Wissen über T'ai Chi Ch'uan meist einseitig ist.[3]

1 Siehe auch »Reden und Gleichnisse des Tschuang-Tse«, Seite 14: »Du gehst zu schnell. Du siehst ein Ei an und möchtest es schon krähen hören. Du siehst deine Armbrust an und möchtest schon Entenbraten vor dir stehen haben«.

2 Die moderne westliche Körpertherapie spricht in diesem Zusammenhang vom »Muskelpanzer«. An seiner individuellen Ausprägung, z. B. einem extremen Festhalten im Schulter- und Nackenbereich, lassen sich grundlegende Probleme des einzelnen ablesen.

3 Im ursprünglichen T'ai Chi Ch'uan geht man dagegen selbstverständlich von der Einheit der drei darin enthaltenen Hauptaspekte aus. Auch die im Vorwort genannten alten Meister sahen T'ai Chi Ch'uan als ein Übungssystem, das gleichermaßen der Gesundheit dient, in der Selbstverteidigung anwendbar und geistiger Weg ist.

Für die Anhänger des T'ai Chi-Kung Fu ist T'ai Chi Ch'uan beispielsweise eine reine Kampfkunst. Die meditative Übung hat für sie, wenn überhaupt, nur untergeordnete Bedeutung. Ein tiefergehendes Verständnis für Loslassen, Sanftheit und Nachgeben ist bei ihnen selten vorhanden. Die Übenden, die im T'ai Chi Ch'uan nur eine Gesundheitsübung sehen, haben wieder Schwierigkeiten, T'ai Chi Ch'uan als Meditation oder Selbstverteidigung zu verstehen. Die Vertreter eines meditativen T'ai Chi Ch'uan wiederum halten die Selbstverteidigung oft für einen dem T'ai Chi Ch'uan eigentlich fremden Aspekt und möchten es ganz von ihm befreit sehen. So bleiben für alle diese Übenden viele Zusammenhänge, die die Übung betreffen, ohne Erklärung und ein umfassendes Verständnis des T'ai Chi Ch'uan kommt nicht zustande.

61. Was ist von der Behauptung zu halten, das Ziel des T'ai Chi Ch'uan, das Einswerden mit dem Tao, könne auch ohne das Üben der Formen, auf rein geistigem Wege erreicht werden und gerade in einer solchen Annäherung liege der wahre Weg des T'ai Chi Ch'uan begründet?

Der Weg des T'ai Chi Ch'uan ist *immer* dem Üben seiner Formen in Einklang mit den Prinzipien verbunden. Nur durch das Üben der Formen werden die besonderen Entwicklungen in die Wege geleitet, die in der dem T'ai Chi Ch'uan eigenen Weise zum Einswerden mit dem Tao führen. Bei einer Annäherung an das gleiche Ziel auf rein geistigem Wege wäre es verfehlt, von T'ai Chi Ch'uan zu sprechen.

62. Sollte man versuchen, auf jemanden Einfluß zu nehmen, der ein offensichtlich verwässertes T'ai Chi Ch'uan übt?

Da sich der einzelne meist sehr mit dem von ihm Geübten identifiziert, ist eine Einflußnahme außerordentlich problematisch. Nur wenn jemand von sich aus Zweifel äußert oder Fragen stellt, wird man versuchen, ihn zu beraten.

63. Was sollten die Übenden unbedingt beherzigen?

Die Bereitschaft, weiterzulernen und die eigene Ausführung der Übungen immer wieder zu überprüfen ist für ein Fortschreiten im T'ai Chi Ch'uan von allergrößter Bedeutung.

64. Warum erscheint Anfängern eine Vervollkommnung im T'ai Chi Ch'uan oft unerreichbar?

In den ersten Jahren des Übens erscheint unser Fortschreiten oft sehr langsam. Wenn, wie es in den Klassischen Schriften heißt, »das Fundament geschaffen ist«, Leichtigkeit und Loslassen das Üben bestimmen, die Atmung sich auf natürliche Weise vertieft hat und das Ch'i in der Bewegung wahrgenommen wird, erhält das Fortschreiten eine neue Dynmaik und geht spürbar schneller vor sich.

10. Meditation

Bei der meditativen Übung werden zwei Methoden unterschieden:

1. Das Üben in vollkommener Aufmerksamkeit.[1]
2. Die Konzentration auf das Untere Tan T'ien.[2]

Die erste Methode wird beim Üben der Formen, des Push Hands und der Techniken angewandt. Bei ihr wird die einheitliche Bewegung von Körper, Atem und Ch'i bzw. die Ausführung einzelner Prinzipien mit ganzer Aufmerksamkeit vorgenommen.

Die zweite Methode, die zu den wichtigsten taoistischen Meditationspraktiken gehört, wird von verschiedenen Lehrern speziell für die Ausführung der Formen empfohlen. Cheng Man-Ch'ing legt beispielsweise großen Wert darauf, daß beim Üben der Kurzform die Konzentration auf das Untere Tan T'ien zunehmend beachtet wird.[3]

Diese Methode steht nicht im Widerspruch zu einem Üben, das auf die bewußte Ausführung der Prinzipien zielt (siehe Fortgeschrittenes Üben); denn erst wenn die Bewegungsabläufe sicher erlernt und die Prinzipien weitgehend verinnnerlicht sind, soll das meditative Üben in der hier beschriebenen Weise immer mehr in den Vordergrund treten. Die Erfahrung zeigt, daß Anfänger durch ein solches Üben überfordert sind.

Von den Meditationspraktiken des Hinduismus, Buddhismus und Taoismus wissen wir, daß ein wichtiger Aspekt der Meditation die Entwicklung der feinstofflichen Energie ist; über diese wird auf den feinstofflichen Wesensbereich eingewirkt und so die spirituelle Entwicklung des Menschen in die Wege geleitet.

Ihre Meditationsweisen stellen also nicht nur bestimmte Formen der geistigen Übung dar, sondern auch Methoden der Energieentwicklung. Da der feinstoffliche Wesensbereich bei allen Menschen in der gleichen Weise angelegt ist und auch die feinstofflichen Prozesse gleichen Gesetzmäßigkeiten folgen, finden sich in den Bausteinen der traditionellen östlichen Meditationsübungen grundsätzliche Entsprechungen. Sie arbeiten alle mit *Haltung, Atmung, Entspannung* und *geistiger Übung* (z. B. Aufmerksamkeit, Sammlung, Betrachtung oder Konzentration).[4,5] Über diese Elemente wird auf den feinstofflichen Wesensbereich eingewirkt; die Entwicklung (Erweckung) der feinstofflichen Zentren bereitet beispielsweise Erleuchtungserfahrungen vor.

---

1 dem Shikantaza des Zen-Buddhismus vergleichbar
2 wichtiges feinstoffliches Zentrum unterhalb des Nabels
3 Cheng Man-Ch'ing empfiehlt, die Konzentration auf das Untere Tan T'ien auch im täglichen Leben beizubehalten. So wird ein wesentlicher Bestandteil der Übung immer aufrechterhalten und die Wirkung des Übens allgemein intensiviert. Siehe Cheng Man-Ch'ing »Advanced T'ai Chi Form Instructions«, Seite 33
4 siehe auch »Der Weg des T'ai Chi Ch'uan«, Seite 77–79
5 The Teachings of Tibetan Yoga, Lama Kong Ka: »There are three essentials in the Mahamudra practise:

Im T'ai Chi Ch'uan sind alle genannten Bausteine der im Sitzen geübten Meditationsweisen enthalten. So entspricht z. B. die aufrechte entspannte Rumpfhaltung, die bei allen Übungen des T'ai Chi Ch'uan eingenommen wird, der Haltung der im Sitzen geübten Meditationspraktiken.[6] Da der Rumpf immer als Einheit gleichmäßig vor und zurück bewegt, bzw. gedreht wird, ergeben sich wie bei der im Sitzen geübten Meditation beste Voraussetzungen für die Atmung und alle auf den Rumpf bezogenen feinstofflichen Prozesse.

Durch die Einwirkung auf den feinstofflichen Wesensbereich wird, wie es im T'ai Chi Ch'uan heißt, die wahre Natur des Menschen wieder zugänglich gemacht bzw. »geöffnet«.[7] Dieser Vorgang entspricht der spirituellen Entwicklung des Menschen.

Die Tatsache, daß die Eigenschaften des geistigen Menschen Liebe, Güte, Toleranz, Weisheit, Intuition und Bewußtheit durch die ungegenständliche Meditation, also auch ohne direktes Bemühen um sie entwickelt werden, macht offenbar, daß der geistige Mensch von Natur aus in uns angelegt ist. Entsprechend sahen die alten Taoisten das Wesen der menschlichen Natur als geistig und gut an.

Daß die Spiritualität dem Menschen natürlich ist, bestätigt sich auch durch die beim Üben des T'ai Chi Ch'uan gewonnenen Erfahrungen. Je weiter wir beispielsweise in der Verwirklichung des Loslassens und Entspannens fortschreiten, desto leichter fällt es, die Aufmerksamkeit während des Übens aufrechtzuerhalten. Ist die Entwicklung des Unteren Tan T'iens weit fortgeschritten, wird die Konzentration wie von selbst dort gehalten. Die sich so einstellende natürliche meditative Geisteshaltung ist die Grundlage umfassender Bewußtheit und Aufmerksamkeit. Die aus dem Zen-Buddhismus bekannte Frage »Ist der Meister zu Hause?«, kann jetzt bejaht werden.

Es soll an dieser Stelle noch einmal ausdrücklich betont werden, daß die »Methode« des klassischen T'ai Chi Ch'uan die Arbeit an den Prinzipien zum Inhalt hat. In ihrer Verwirklichung werden die besten Voraussetzungen für eine Ch'i-Entwicklung gesehen, die umfassend auf den feinstofflichen Wesensbereich einwirkt. Der Ch'i-Entwicklung durch Bewegung (siehe im folgenden) kommt dabei entscheidende Bedeutung zu.[8] Die Verwirklichung der Prinzipien führt zu hohen und sogar höchsten Stufen der taoistischen Meditation, wie der Entwicklung des Goldenen Elixiers (auch

---

equilibrium, relaxation, and naturalness. »Equilibrium« means to balance body, mouth and mind. The Mahamudra way of balancing the body is to loosen it, of balancing the mouth is to slow down the breathing, and of balancing the mind is not to cling to and rely on anything. This is the supreme way to tame the body, breath (prana), and mind. »Relaxation« means to loosen the mind, to let everything go, to strip off all ideas and thoughts. When one's whole body and mind become loose, one can, without effort, remain in the natural state, which is intrinsically non-discriminative and yet without distractions.

»Naturalness« means not »taking« or »leaving« anything: in other words the yogi does not make the slightest effort of any kind. He lets the senses and mind stop or flow by themselves without assisting or restricting them. To practise naturalness is to make no effort and be spontaneous.«

Aus: »The Middle Way« Journal of the Buddhist Society, London, Vol 54, No. 2, 1979, Seite 81

6 siehe »Der Weg des T'ai Chi Ch'uan«, Seiten 31–38

7 Sowohl Erleuchtungserfahrungen als auch die Entfaltung der wahren Natur des Menschen werden als »Einswerden mit dem Tao« verstanden.

8 Ein in erster Linie auf die Atmung ausgerichtetes Üben steht genauso wenig in Einklang mit den Prinzipien wie ein Üben, das ausschließlich auf die Öffnung der Meridiane zielt.

»Elixier der Unsterblichkeit« genannt). Sie bewirkt die Öffnung des Kleinen und Großen Himmlischen Kreislaufs, die Entwicklung der feinstofflichen Zentren, das Steigen des Yang-Ch'i[1] und leitet damit verbundene Erleuchtungserfahrungen in die Wege.

1 Das Steigen bzw. Aufschießen des Yang-Ch'i (heißes Ch'i) in der Wirbelsäule ist eine Erscheinung, die den Energiebewegungen im Großen Himmlischen Kreislauf zugeordnet wird. Das Yang-Ch'i ist der Kundalini der indischen Tradition gleichbedeutend. Das Steigen des Yang-Ch'i stellt sich in der Regel erst nach der Öffnung des Kleinen Himmlischen Kreislaufs ein, der unter der Hautoberfläche verläuft. Das Aufschießen des Yang-Ch'i ist den Taoisten Anzeichen dafür, daß die Ch'i-Entwicklung, die Öffnung der Meridiane und die Entwicklung der drei Tan T'iens weit fortgeschritten ist. Es wird, wie die Öffnung des Wundermeridians Tu Mo, wesentlich durch die aufrechte gerade Haltung der Wirbelsäule gefördert.

11. Energie

Die Ch'i-Entwicklung

Die umfassende ganzheitliche Wirkungsweise des T'ai Chi Ch'uan ergibt sich wesentlich aus der Entwicklung des Ch'i (hier: kosmische oder innere Energie[1]) und den mit ihr in Zusammenhang stehenden Einwirkungen auf den feinstofflichen Wesensbereich des Menschen, der als Bindeglied zwischen Körperlichem und Geistig-Seelischem gilt.

In Atmung, Konzentration, Aufmerksamkeit, Haltung, Entspannung und Bewegung werden entscheidende Faktoren für die Ch'i-Entwicklung gesehen.

Atmung:

Die durch das Üben bewirkte Vertiefung der Atmung zur Bauchatmung oder »natürlichen Atmung« hin, schafft bestmögliche Voraussetzungen für die sogenannte Ch'i-Atmung. Bei ihr wird einhergehend mit dem Atemvorgang kosmisches Ch'i »geatmet«.[2] Die Ch'i-Atmung führt über die Ansammlung des Ch'i im Unteren Tan T'ien zur Belebung und Stärkung des gesamten feinstofflichen Wesensbereichs, also auch der anderen feinstofflichen Zentren und des Energieflusses im Meridiansystem. Sie trägt wesentlich zur Erweckung der feinstofflichen Zentren und zur Öffnung der Himmlischen Kreisläufe bei (Erleuchtungserfahrungen).

Konzentration:

Die beim T'ai Chi Ch'uan geübte Konzentration auf das Untere Tan T'ien bewirkt eine Ansammlung des Ch'i in diesem Zentrum und hat die gleichen Auswirkungen wie die Ch'i-Atmung.

Aufmerksamkeit:

Die sich aus einem aufmerksamen Üben ergebende geistige Sammlung hält das Ch'i im feinstofflichen Wesensbereich und verhindert so sein »Wegfließen«.

Die bewußte Ausführung der einzelnen Prinzipien verstärkt die mit ihnen in Zusammenhang stehende Ch'i-Entwicklung.

Haltung:

Die aufrechte, gerade Haltung der Wirbelsäule unterstützt die Zentrierung der Energie im Unteren Tan T'ien[3] und hat der Ch'i-Atmung vergleichbare Auswirkun-

---

1 Der Begriff »Ch'i« hat im Chinesischen verschiedene Bedeutungen. Unter »Ch'i« versteht man nicht nur kosmische oder innere Energie, sondern auch Luft und Atem, sowie Leistungsfähigkeit eines Menschen.

2 Eine ausführliche Beschreibung der Ch'i-Atmung, siehe »Der Weg des T'ai Chi Ch'uan«, Seite 49–51

3 Das entwickelte Untere Tan T'ien enstpricht dem Hara im Japanischen.

gen. Zudem hilft sie, die geweckte Energie zu »kanalisieren«, z. B. bei der Öffnung der Himmlischen Kreisläufe und dem Steigen des Yang-Ch'i.[1]

Bewegung:

Die Ch'i-Entwicklung durch Bewegung ergibt sich wesentlich aus dem Rhythmus der Bewegung (Prinzip von Yin und Yang). Einhergehend mit der Gewichtsverlagerung wird der Energiefluß durch die Ausführung des »Sinkens«, des »Center equilibrium«, des »Öffnen und Schließens« und der Anwendung von »voll und leer« in besonderer Weise polarisiert und damit verstärkt. Die Ch'i-Entwicklung durch Bewegung intensiviert alle feinstofflichen Prozesse in hohem Maße. Sie ist zudem Voraussetzung für den Einsatz des Ch'i bei einer Selbstverteidigung im Sinne des T'ai Chi Ch'uan.

Diese Methode der Ch'i-Entwicklung verweist auf einen dem T'ai Chi Ch'uan eigenen Wissens- und Erfahrungshintergrund. Selbst unter den taoistischen Übungen finden sich keine, die in vergleichbarer Weise vorgehen.

Die mit der Körperbewegung einhergehende Bewegung des Ch'i wird breitströmend erfahren. Sie erfaßt die ganzen Gliedmaßen und die jeweilige Rumpfhälfte oder kreuzt in einer breiten Bahn den Rumpf (siehe »Fortgeschrittenes Üben«). Die hier beschriebene Energiebewegung beschränkt sich also nicht, wie oft angenommen, auf die aus Akupunktur und Akupressur bekannten Energieverlaufsbahnen (Meridiane), sondern verläuft auf einer weniger differenzierten Ebene (s. auch Fragen und Antworten, Nr. 57).

Ch'i und Chin

Die mit einem entwickelten Ch'i einhergehenden besonderen Fähigkeiten werden beim T'ai Chi Ch'uan als eigene Energien (Chin) verstanden. Die Ausbildung dieser Energien ergibt sich aus dem Üben der Bewegungsabläufe des T'ai Chi Ch'uan. Ihre Anwendung und genaue Unterscheidung wird im Push Hands und im Ta Lu geübt. Die verschiedenen »Chin« lassen sich in zwei Hauptgruppen unterteilen:

1. In Energien, die grundlegend für eine verfeinerte Anwendung des T'ai Chi Ch'uan sind, wie die haftende Energie (Nien Chin), die hörende Energie (T'ing Chin) und die nachgebende Energie (Tsou Chin);
2. In Energien, die mit der Ausführung bestimmter Techniken in Zusammenhang stehen, wie die entwurzelnde oder hebende Energie (T'i Chin), die drehende Energie (Chan Ssu-Chin) und die explodierende Energie (Fa Chin).[2] Die beiden letzteren sind kennzeichnend für den Chen-Stil. In seinen Formen sind die Drehbewegungen der Arme und Beine besonders ausgeprägt. Die Anwendung der explodierenden Energie geht beim Chen-Stil mit einer plötzlichen Bewegung und einem lauten Schrei einher. Sie setzt eine hohe Ch'i-Entwicklung und große Weichheit und Entspanntheit voraus, da sonst die inneren Organe verletzt werden könnten.

---

1 steigendes Yang-Ch'i (heißes Ch'i) – dem Kundalini im indischen Yoga gleichbedeutend
2 siehe Chen Wei Ming »T'ai Chi Ch'uan – Ta Wen«, Seite 37–39

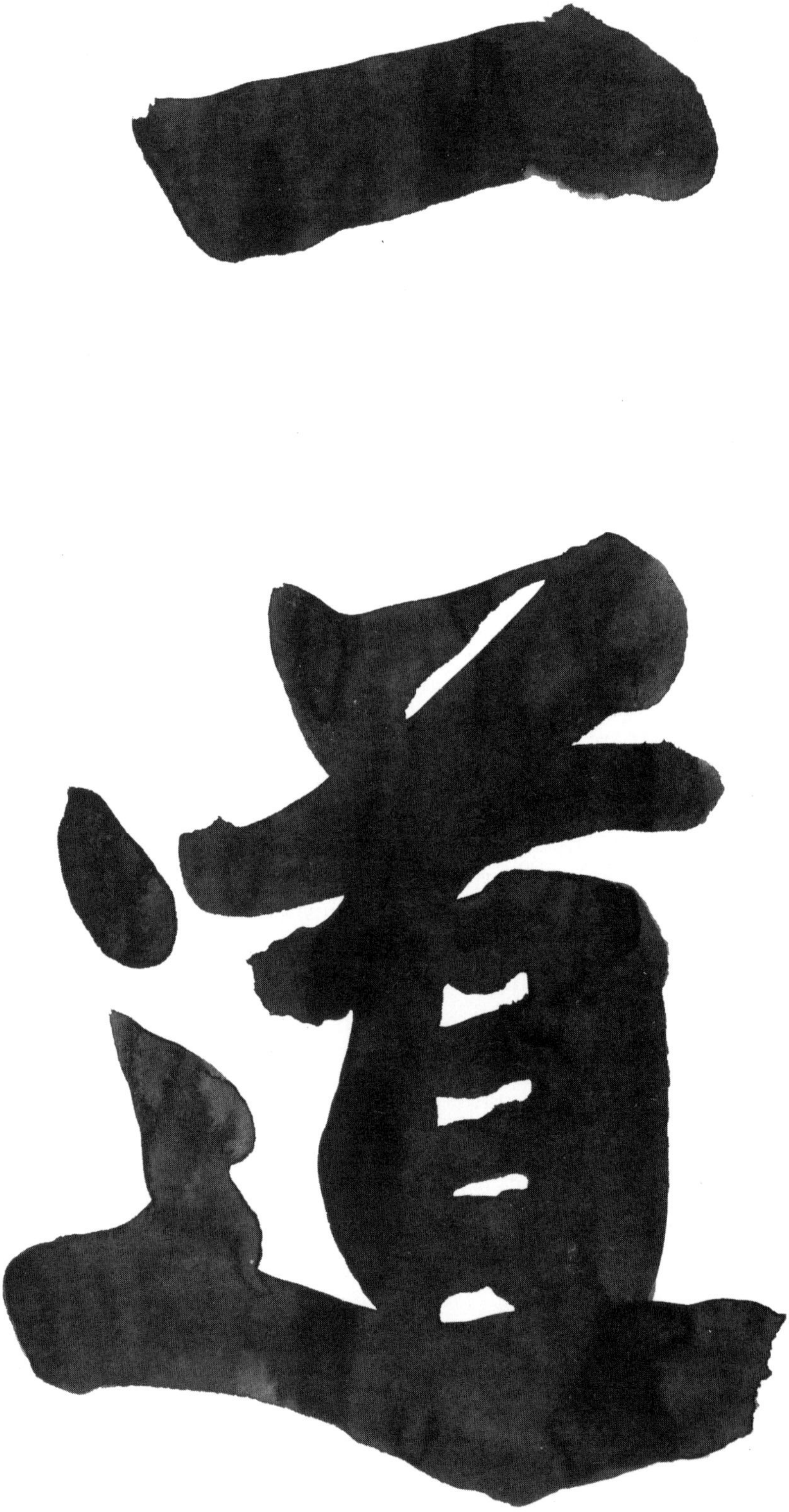

»Ein Weg«

12. Sechs Entwicklungsstufen[1]

Die Entwicklungsstufen sind beim T'ai Chi Ch'uan nicht einheitlich festgelegt. Diese Einteilung in sechs Stufen ist als Hilfe gedacht, um den Entwicklungsprozeß beim T'ai Chi Ch'uan zu verdeutlichen. Wie lange die Übenden dazu benötigen, die einzelnen Stufen zu erreichen, hängt von der Intensität des Übens ab. Für das Erreichen der 4. Stufe, der »Ch'i-Stufe«, ist im allgemeinen ein 15–20 Jahre langes regelmäßiges Üben erforderlich.

Die einzelnen Stufen:

1. Die Form-Stufe oder Kraft-Stufe

Auch wenn wir uns um Sanftheit und Leichtigkeit bemühen, wird die Ausführung der Bewegungen anfangs wesentlich von der Körperkraft bestimmt. Erst durch andauerndes Üben werden die Bewegungen zunehmend vom Ch'i erfüllt und getragen, d. h. das Üben ist anfangs auf die Ausführung der »äußeren« Form beschränkt.

2. Die Technik-Stufe

Diese Stufe ist der ersten eng verbunden. Die Übenden schließen das Erlernen der Standardübungen ab. Da ihre Energieentwicklung jedoch noch nicht fortgeschritten ist, bleibt es beim sogenannten »äußeren« Üben der Bewegungsabläufe und der in ihnen enthaltenen Selbstverteidigungstechniken.

3. Die Energie-Stufe

Auf dieser Stufe ist das Ch'i so weit entwickelt, daß es in der Bewegung deutlich wahrgenommen wird. Die Übungsweise verfeinert sich zunehmend. Bei den Selbstverteidigungstechniken kommt das Ch'i immer mehr zur Anwendung. Kennzeichnend für die Energiestufe ist, daß der Einsatz des Ch'i noch an die Ausführung der Techniken gebunden ist.

---

1 Diese Einteilung in sechs Stufen geht auf unseren Lehrer Chi Chiang Tao zurück. Cheng Man Ch'ing spricht in seinen »Thirteen Chapters on T'ai Chi Ch'uan« von drei Entwicklungsstufen: Erde, Mensch, Himmel, die jeweils noch mal in drei Stufen unterteilt werden.

4. Die Ch'i-Stufe

Auf dieser Stufe ist die Ch'i-Entwicklung weit fortgeschritten. Das Ch'i ist jetzt jederzeit verfügbar und kann auch unabhängig von Techniken angewandt werden. Beweglichkeit, Reaktionsvermögen und intuitive Wahrnehmung der Übenden sind in hohem Maße entwickelt. In die Ch'i-Stufe gehören auch andere bedeutende Entwicklungen, wie die natürliche Öffnung der Himmlischen Kreisläufe, Erleuchtungserfahrungen und sogenannte übernatürliche Kräfte, z. B. die Levitation.

5. Die Geist-Stufe

»Wenn das Stadium erreicht ist, in dem der Geist den Körper ungehindert bewegen kann, ist der Körper dienstbar geworden und gehorcht dem Willen«. Dieser Satz von Wu Yu-Hsiang kennzeichnet die Geist-Stufe. Auf ihr reagieren Körper und Ch'i augenblicklich auf den geistigen Impuls. Um das Besondere dieser Stufe zu ermessen, hilft die Vergegenwärtigung unserer Möglichkeiten im Anfängerstadium. Auch wenn wir eine Vorstellung davon haben, wie wir z. B. einen Angriff abwehren können, fehlen uns doch alle Voraussetzungen für ein Reagieren, wie es für die Geist-Stufe kennzeichnend ist.

6. Die natürliche Stufe

Auf dieser Stufe ist, wie es im T'ai Chi Ch'uan heißt, die vollkommene körperliche und geistige Natürlichkeit verwirklicht. Auf die praktische Anwendung des T'ai Chi Ch'uan bezogen, bedeutet das Erreichen der natürlichen Stufe, daß einer Reaktion keine herkömmliche Sinneswahrnehmung vorausgehen muß. Der Übende reagiert, wie es heißt, vollkommen »natürlich«: Seine Energie ist derart gewachsen, daß sie von selbst jede gegen ihn gerichtete Kraft zurückstößt.

*

Wichtig für ein Fortschreiten im Sinne des T'ai Chi Ch'uan ist, daß Loslassen und Entspannen von Anfang an in das Üben einbezogen werden. Wird das Loslassen gering geachtet oder sogar bewußt Kraft angewandt, dann werden nicht nur die Wirkungsmöglichkeiten des T'ai Chi Ch'uan entscheidend beeinträchtigt, sondern viele Entwicklungen verlaufen auch in einer dem T'ai Chi Ch'uan fremden Weise. Eine verfeinerte Wahrnehmung stellt sich nicht in gleichem Maße ein. So kann es zu keiner klaren Unterscheidung der den Techniken verbundenen »Energien« kommen. Damit bleiben viele Anwendungsbereiche des T'ai Chi Ch'uan unzugänglich. Eine Vervollkommnung im Sinne des T'ai Chi Ch'uan wird nicht erreicht. Das Ch'i kann nur in Verbindung mit Körperkraft eingesetzt werden. Die spirituelle Entwicklung der Übenden bleibt eingeschränkt.

13. Die dreizehn Grundstellungen und die Techniken

Kernstück des T'ai Chi Ch'uan sind die sogenannten 13 Grundstellungen:

Abwehren, Zurückrollen, Drücken, Stoßen, Ziehen, Spalten[1], Ellbogenstoß, Schulterstoß, Vorwärtsgehen, Zurückgehen, Nach-links-sehen, Nach-rechts-sehen, Center equilibrium.

Das Abwehren, Zurückrollen, Drücken, Stoßen und der Schulterstoß sind Selbstverteidigungstechniken, die in den Formen als Stellungen enthalten sind. Abwehren und Stoßen sind zudem Elemente vieler anderer Stellungen[2]. Das Spalten wird in der Stellung »Hände heben« angewandt. Ziehen und Ellenbogenstoß sind wichtige Techniken, die sich in den die Stellungen verbindenden Übergängen finden.

Vorwärtsgehen, Zurückgehen, Nach-links-sehen und Nach-rechts-sehen sind grundlegende Formelemente. Die beiden ersten beziehen sich im wesentlichen auf die Gewichtsverlagerung. Nach-links-sehen und Nach-rechts-sehen kennzeichnen ein vervollkommnetes Nachgeben. Denn erst, wenn sich unser Partner aufgrund unseres korrekten Nachgebens ganz links bzw. ganz rechts von uns befindet, können wir »Nach-links-sehen« bzw. »Nach-rechts-sehen«.

Das Center equilibrium (s. Seite 63) ist von zentraler Bedeutung für die Ausführung aller Stellungen und Techniken.

Die 13 Grundstellungen werden seit den Anfängen des T'ai Chi Ch'uan als sein Fundament bezeichnet. Durch sie ist T'ai Chi Ch'uan ein in seinen Grundzügen deutlich umrissenes Übungssystem. Die Grundstellungen bestimmen die Gestaltung der Formen und, bezogen auf die Anwendung der Selbstverteidigung, die Ausrichtung des Übens. Die in ihnen enthaltenen SV-Techniken unterliegen den Prinzipien wie die Formen. Ihr äußerer Aufbau ist also am Prinzip der optimalen Körperbewegung (Gesundheitsaspekt) ausgerichtet und ihr Üben trägt zur Energieentwicklung bei. Ihre Anwendung ist von der korrekten Ausführung der Prinzipien nicht zu trennen.

Cheng Man-Ch'ing spricht z. B. davon, daß die *wahre* Technik gesucht werden soll. Damit meint er, daß die Übenden zu einer korrekten Anwendung und klaren Unterscheidung der einzelnen Techniken unter Beachtung aller Prinzipien gelangen sollen.

Die Anwendung der Techniken erfolgt, unabhängig davon, ob sie im Push Hands, Ta Lu oder einzeln geübt werden, immer in einem bestimmten Zusammenhang. Er ergibt sich aus der Regel, daß das Angreifen nur auf ein vorhergehendes Nachgeben

---

1 Anstelle des »Spaltens« wird verschiedentlich das »Nach hinten biegen« (englisch: bend backward) gesetzt.

2 Stoßen: »Peitsche«, »Kniestreifen«, »Affen abwehren«. Abwehren: Übergang zur »Peitsche«, »Wolkenhände« etc.

(Ausweichen) erfolgen soll. Es heißt, daß die beste Ausgangsposition für einen Angriff ein vervollkommnetes Nachgeben ist – »Nachgeben heißt Angreifen«. So wird der wichtige Grundsatz, daß nicht »Kraft gegen Kraft« gesetzt werden soll, eingehalten.

Die Techniken sind ein wichtiger Schlüssel zum Verständnis der Übung. Wenn wir die Formen von Lehrern vergleichen, die in einer direkten Überlieferungslinie stehen, können wir sehr viel über die Übung lernen. Denn das Wissen darüber, wie gleiche Techniken in unterschiedlichen Bewegungszusammenhängen angewandt werden, hilft uns, die Prinzipien besser zu verstehen und Fixierungen auf nur einen richtigen Weg zu überwinden.

Voraussetzung für eine Anwendung der Techniken im Sinne des T'ai Chi Ch'uan ist ein in großem Maße gewachsenes Ch'i, das zur Entwicklung der »zähen« Energie geführt hat und eine differenzierte Anwendung der verschiedenen Chin (s. Seite 76) ermöglicht. Dazu gehört auch das Wissen darüber, wie Energie gelenkt, abgelenkt, neutralisiert oder, z. B. beim Entwurzeln, freigesetzt wird. Auch müssen Muskeln und Sehnen erst die notwendige Flexibilität erreicht haben, damit die Energie, dem Spannen eines Bogens vergleichbar, angesammelt und dann freigesetzt werden kann. Alle diese Entwicklungen lassen sich nicht erzwingen; sie müssen durch langjähriges Üben wachsen.

Auf der natürlichen Stufe sind die Übenden nicht mehr auf die Anwendung von Techniken angewiesen. Alle ihre Reaktionen sind, wie es heißt, vollkommen natürlich geworden. Sie folgen aber immer noch den Prinzipien, auch wenn sie äußerlich kaum mehr sichtbar, auf kleinste Bewegungen reduziert sind. Die Technik-Stufe kann jedoch nicht übersprungen werden; sie ist ein wichtiger Schritt auf dem Weg zu einer Vervollkommnung im T'ai Chi Ch'uan.

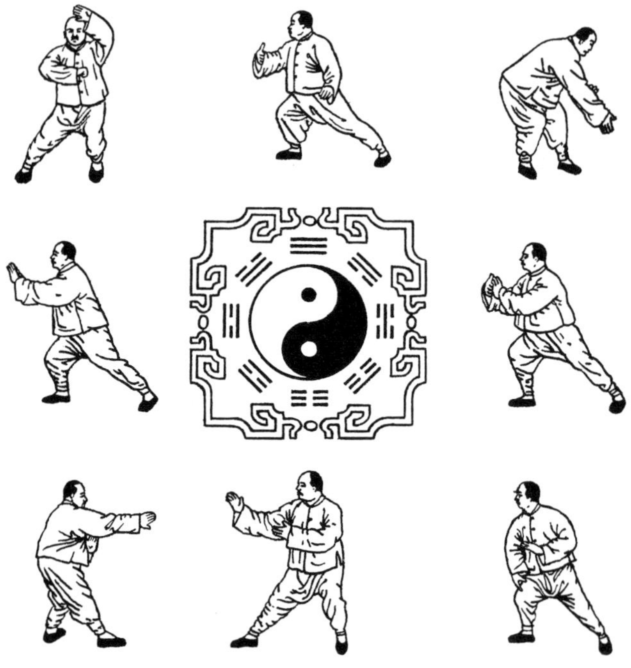

Acht Grundstellungen
Ellenbogenstoß-Abwehren-Ziehen-Stoßen-Drücken-Nach hinten biegen-Zurückrollen-Schulterstoß

14. Das Lied der dreizehn Stellungen von Yang Ch'eng-Fu[1]

Die dreizehn grundlegenden Stellungen sollten immer mit Bedacht ausgeführt werden. Ihr Zentrum bilden die Hüften.

Nimm den Wechsel von voll zu leer und umgekehrt mit aller Sorgfalt vor, ohne das Gleichgewicht zu verlieren. Dann kann das Ch'i ohne Hindernisse durch deinen Körper fließen.

Wirst du mit kraftvollen Bewegungen konfrontiert, begegne ihnen mit Ruhe. Dann kannst du deinem Gegenüber zuvorkommen und seiner Absicht entgegenwirken.

Jede einzelne Bewegung sollte mit größter Aufmerksamkeit ausgeführt werden. So wird sich die Vervollkommnung bald einstellen. Ist der untere Leib ganz entspannt, kann das Ch'i augenblicklich nach außen gelenkt werden.

Wird die Wirbelsäule geradegehalten, kann der »Geist der Lebenskraft«[2] zum Scheitelpunkt steigen.

Wird der Kopf von oben, wie durch ein am Scheitelpunkt befestigtes Band gehalten, ist der ganze Körper in Bewegung leicht und gewandt.

Führst du die Stellungen sorgfältig aus, geschehen Beugen und Strecken, Öffnen und Schließen wie von selbst.

Durch die Anleitung eines fähigen Lehrers und andauerndes Üben wird sich das Können von selbst einstellen.

Welche Funktion kommt dem Körper bei der korrekten Ausführung zu? Die Antwort ist: der Geist befiehlt und der Körper gehorcht. Denke daran, das Hauptziel des Übens ist die Verjüngung und die Verlängerung des Lebens.

Dieses Lied aus 140 Schriftzeichen enthält alle wichtigen Geheimnisse. Wenn du es nicht beherzigst, wirst du bedauerlicherweise viel kostbare Zeit vertun.

(Die Abbildungen Seiten 60, 61 sind die Kalligraphien zu dem Lied der dreizehn Stellungen von Yang Ch'eng-Fu.)

---

1 nach einer englischen Übersetzung von Dr. Chi Chiang Tao
2 englisch: spirit of vitality.

刻刻留心在腰間　腹內鬆淨氣騰然
勢勢存心揆用意　得來全不費工夫
靜中觸動動猶靜　因敵變化示神奇
變轉虛實須留意　氣遍身軀不少滯
十三總勢莫輕視　命意源頭在腰際

太極拳十三勢歌訣

黎明風敬書

若不向此細推求
歌兮歌兮廿四句
詳推用意終何在
若問體用何爲準
入門引路須口授
仔細留心向推求
尾閭中正神貫頂

枉費工夫貽歎息
字字真切意無遺
益壽延年不老春
意氣君來骨肉臣
功夫無息法自修
屈伸開合聽自由
滿身輕利頂頭懸

15. Fortgeschrittenes Üben

Wenn die Bewegungsabläufe korrekt erlernt sind, sollte verstärkt an den grundlegenden Haltungs- und Bewegungsprinzipien gearbeitet werden. Es empfiehlt sich, beim Üben die Aufmerksamkeit des öfteren auf ein Prinzip zu lenken, z. B. auf die Haltung der Wirbelsäule, die Kopfhaltung, die Gewichtsverlagerung oder das Loslassen im Becken-Bauchraum.

Inwieweit man hier methodisch vorgehen will, bleibt dem einzelnen überlassen. Keinesfalls sollte man sich jedoch überfordern und so die Freude am Üben verlieren.

Bedingt durch die unterschiedlichen Ausgangspositionen müssen einzelne Übende bestimmten Prinzipien besondere Aufmerksamkeit zuwenden. Sich immer wieder selbst zu überprüfen, ist dabei genauso wichtig, wie die regelmäßige Korrektur durch einen fähigen Lehrer. Das Bemühen um die immer bessere Ausführung der Prinzipien ist für lange Zeit wesentlicher Bestandteil des Übens. Das letztlich angestrebte gleichzeitige Befolgen der Prinzipien führt zu der Einheit von Körper, Geist, Atem und Ch'i in der Bewegung, durch die eine verfeinerte Ausführung des T'ai Chi Ch'uan gekennzeichnet ist. Durch andauerndes Üben werden die bereits vonstatten gegangenen Entwicklungen im feinstofflichen Wesensbereich der verfeinerten Wahrnehmung zugänglich. Das Sinken des Ch'i wird jetzt ebenso wahrgenommen wie die Bewegung des Ch'i bei der Gewichtsverlagerung; die geistige Lenkung des Ch'i wird erfahren und die feinstofflichen Zentren werden als »Energiefelder« spürbar. Die positive harmonisierende Wirkung des Übens wird zunehmend stärker empfunden.

Sind die Übenden so weit fortgeschritten, können sie sich bewußt der Entwicklung und Pflege des Ch'i zuwenden und gelangen so in die Dimension des hohen T'ai Chi Ch'uan.

Für die Ch'i-Entwicklung sind einige Prinzipien, die wir im folgenden beschreiben wollen, von besonderer Bedeutung. Es sind die Grundsätze »Sinken«, »Center equilibrium«, »voll und leer« sowie »Öffnen und Schließen«. Erst ihre korrekte Anwendung führt zu der Polarisierung der Bewegung, ohne die eine hohe Ch'i-Entwicklung nicht erreicht werden kann. Die bewußte Ausführung dieser Grundsätze verstärkt die mit ihnen in Zusammenhang stehende Ch'i-Entwicklung wesentlich.

Sinken

Das Sinken des Ch'i ist eine Gesetzmäßigkeit im feinstofflichen Wesensbereich. Bei einem guten T'ai Chi Ch'uan sind Gestaltung und Ausführung der Bewegungsabläufe so vorgegeben, daß bestmögliche Voraussetzungen für das Sinken des Ch'i geschaffen werden. Das »Sinken« als Grundsatz des T'ai Chi Ch'uan hat ein Üben zum Inhalt, das dem Sinken des Ch'i besonders förderlich ist. Dabei sind folgende Punkte von Bedeutung:

1. Entspannen und Loslassen in einer guten Haltung;[1]
2. Die Ausführung der Bewegungen mit gebeugten Knien;

Der Zusammenhang zwischen Entspannen (Loslassen) und dem Sinken des Ch'i wird im fortgeschrittenen Üben deutlich erfahren: je mehr wir loslassen können, desto intensiver wird das Sinken des Ch'i wahrgenommen.

Das Sinken des Ch'i hat verschiedene Auswirkungen. Der Übende spürt, daß seine Fußsohlen am Boden haften und er in ihm »verwurzelt« ist. Auf das Sinken des Ch'i ist eine andere Gesetzmäßigkeit bezogen, das sogenannte Steigen des Ch'i. Es bewirkt die Aufrichtung des Übenden von innen her und macht Haltung und Bewegung leicht und mühelos.[2]

Das Sinken des Ch'i ist eine wichtige Voraussetzung für das »Vollwerden« oder die Sammlung des Ch'i, das am Ende der Gewichtsverlagerung z. B. im Bereich des Fußes wie ein sich füllendes Becken erfahren wird. Die Sammlung des Ch'i wird bei der Ausführung der nachgebenden Bewegungen auch im Bereich des Unteren Tan T'iens deutlich wahrgenommen.[3]

Center equilibrium (»zentriertes Gleichgewicht«)

Zu Beginn und am Ende der Gewichtsverlagerung, vor allen Richtungsänderungen und vor dem Freisetzen der Energie soll besondere Aufmerksamkeit auf das Center equilibrium verwandt werden. Bei seiner Anwendung wird die sinkende Energie unter dem Fuß zentriert (»gebündelt«).[4]

Das Center equilibrium ergibt sich aus:

1. einem betonten Loslassen im Leistenbereich des gewichttragenden Beines;
2. der Anwendung von »Bewegungsakzenten«, die mit dem Senken der Arme einhergehen (z.B. »stehende Hand«, Loslassen in den Ellenbogen).

Werden die beschriebenen »Bewegungsakzente« mit der notwendigen Gleichmäßigkeit und Feinheit ausgeführt, spüren die Übenden deutlich die durch sie bewirkte Zentrierung der Energie.

Die Bedeutung des Center equilibrium läßt sich daran ermessen, daß es zu den 13 Grundstellungen gehört. Es erweitert die Möglichkeiten der Selbstverteidigung in hohem Maße. Es verstärkt das »Wurzeln« und stabilisiert so das Gleichgewicht. Die sich unter dem Fuß ergebende Verdichtung der Energie führt, einer Sprungfeder

---

1 Cheng Man-Ch'ing beschreibt das Sinken des Ch'i als einen Vorgang, der eng mit dem Entspannen der Sehnen zusammenhängt.
2 Siehe auch »Der Weg des T'ai Chi Ch'uan«, Seiten 45, 46
3 Cheng Man-Ch'ing weist immer wieder auf die Bedeutung der Sammlung des Ch'i im Unteren Tan T'ien hin.
4 Die zuvor beim »Sinken« beschriebene Übungsweise trägt auch zur korrekten Anwendung des Center equilibrium bei.

vergleichbar, zu der sich anschließenden Mobilisierung der Energie. Durch die Polarisierung der Bewegung fördert das Center equilibrium die Ch'i-Entwicklung.

Einhergehend mit der Ausführung des »Öffnens« (siehe im folgenden) verstärkt es die Sammlung der Energie im Unteren Tan T'ien.

Voll und leer

Die Gestaltung der Formen wird durch das Prinzip von Yin und Yang[1] bestimmt. Dies zeigt sich u. a. an der kontinuierlichen Gewichtsverlagerung, an dem sich abwechselnden Heben und Senken der Gliedmaßen oder an der Gegenläufigkeit vieler Bewegungen. Einhergehend mit der einheitlichen gerichteten Bewegung bewirkt dieser Aufbau der Formen den Fluß der Energie durch den Körper. Bei der jeweils durch den Körper verlaufenden Energiebewegung vollzieht sich ein fortwährender Wechsel von voll (Yang) zu leer (Yin). Für jeden Körperteil ergibt sich also ein ständig wechselnder Aspekt von Yin und Yang.

In den Beinen läßt sich die Bewegung der Energie leicht beschreiben, da sie mit der Gewichtsverlagerung einhergeht – das belastete Bein ist das »volle« Bein. Die Bewegung der Energie in den Armen läßt sich nur mit Kenntnis der Selbstverteidigungstechniken nachvollziehen – der aktive, den Angriff ausführende Arm ist auch der volle Arm.

Jede Stellung ist so aufgebaut, daß immer ein Arm voll und ein Arm leer ist. Gleiches gilt für die Beine. Der jeweiligen Technik entsprechend, können gegen Ende der Gewichtsverlagerung linker Arm und linkes Bein oder auch linkes Bein und rechter Arm voll sein und umgekehrt. Bei den im Bogenschritt in der Gewichtsverlagerung nach vorne ausgeführten Stellungen verläuft die Bewegung der Energie wie folgt:[2]

1. *Der direkte Energieverlauf:*
   Die Energie bleibt in der rechten bzw. linken Körperhälfte. Sie geht z. B. vom hinteren vollen Fuß durch das Bein und die jeweilige Rumpfhälfte in den Arm hinein.
   Beispiele: Rechtes Kniestreifen, Linkes Kniestreifen, Fauststoß.

2. *Der »kreuzende« Energieverlauf:*
   Die Energie wechselt von der rechten zur linken Körperhälfte und umgekehrt. Sie geht z. B. vom hinteren vollen rechten Fuß durch das Bein, durchquert den Rumpf und bewegt sich dann in den linken Arm.[3]
   Beispiele: Abwehren nach links, Abwehren nach rechts, Peitsche.

---

1 Aus dem Einen-Undifferenzierten (Tao) erwächst der taoistischen Philosophie zufolge die Zweiheit (Yin und Yang). Alle gegensätzlichen Erscheinungen, die diese Welt ausmachen, lassen sich in Yin und Yang unterteilen.

2 Wir beschränken uns hier auf diese Darstellung der Energiebewegung. Der Wechsel von voll und leer kann auch in den anderen Stellungen und in den sie verbindenden Übergängen aufgezeigt werden. Eine solche detaillierte Beschreibung würde in diesem Zusammenhang jedoch zu weit führen.

3 Cheng Man-Ch'ing beschreibt in seinem Buch »Dreizehn Kapitel zu T'ai Chi Ch'uan«, Seite 86, nur den kreuzenden Energieverlauf.

Gutes T'ai Chi Ch'uan zeichnet sich dadurch aus, daß ein sofortiger Wechsel von voll zu leer möglich ist. Nach dem Einsatz der Energie soll der volle Körperteil, über den Energie freigesetzt wurde, sofort ganz leer werden, um dem Gegenüber keine Möglichkeit für einen Gegenangriff zu bieten. Auch beim Üben der Formen ist am Ende der Gewichtsverlagerung der volle Arm bereits wieder leer und führt im folgenden ein Nachgeben aus. (Der volle Arm ist aktiv, der leere Arm bereit, sofort aktiv zu werden).

Die Bewegung der Energie durch den Körper ergibt sich beim Üben eines verfeinerten T'ai Chi Ch'uan von selbst. Bei T'ai Chi-Richtungen, die sich nur grob an den Prinzipien orientieren, vollzieht sich die Energiebewegung in der Regel nur in den Beinen. Eine Anwendung der Energie zur Selbstverteidigung ist hier auch aufgrund der eingeschränkten Ch'i-Entwicklung kaum möglich.

Öffnen und Schließen

Wenn die Bewegung des Ch'i deutlich wahrgenommen wird, soll, einhergehend mit der Gewichtsverlagerung, das »Öffnen und Schließen« geübt werden.

Das Öffnen wird in der Regel beim Zurückverlagern (Nachgeben, Ausweichen), das Schließen bei der Verlagerung nach vorne (Angreifen) angewandt. Beim Schließen wird Energie konzentriert, beim Öffnen wird diese Verdichtung aufgelöst.

Die belebte, einheitliche, gerichtete Bewegung, die sich aus der bewußten Ausführung der in den Stellungen enthaltenen Selbstverteidigungstechniken ergibt, ist Voraussetzung für die korrekte Anwendung des Schließens. Beim Schließen wird die Energie in dem Körperteil, der bei der Selbstverteidigung in Berührung mit dem Gegenüber tritt, also je nach Stellung Hand[1], Unterarm, Ellbogen, Schulter oder Fuß, verdichtet. Beim Üben der Formen vermittelt die Ausführung des Schließens die Empfindung, gegen einen Luftwiderstand zu drücken.

Für die Selbstverteidigung ist das Schließen wichtig, weil nur durch das Konzentrieren der Energie diese wirksam eingesetzt werden kann. Das auf jedes Schließen folgende Öffnen läßt den Gegner keinen Angriffspunkt finden. In der Bewegung des Nachgebens (meist beim Zurückverlagern) leitet das Öffnen die Energie zur Sammlung im Unteren Tan T'ien und im Bereich des Fußes.

Das Schließen verhält sich zum Vollwerden wie das Center equilibrium zum Sinken. Auch durch seine Anwendung wird die Energie konzentriert und die Ch'i-Entwicklung durch die so bewirkte Polarisierung der Energiebewegung gefördert.

* * *

Für ein weiterreichendes Verständnis des T'ai Chi Ch'uan läßt sich festhalten, daß Einwirkungen auf die Energie und die Entwicklung derselben bestimmten »Bewegungsakzenten« und Körperhaltungen sowie der Bewegungsweise allgemein verbunden sind.

---

1 Auch das »Schließen« wird durch Bewegungsakzente wie »stehende Hand« verstärkt.

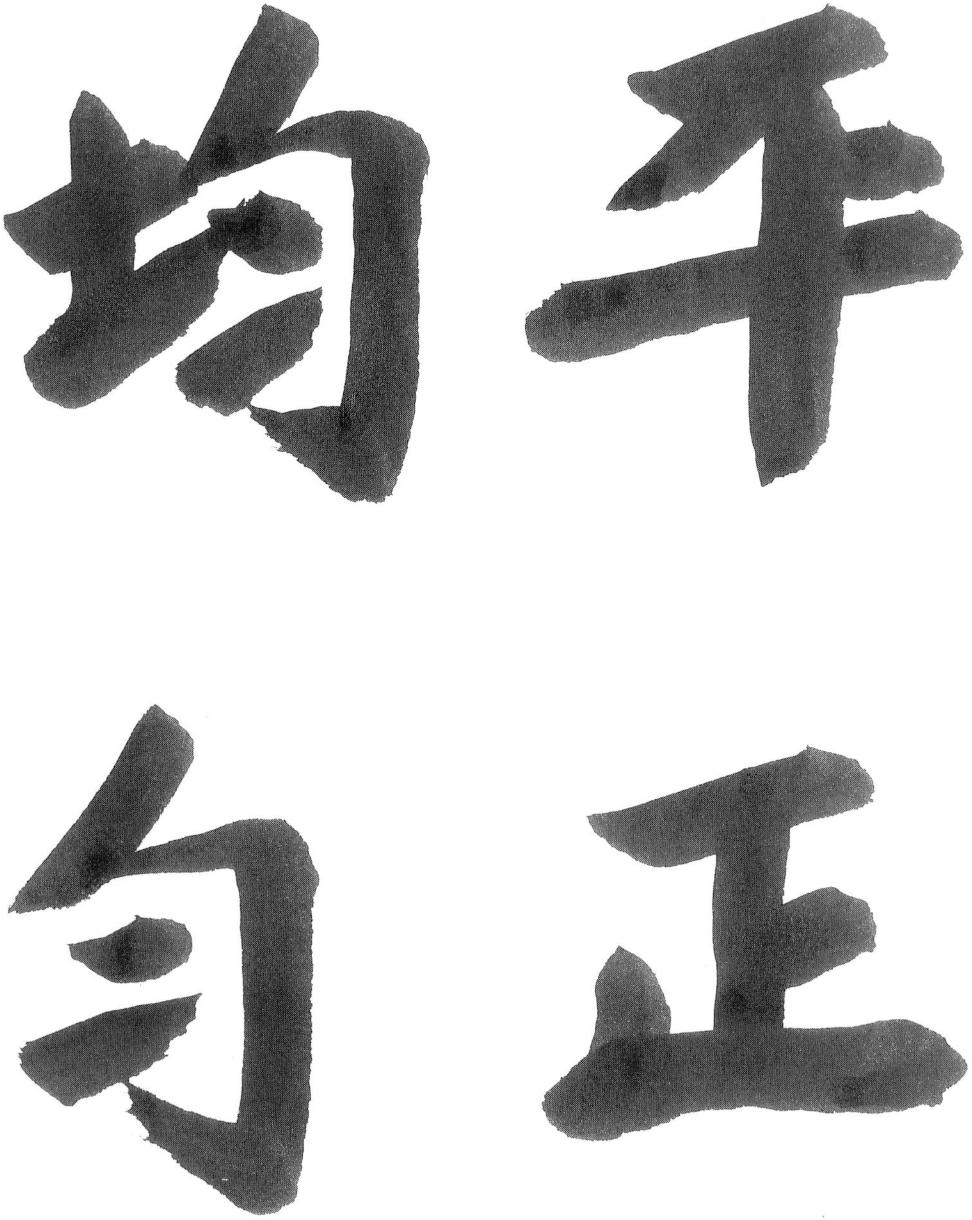

Einheitlich Ausgewogen

Gleichmäßig Aufrecht

Cheng Man Ch'ing sagt von diesen vier Grundsätzen, daß eine Vervollkommnung im T'ai Chi Ch'uan ohne ihr Befolgen nicht erlangt werden kann.

16. Meister Chi's zehn wichtige Punkte zum fortgeschrittenen Üben

1. Fasse alle Einzelbewegungen zu einer Bewegung zusammen
2. Suche die Einheit in der Bewegung von Körper und Energie
3. Bewege dich so leicht wie möglich
4. Bewege dich natürlich
5. Beachte immer das »Mühlstein-Prinzip« – stetige gleichmäßige Bewegungen der Hüften
6. Nicht die Bewegung der Arme, die Bewegung der Hüften ist wesentlich
7. Wenn die Arme unabhängig vom Rumpf bewegt werden, kann man nicht mehr von T'ai Chi Ch'uan sprechen
8. Schenke dem »Center equilibrium« besondere Beachtung
9. Entwickle die natürliche Atmung
10. Konzentriere dich beim Üben immer auf das Untere Tan T'ien

17. Zwei Aspekte der Formen: Übung und Anwendung

Zum besseren Verständnis der Formen (Kurzform und Lange Form) sollen sie unter den beiden Aspekten »Übung und Anwendung« betrachtet werden:

Übung:

Das Üben der Formen dient vor allem der Ch'i-Entwicklung. Um für diese bestmögliche Voraussetzungen zu schaffen, sind die Bewegungsabläufe so zusammengestellt, daß sie eine klare und verfeinerte Ausführung der Prinzipien ermöglichen. Dazu werden Bewegungen, die bei der Anwendung (Selbstverteidigung) gleichzeitig verlaufen, oft sogar nacheinander ausgeführt. Die Stellungen sind durch Übergänge verbunden, um durch den kontinuierlichen Fluß der Bewegung die Ch'i-Entwicklung zu fördern. Der wesentliche Kern der einzelnen Techniken bleibt jedoch immer erhalten.

Anwendung:

Bei der Selbstverteidigung werden die Stellungen aus dem Zusammenhang der Formen herausgenommen. Die in ihnen enthaltenen Techniken werden der Situation angepaßt. Die Technik »Drücken« kann beispielsweise nach oben, unten oder nach vorne ausgeführt werden. Schritte und Geschwindigkeit variieren. Die Techniken können auf unterschiedlichste Weise kombiniert werden.

18. »Ohne Arme«

Das sogenannte »Ohne Arme« ist ein wichtiger Grundsatz des T'ai Chi Ch'uan. Er besagt, daß sich die Bewegung der Arme immer aus der Bewegung des Rumpfes ergeben soll. Nun ist dies auch mit starren und verkrampften Armen, gleichbedeutend einem Festhalten in Schultern und Ellenbogen, möglich. Der Grundatz »Ohne Arme« ist aber erst dann erfüllt, wenn in Schultern und Ellenbogen »losgelassen« wird, und die Arme so leicht bewegt werden als sei man »ohne Arme«. Sein Befolgen ist von großer Bedeutung für das Sinken des Ch'i und damit für die Ch'i-Entwicklung. Yang Ch'eng-Fu spricht davon, daß ohne Hängenlassen der Schultern und Ellenbogen das Ch'i im oberen Teil des Körpers gehalten wird und nicht sinken kann. Entsprechend unvollkommen bleibt die Ch'i-Entwicklung. Die Anwendung des »Ohne Arme« ist auch für die Selbstverteidigung wichtig. Meister Chi erklärt es am Beispiel eines Balles:

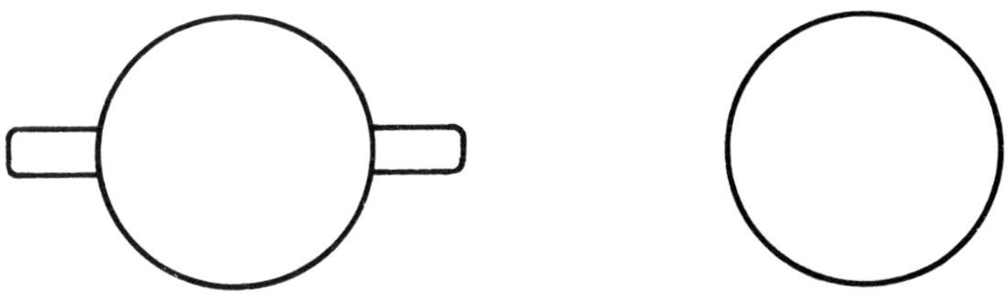

Ein Ball mit Griffen (angehobene, starre Arme) kann leichter gefaßt werden als ein Ball ohne Griffe (hängende, entspannte Arme). Entsprechend sind bei einem guten T'ai Chi Ch'uan die Bewegungsabläufe so vorgegeben, daß sie mit entspannten Schultern und Ellenbogen ausgeführt werden können.

19. »Links regiert links, rechts regiert rechts«

Dieser wenig bekannte Grundsatz besagt, daß jeder Rumpfhälfte die ihr zugehörigen Gliedmaßen in der Bewegung folgen. Durch sein aufmerksames Üben lernen wir die Bewegungen im ganzen besser zu erfassen und Grundsätze wie »Folgen« und »Ohne Arme« in verfeinerter Weise auszuführen. Sein Befolgen hilft uns, »voll« und »leer« genau zu unterscheiden und ist im besonderen bei der Ausführung des »Push Hands« unverzichtbar.

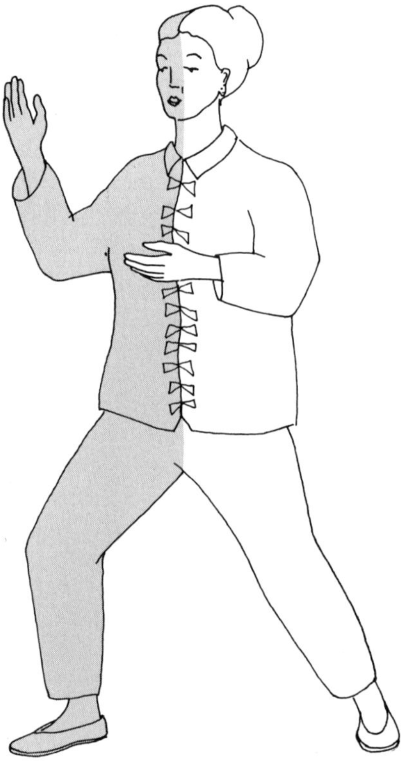

20. Der Bogenschritt

Die meisten Bewegungen werden im Bogenschritt ausgeführt; seine korrekte Ausführung ist deshalb von großer Bedeutung.

Durch die Gewichtsverlagerung im Bogenschritt und durch die in den Bogenschritt hinein- und hinausführenden Bewegungen soll umfassende Weichheit und Beweglichkeit im Becken-Bauchraum erlangt werden. Dies ist für die Vertiefung der Atmung[1] und den Einsatz des Ch'i von großer Bedeutung. Siehe Yang Cheng Fu: »Nur wenn der Bauchraum vollkommen entspannt ist, kann das Ch'i im Sinne des T'ai Chi Ch'uan freigesetzt werden.«

Auch der zentrale Grundsatz des T'ai Chi Ch'uan »Die Hüften führen den Körper in der Bewegung« läßt sich ohne die besondere Beweglichkeit im Hüftbereich nicht verwirklichen.

Um die ihm zugedachte Wirkung zu erbringen, muß der Bogenschritt eine bestimmte Größe haben. Grundsätzlich gilt für ihn, daß er länger als breit ist. Der Abstand in der Länge soll etwa 1½ Fußlängen betragen, in der Breite soll er dem Parallelstand (1 Fußlänge) entsprechen (Abb. 1).

Für Anfänger ist die entspannte Bewegung im korrekten Bogenschritt meist noch nicht möglich. In diesem Fall empfiehlt es sich, den Bogenschritt zu verkleinern; das Verhältnis zwischen Länge und Breite muß dabei gewahrt bleiben.

Beim zu schmalen (Abb. 2), zu breiten (Abb. 3) oder zu kurzen (Abb. 4) Bogenschritt kann die Hüftbewegung nach dem Mühlstein-Prinzip (siehe im folgenden) nicht korrekt ausgeführt werden. Beim zu kurzen Bogenschritt fehlt es zudem an Raum für die Bewegung von voll zu leer; so wird die Entwicklung und Pflege des Ch'i entscheidend beeinträchtigt.

Mit zunehmender Weichheit und Beweglichkeit »wächst« der Bogenschritt und kann allmählich in der angemessenen Größe eingenommen werden.

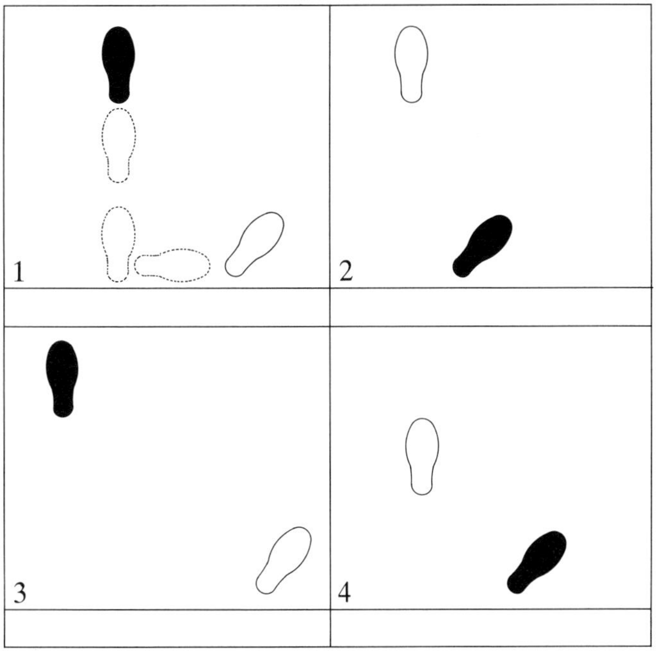

1 siehe auch der »Weg des T'ai Chi Ch'uan«, Seiten 47–55

21. Das Mühlstein-Prinzip

Die Bewegung im Hüftbereich soll gleichmäßig und fließend sein und auf einer Ebene verlaufen. Wenn sie mit einer Rumpfdrehung einhergeht, wird sie mit der eines Mühlsteins verglichen (»Mühlstein-Prinzip«). Um die Beweglichkeit im Hüftbereich voll zu entfalten und zu einer wirklich von den Hüften geführten Körperbewegung zu gelangen, beinhaltet das Mühlstein-Prinzip neben dieser Bewegungsweise das sogenannte »Öffnen in den Hüftgelenken«. Im folgenden wird die Anwendung des Mühlstein-Prinzips bei der Gewichtsverlagerung nach vorne, in den Bogenschritt hinein, beschrieben, wie sie z. B. beim Abwehren nach links, Abwehren nach rechts, beim Kniestreifen und bei der Peitsche erfolgt.[1,2]

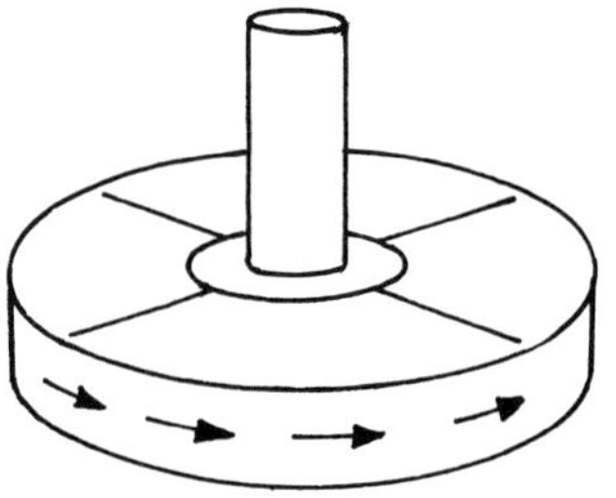

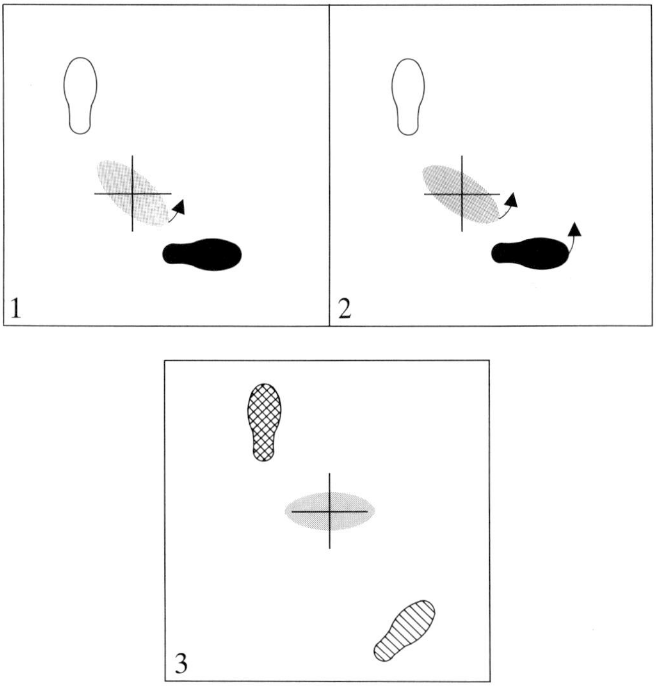

Zu Beginn der Gewichtsverlagerung werden die Hüften ein wenig nach links gedreht[3] (Abb. 1), während das hintere »volle« Bein stehenbleibt. So wird durch das Wegdrehen der Hüftpfanne – der Gelenkkopf bleibt stehen – das Gelenk »geöffnet«. Die sich anschließende Bewegung der Hüften (Abb. 2 u. 3) soll kreisbogenförmig verlaufen, sodaß das Steißbein eine kleine, horizontal verlaufende, kreisbogenförmige Linie beschreibt.

1 Die Anwendung des Mühlstein-Prinzips bei der Gewichtsverlagerung nach hinten, siehe die »Mühlstein-Übung«

2 Bei der Beschreibung der Form ist die Anwendung des Mühlstein-Prinzips angemerkt.

3 Im rechten Bogenschritt entsprechend nach rechts

Durch diesen kleinen, eher unbedeutend erscheinenden Bewegungsablauf wird der zentrale Grundsatz der kreisbogenförmigen Bewegung auch im Hüftbereich angewandt. Die effektive Anwendung wichtiger Techniken, wie z. B. des Zurückrollens, ist vom Befolgen des Mühlstein-Prinzips abhängig. Auch das bei Rumpfdrehungen von den Hüften ausgehende »Schließen« läßt sich nur korrekt ausführen, wenn ihm das »Öffnen« im Hüftgelenk vorausgeht. Die Bedeutung des Mühlstein-Prinzips für die Übung läßt sich erst dann ermessen, wenn wir zu einer entspannten, gleichmäßigen Bewegung im Hüftbereich gelangt sind, die Übungsweise sich im ganzen verfeinert hat und das Ch'i in der Bewegung wahrgenommen wird.

Das Befolgen des Mühlstein-Prinzips, bei dem das horizontale »Trennen« der Hüftpfanne vom Gelenkkopf geübt wird, ist wichtige Voraussetzung, um das Körperbewußtsein im Hüftbereich zu entwickeln. Die Bewegungen der Hüftpfanne über den Gelenkkopf beschränken sich aber nicht auf horizontal verlaufende Bewegungsabläufe. Denn das Heben und Senken der Gliedmaßen sowie der Impuls für ihre kreisbogenförmige Bewegung steht mit kleinsten Veränderungen in den Hüftgelenken in Zusammenhang, bei denen sich die Hüftpfanne über die Gelenkköpfe bewegt.[1]

Diese auf die Hüftgelenke bezogenen, äußerlich nicht wahrnehmbaren Bewegungen spielen sich in der Regel in dem Moment zwischen den Gewichtsverlagerungen ab. Sie sind der Ausführung des Center equilibrium verbunden: dabei verläßt der Übende die Ebene der kreisbogenförmig verlaufenden Steißbeinbewegung durch ein, wenn auch minimales, Loslassen im Leistenbreich (siehe Seite 63), um sich bei der anschließenden Mobilisierung der Energie wieder auf die vorherige Höhe zu begeben. Die aus den Hüftgelenken erfolgende Bewegung der Gliedmaßen erfüllt den zentralen Grundsatz des T'ai Chi Ch'uan: »Die Hüften führen den Körper in der Bewegung.«

Im fortgeschrittenen Üben werden die eben beschriebenen, aus den Hüftgelenken heraus geführten Bewegungen immer mehr von Energie erfüllt. Sie fließen zusammen mit der Bewegung das Tan T'ien, das dann wie ein großer, im Becken-Bauchraum ruhender, bewegbarer Ball wahrgenommen wird, von dem ausgehend alle Bewegungen gelenkt werden.

Das Mühlstein-Prinzip steht in Zusammenhang mit einer Reihe von Energie-Anwendungen, die die Hohe Kunst des T'ai Chi Ch'uan kennzeichnen. So ist seine Ausführung Voraussetzung für die Anwendung der sogenannten »schraubenden Energie«. Hierbei wird zum Ende der Gewichtsverlagerung die Energie einer großen, schraubenförmig verlaufenden Bewegung folgend nach unten durch das Bein in den Fuß gelenkt. (Dies gilt bei allen Gewichtsverlagerungen, bei denen das Mühlstein-Prinzip zur Anwendung kommt; am deutlichsten wird es sichtbar bei den in den Bogenschritt hineinführenden Bewegungsabläufen.) Die sich anschließende Mobilisierung der Energie folgt der Schraubbewegung aufwärts und setzt sich in der Bewegung des Rumpfes und der Arme bzw. der Beine weiter fort. Die Ausführung der schraubenden Energie intensiviert das Wurzeln. Sie erlaubt es, die Bewegungen mit zunehmend geringerem Aufwand auszuführen und die Energie in der Selbstverteidigung effektiv einzusetzen.

22. Die Mühlsteinübung

1. Rechten Bogenschritt einnehmen, die Arme heben (Unterarme wie auf einer Platte ablegen), 90 % des Gewichtes ruhen auf dem vorderen rechten Fuß;
2. den Rumpf ein wenig nach links drehen; das rechte Bein dabei unverändert lassen (Gewicht nicht verlagern!); durch das Drehen der Hüften nach links wird das rechte Hüftgelenk »geöffnet« (Mühlstein-Prinzip);[1]
3. das Gewicht bis 70 % auf den linken Fuß verlagern; den Rumpf nach links drehen, dabei beschreibt das Steißbein eine kleine, horizontal verlaufende, kreisbogenförmige Linie;
4. das Gewicht bis 90 % auf den linken Fuß verlagern, dabei den Rumpf nach rechts drehen und das linke Hüftgelenk »öffnen«;
5. das Gewicht wieder nach vorne verlagern, den Rumpf dabei nach links drehen und weiter wie bei 2.

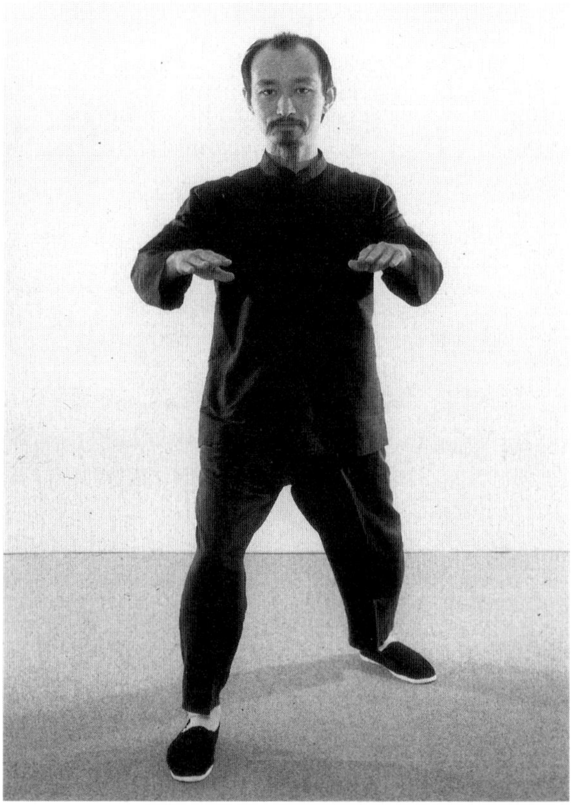

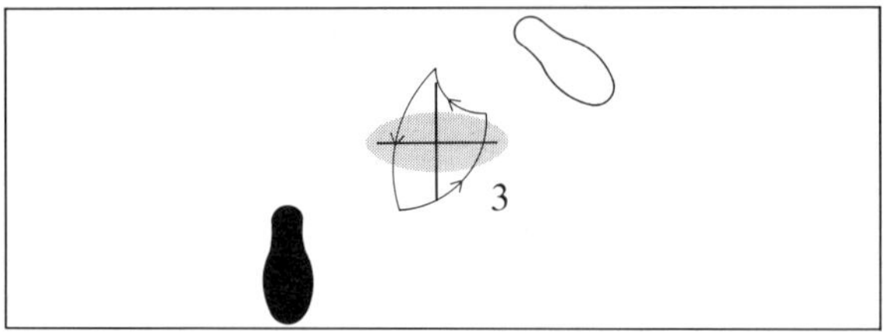

Im fortgeschrittenen Üben vermittelt das Befolgen des Mühlstein-Prinzips den Übenden die Empfindung – in ihrer Mitte ruhend – den Bewegungen der beiden Körperhälften zuzuschauen. Siehe Cheng Man Ch'ing: »Der Mühlstein bewegt sich, aber seine Achse nicht.«[2]

Es empfiehlt sich, die Mühlstein-Übung über einen längeren Zeitraum (zehn Minuten täglich) sowohl im rechten als auch im linken Bogenschritt zu üben.

1 wie bei der Ausführung des Zurückrollens, siehe 5., Foto 2
2 Cheng Man-Ch'ing: »Dreizehn Kapitel zu T'ai Chi Ch'uan«, Seite 102
3 Die Linien zeigen die Bewegungen des Steißbeins aus der Sicht des Übenden. Das Bild des Mühlsteins bezieht sich also jeweils auf die einzelnen Bewegungsabschnitte, es beschreibt nicht etwa eine im ganzen kreisförmige Hüft- bzw. Steißbeinbewegung!

23. Das Push Hands (Tui shou)

In dieser Partnerübung sind die unter dem Namen »Fasse den Vogel beim Schwanz« zusammengefaßten Stellungen Abwehren, Zurückrollen, Drücken und Stoßen aus dem Zusammenhang der Form herausgenommen und so verbunden, daß sie mit einem Partner gezielt geübt werden können. Abwehren, Zurückrollen, Drücken und Stoßen gehören zu den dreizehn Grundstellungen. Ihre Bedeutung läßt sich daran erkennen, daß sie in der Kurzform und in der Langen Form besonders oft wiederholt werden. Die ihnen verbundenen Techniken sind grundlegend für die Selbstverteidigung beim T'ai Chi Ch'uan. Für das Push Hands gelten, außer bei der Geschwindigkeit, die gleichen Grundsätze wie bei den Formen. Das Push Hands wird im allgemeinen etwas schneller ausgeführt, die Anwendung der Techniken kann sogar sehr schnell erfolgen.

Der äußere Bewegungsablauf dieser Partnerübung läßt sich verhältnismäßig leicht erlernen. Um zu einer Ausführung im Sinne des T'ai Chi Ch'uan zu gelangen, ist jedoch ein langes Üben erforderlich. Mit dem Push Hands sollte erst dann begonnen werden, wenn die Übenden weiter fortgeschritten sind. Die Erfahrung zeigt, daß sich bei einem zu früh begonnenen Üben des Push Hands die eingebrachten Bewegungsgewohnheiten leicht verfestigen und einer Verfeinerung des Übens entgegenstehen. Das gilt besonders dann, wenn kein fähiger Lehrer das Üben begleitet. Auch wenn die Übenden sehr bald gewisse Fertigkeiten erlangen, einander aus dem Stand zu bringen, sind sie doch weit von der Ausführung eines guten T'ai Chi Ch'uan entfernt. Oft meinen sie bereits nach einigen Jahren über ein umfassendes Können im Push Hands zu verfügen und stellen das Üben ganz ein.

Im Push Hands sollte man sich auf jeden Partner (Anfänger wie Fortgeschrittene) einstellen können. Eine Vertiefung des Erlernten läßt sich jedoch am besten durch regelmäßiges Üben mit ein und demselben Partner erreichen.

Die im T'ai Chi Ch'uan gebräuchliche Bezeichnung »Spieler« für die Partner bringt zum Ausdruck, in welchem Geist das gemeinsame Erarbeiten der Prinzipien erfolgen soll.[1]

Den Prinzipien »Ohne Arme«, »Keine Kraft«, »Leichtigkeit«, »Loslassen« und der klaren Unterscheidung von »voll« und »leer«[2] muß für lange Zeit besondere Beachtung geschenkt werden. Gerade im Push Hands ist die Versuchung groß, diese wichtigen Grundsätze zu mißachten.

In dieser Übung soll die *verfeinerte* Anwendung der vier Techniken Abwehren, Zurückrollen, Drücken und Stoßen erlernt werden. Die weitverbreitete Praxis, sich beim Push Hands gegenseitig, ohne Beachtung dieser Techniken, durch kraftvolles Ziehen und Stoßen aus dem Stand zu bringen, ist nicht im Sinne der Übung.

---

1 Am Ende des Übens macht man sich gerne das Kompliment: »Danke, du spielst sehr gut.«
2 Es darf beispielsweise immer nur eine Körperhälfte »voll« sein.

Auch empfiehlt es sich, zuerst auf die eigenen Fehler zu schauen und dann auf die des Partners. Wir sprechen im T'ai Chi Ch'uan davon, daß der Partner unser »Spiegel« ist. So empfinden wir seine »Härte« beispielsweise nur deshalb als störend, weil wir selbst nicht genügend »weich« sind.

Die Anwendung der verschiedenen Chin im Push Hands

Sind die Partner weit fortgeschritten, kommen beim Üben des Push Hands die verschiedenen Chin (siehe Seite 53) zunehmend zur Anwendung. Die einzelnen Chin sind Ausdruck des entwickelten, in der Bewegung wahrgenommenen Ch'i, das nunmehr auch als »verdichtete« oder »zähe« Energie bezeichnet wird.[1] Das Nien Chin (haftende Energie) beispielsweise führt zu einer intensiveren Wahrnehmung der Absichten des anderen. Es ermöglicht ein Nachgeben ohne den Kontakt mit dem Partner zu verlieren. Das T'ing Chin (hörende oder verstehende Energie) läßt uns den Schwerpunkt des Partners[2] finden und ihn aus dem Gleichgewicht bringen.

Das Entwurzeln

Die bekannteste Anwendung der »zähen« Energie, die im Push Hands bei den Techniken Abwehren, Drücken und Stoßen gebraucht wird, ist das Entwurzeln. Hier kommt das T'i Chin (entwurzelnde Energie) zum Einsatz. Dabei soll der Partner ohne Kraftanstrengung mit beiden Füßen vom Boden abgehoben und einige Meter durch die Luft geschleudert werden, ohne daß er dabei verletzt wird. Um zu erkennen, ob es sich um ein echtes Entwurzeln handelt, empfiehlt Tung Ying Chieh darauf zu achten, ob der Ausführende beim Einsatz der Energie »perfectly at ease« (völlig gelassen) bleibt; d.h. die Bewegung der Energie darf in der Körperbewegung nur andeutungsweise zum Ausdruck kommen.[3]

Grundsätzlich wird beim Entwurzeln vor dem Einsatz der Energie das Gewicht zurückverlagert. Ein leichtes Beugen des Knies, einhergehend mit Loslassen und Sinken, bewirkt, daß sich die Energie im Bereich des Unteren Tan T'iens und des hinteren Fußes sammelt. Durch eine kleine, vom Fuß ausgehende, einheitliche Bewegung des Körpers wird die Energie dann mobilisiert und so auf den Partner gerichtet, daß er »entwurzelt« wird. Der Wirbelsäule in ihrer aufrechten geraden Haltung und speziell dem unteren Rücken (Lendenwirbelsäule, Kreuzbein) kommen beim Freisetzen der Energie besondere Bedeutung zu.

1 Dr. Chi beschreibt einige Auswirkungen, die eine hohe Entwicklung der »zähen« Energie mit sich bringt: »Der Übende hat nicht mehr nur zwei, sondern viele Arme ... Seine Hand haftet am Partner als ob sie festgeklebt wäre ... Sein Körper scheint von einer gasförmigen Substanz erfüllt, die ihm die Spannkraft verleiht, eine angreifende Kraft durch unmittelbare natürliche Reaktionen abzuwehren.«

2 »Den Schwerpunkt finden« ist ein feststehender Ausdruck im T'ai Chi Ch'uan. Er beinhaltet, daß der Partner aus dem Gleichgewicht gebracht werden kann, weil man ein Gespür für die Lage seines Schwerpunktes entwickelt hat und damit sowohl den Ansatzpunkt der Angriffskraft als auch den Winkel zwischen Körper und Kraftrichtung optimal wählen kann.

3 Ein schönes Beispiel für ein vollkommenes Entwurzeln zeigt Cheng Man Ch'ing in dem Buch, Cheng Man Ch'ing und Robert W. Smith »T'ai Chi – The Supreme Ultimate«, Seiten 88, 89.

Der beschriebene Bewegungsablauf erfolgt im allgemeinen sehr schnell. Im Lied des Push Hands heißt es: »Öffnen und Schließen erfolgen in einem Augenblick.«

Wenn vorher eine große Kraft gegen uns gerichtet wurde, kann sie nicht nur abgelenkt, sondern auch genutzt werden (geliehene Energie), in dem sie beim Zurückverlagern durch Loslassen und Sinken in den hinteren Fuß gelenkt wird. Sie unterstützt dort den Sammlungsprozeß des Ch'i und wird anschließend einem Kreisbogen folgend wieder nach vorne auf den Partner gerichtet. Das Üben des Push Hands führt in diesem Zusammenhang zu einer interessanten Erfahrung. Die in und zwischen den Übenden bewegte Energie läßt sich nicht in »meine« und »deine« Energie unterteilen, sondern wird als *eine* Energie wahrgenommen, an der beide teilhaben.

Für den Einsatz der zähen Energie beim Entwurzeln sind nach Dr. Chi folgende wichtige Punkte zu beachten:

1. Die Entfernung:

Die Entfernung zum Partner muß genau richtig sein. Ist sie zu groß, wird die ausgeschickte Energie zerstreut. Ist sie zu klein, kann man die Energie nicht richtig freisetzen.

2. Der Winkel

Die Energie muß im richtigen Winkel auf den Partner gerichtet werden. Wenn dieser sich zur Seite neigt oder sich bereits in einer Position befindet, in der er nicht mehr ausweichen kann, läßt sich sein Schwerpunkt besonders leicht ausmachen.

3. Die Zeit

Der Einsatz der Energie muß zum richtigen Zeitpunkt erfolgen: wenn der Angriff des Partners gerade zum Ende gekommen ist und ein neuer noch nicht eingesetzt hat oder wenn er sich gerade zurückzieht.

4. Die Gelegenheit

Wenn Zeitpunkt, Entfernung und Winkel stimmen, sind die notwendigen Voraussetzungen für ein Freisetzen der Energie gegeben.

5. Die Ruhe

Beim Einsatz der Energie soll der Übende völlig gelassen bleiben.

6. Sammeln der Energie vor dem Einsatz

»Speichere die Energie, bevor du sie freigesetzt«, sagen die Klassischen Schriften. Das Sammeln der Energie gleicht dem Spannen einer Bogensehne, das Freisetzen dem Abschießen eines Pfeiles. Wenn man diesem Beispiel folgend vorgeht, kann man die Energie leicht aussenden.

7. Einheitlichkeit

Im letzten Moment, bevor die Energie ausgeschickt wird, müssen Beine und Hüften in die richtige Position gebracht werden, damit eine einheitliche, von den Füßen ausgehende Bewegung des ganzen Körpers möglich wird. (siehe die Klassischen Schriften: »Die Energie wurzelt in den Füßen, fließt durch die Beine, wird von den Hüften gelenkt und wirkt durch die Finger«).

8. Unterscheidung von »voll« und »leer«

Beim Einsatz der Energie darf nur ein Arm »voll« sein.

9. Die Bedeutung des Armes

Wenn sich der Arm allein bewegt, kann die Energie nicht im Sinn des T'ai Chi Ch'uan ausgeschickt werden. Nur aus der Einheit von Körper, Geist und Ch'i in der Bewegung kann unser Partner nach den Regeln des T'ai Chi Ch'uan entwurzelt werden.

10. Die Richtung

Die Energie soll mit ganzer Konzentration in eine Richtung ausgesandt werden.

11. Aufmerksames Beobachten des Partners

Während des gesamten beschriebenen Ablaufes müssen etwaige Bewegungen des Partners beobachtet und einkalkuliert werden.

Das Push Hands

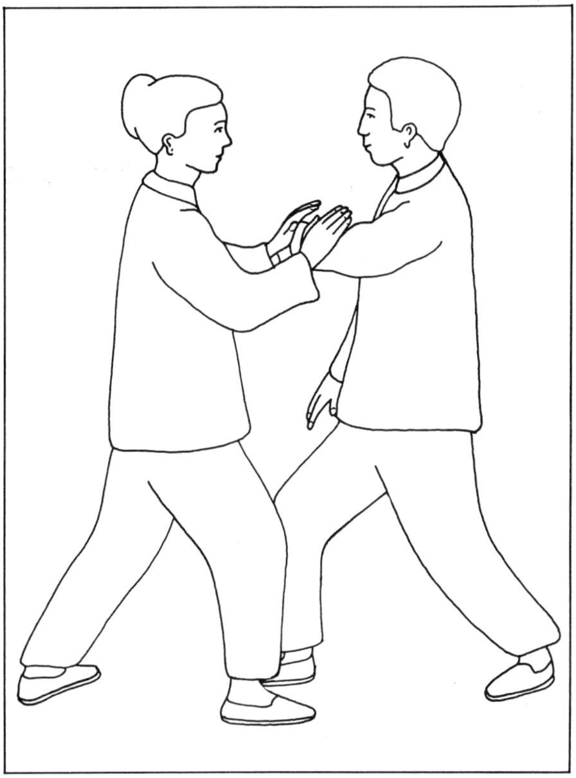

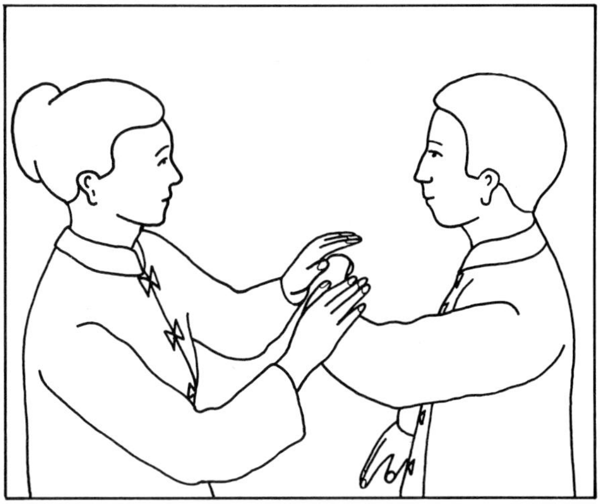

1

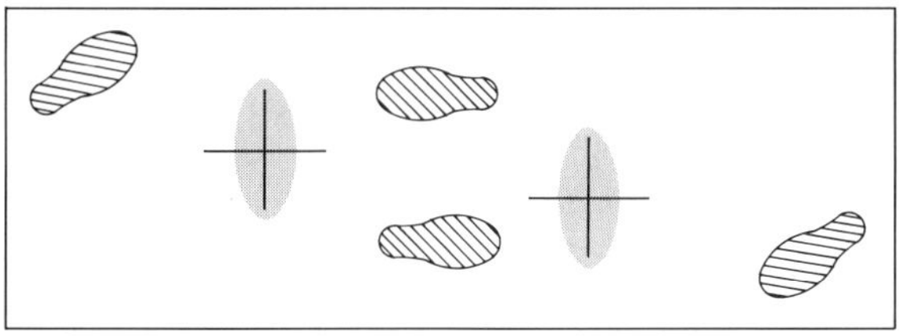

Das Push Hands

Fotos 1) und 1a)

Ausgangsposition: Beide Partner (A und B) stehen einander im rechten Bogenschritt gegenüber. B hebt seinen linken Arm (Abwehren), Handfläche dem Körper zugewandt. A hebt beide Arme (Stoßen), beide Handflächen berühren leicht den linken Unterarm von B; die linke Hand liegt auf dem linken Handgelenk von B.

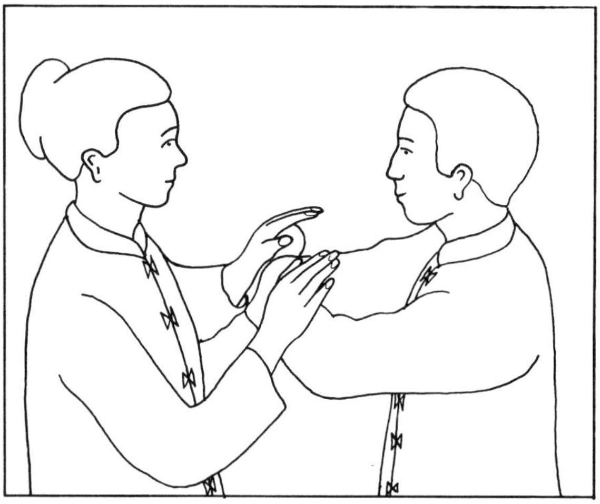

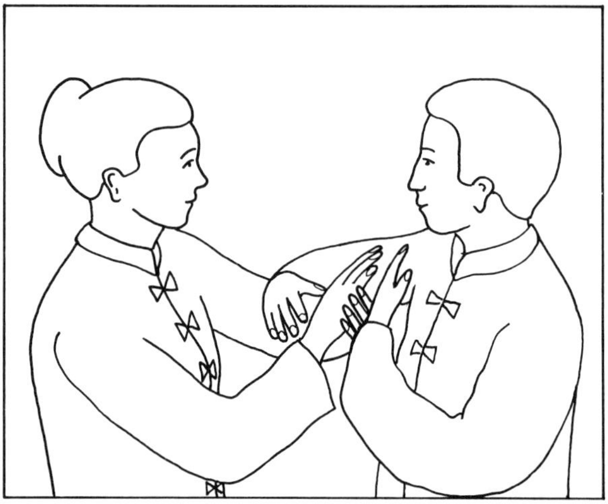

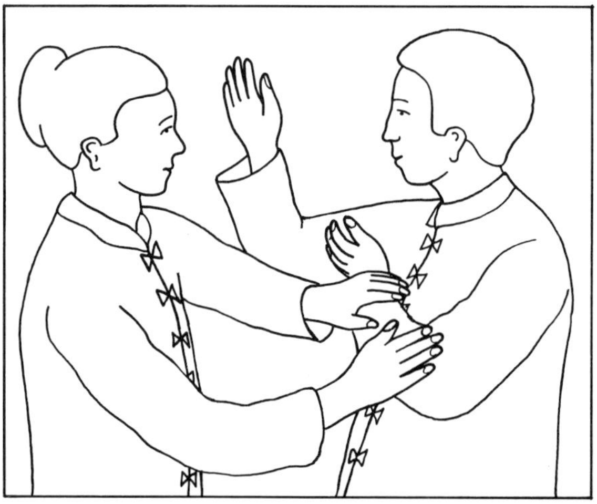

Fotos 2) und 3)
A verlagert sein Gewicht bis 70% auf den rechten Fuß und führt das »Stoßen« aus. B neutralisiert A durch Nachgeben und führt das »Zurückrollen« aus: Er dreht seinen Rumpf (Mühlstein-Prinzip) nach links und verlagert 70% seines Gewichts auf den hinteren Fuß. Am Anfang der Bewegung hat er bereits seinen rechten Arm angehoben (Foto 2) und berührt etwas unterhalb seines Ellenbogens den linken Arm von A (auch etwas unterhalb des Ellenbogens).[1] Einhergehend mit Rumpfdrehung und Gewichtsverlagerung winkelt er den Arm dann zum »Zurückrollen« an.
A folgt nach der Ausführung des »Stoßens« B, indem er seinen Rumpf ein wenig nach rechts dreht.

Foto 4)
A dreht seinen Rumpf nach links bis die Vorderseite nach vorne zeigt, verlagert sein Gewicht bis 90% auf den vorderen Fuß und führt gerade nach vorne auf B's Brustbein gerichtet, das »Drücken« aus: Dazu dreht er zuerst die linke Hand gegen den Uhrzeigersinn, bis der Handrücken das linke Handgelenk von B berührt und legt dann seine rechte Hand leicht auf die Handwurzel seiner linken Hand.
B gibt nach und neutralisiert A, indem er seinen Rumpf nach rechts dreht und dabei das Gewicht bis 90% auf seinen hinteren Fuß verlagert. Gleichzeitig senkt er seinen rechten Arm (Unterarm und Hand als Einheit) vor dem Körper und legt seine Hand (Handfläche) leicht auf das rechte Handgelenk von A.[2]
Nach der Ausführung des »Drückens« folgt A B, indem er seinen Rumpf ein wenig nach links dreht.

1 So kann er A's Ellenbogen »kontrollieren«.
2 So kann er A's Handgelenk »kontrollieren«.

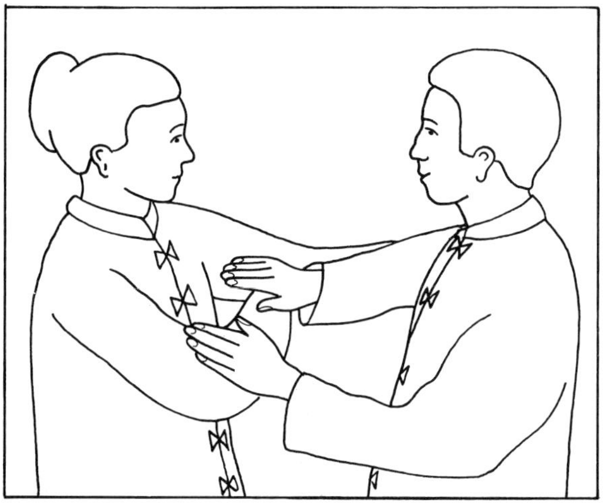

Foto 5)

B bereitet das »Stoßen« vor:[1] Er dreht den Rumpf ein wenig mehr nach rechts und beugt das Knie (Loslassen im Leistenbereich, Center equilibrium). Dabei bringt er seinen rechten Arm unter den linken von A, führt die Hand dann, auf einem, dem Uhrzeigersinn folgenden, Kreisbogen, zu A's Unterarm und legt sie leicht auf dessen rechtes Handgelenk (Stoßen). Gleichzeitig senkt er auch den linken Arm (Loslassen im Ellenbogen) und legt die linke Hand (Handfläche) auf A's Unterarm (Stoßen).

Auf die Vorbereitung des »Stoßens« hat A bereits mit der Vorbereitung des »Zurückrollens« reagiert. Einhergehend mit einem Loslassen im Leistenbereich des vorderen Beines hebt er seinen linken Arm, einem Kreisbogen im Uhrzeigersinn folgend, an B's rechter Körperseite und berührt dessen Arm unterhalb des Ellenbogens (Zurückrollen).[2] Gleichzeitig senkt er den rechten Arm vor dem Körper und dreht ihn (Hand und Unterarm als Einheit) im Uhrzeigersinn (Zurückrollen).[3]

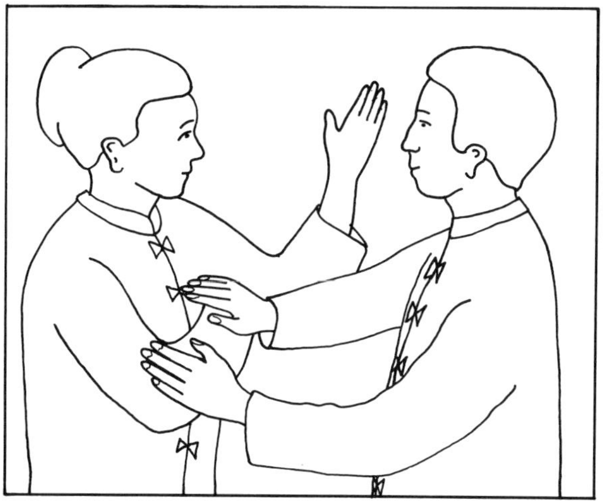

Foto 6)

B führt das »Stoßen« aus. Dabei dreht er zuerst seinen Rumpf nach links, bis die Vorderseite nach vorne zeigt. A neutralisiert B durch Nachgeben und führt das »Zurückrollen« aus: Er dreht seinen Rumpf (Mühlstein-Prinzip) nach rechts und verlagert 70% des Gewichts auf seinen hinteren Fuß. Einhergehend mit Rumpfdrehung und Gewichtsverlagerung winkelt er den Arm dann an (Zurückrollen).

Nach der Ausführung des »Stoßens« folgt B A, indem er seinen Rumpf ein wenig nach links dreht.

1 Das Nachgeben und die Vorbereitung des Stoßens gehen nahtlos ineinander über: »Nachgeben ist Angreifen«.

2 So kann er B's Ellenbogen »kontrollieren«.

3 So kann B die Hände richtig auf den Unterarm von A legen.

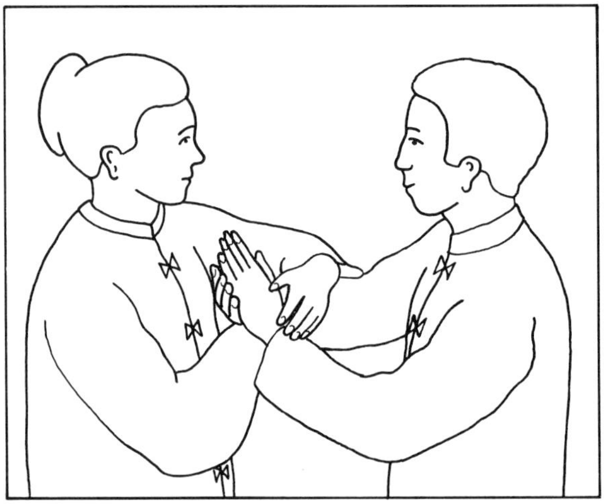

Foto 7)
B dreht den Rumpf nach rechts, bis die Vorderseite nach vorne zeigt und führt dann gerade auf A's Brustbein gerichtet das »Drücken« aus: Dazu dreht er zuerst seine rechte Hand im Uhrzeigersinn, bis der Handrükken das rechte Handgelenk von A berührt und legt dann seine linke Hand leicht auf die Handwurzel seiner rechten Hand. A gibt nach und neutralisiert B, indem er seinen Rumpf nach links dreht und dabei das Gewicht bis 90% auf seinen hinteren Fuß verlagert. Gleichzeitig senkt er seinen linken Arm (Unterarm und Hand als Einheit) vor dem Körper und legt seine Hand (Handfläche) leicht auf das Handgelenk von B.

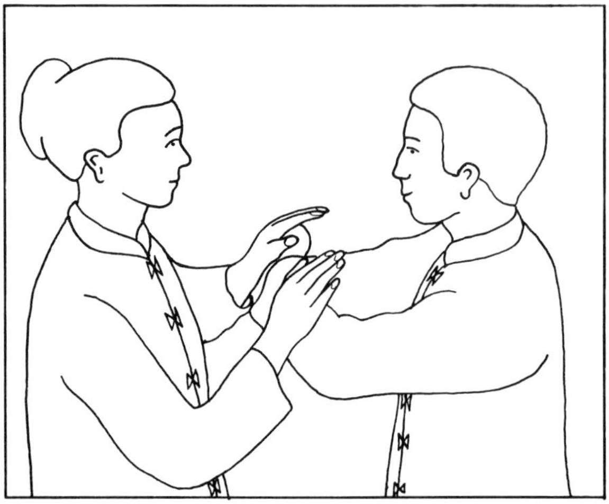

Foto 8)
A bereitet das »Stoßen« vor: Er dreht seinen Rumpf ein wenig mehr nach links und beugt das Knie (Loslassen im Leistenbereich, Center equilibrium). Dabei bringt er seinen linken Arm unter den rechten von B, führt die Hand dann auf einem, dem Uhrzeigersinn folgenden Kreisbogen, zu B's Unterarm und legt sie leicht auf dessen linkes Handgelenk (Stoßen).
Gleichzeitig senkt er auch den rechten Arm (Loslassen im Ellenbogen) und legt die rechte Hand (Handfläche) auf B's Unterarm (Stoßen).
Auf die Vorbereitung des »Stoßens« hat B bereits mit der Vorbereitung des »Zurückrollens« reagiert. Einhergehend mit einem Loslassen im Leistenbereich des vorderen Beines hebt er seinen rechten Arm, auf einem gegen den Uhrzeigersinn gerichteten Kreisbogen, an A's linker Körperseite und berührt dessen linken Arm unterhalb des Ellenbogens (Zurückrollen). Gleichzeitig senkt er den linken Arm vor dem Körper und dreht ihn (Hand und Unterarm als Einheit) gegen den Uhrzeigersinn (Zurückrollen).[1]
A führt im folgenden das »Stoßen« aus. Weiter wie oben.

1 So kann A die Hände richtig auf den Unterarm von B legen.

24. Die Kurzform

Die Kurzform des Yang-Stils wurde von Professor Cheng Man Ch'ing auf der Grundlage der Langen Form seines Lehrers Yang Ch'eng Fu entwickelt. Sie besteht aus 37 Stellungen (mit Wiederholungen 64).[1]

In der Kurzform sind alle wesentlichen Elemente des T'ai Chi Ch'uan (z. B. die 13 Grundstellungen) enthalten und damit alle Voraussetzungen gegeben, hohe Stufen im T'ai Chi Ch'uan zu erreichen. Vergleichen wir die Kurzform mit der Langen Form, so lassen sich einige wesentliche Unterschiede feststellen. Die Bewegungen sind in der Kurzform weniger ausholend. Sie sind ganz an dem Prinzip der Einheit des Körpers in der Bewegung ausgerichtet. Die entspannte, einheitliche, gerichtete Bewegung ist so leichter zu verwirklichen.

Während Yang Ch'eng Fu oft auf dem belasteten Fuß dreht, verlagert Cheng Man Ch'ing vor Richtungsänderungen das Gewicht immer erst nach hinten; so kommt das nachgebende Element der Form voll zur Geltung. Die Selbstverteidigungstechniken sind in der Kurzform auf ihren wesentlichen Kern reduziert. Ihre Anwendung in der Selbstverteidigung erschwert es dem Gegenüber, unsere Absichten zu erkennen. Sie sind zudem so aufeinander abgestimmt, daß beispielsweise schon durch eine kleine Veränderung der Armhaltung von einer Technik in eine Vielzahl anderer übergewechselt werden kann. So ist eine optimale Anpassung an sich verändernde Situationen gewährleistet. Als Besonderheit der Kurzform gilt auch die Handhaltung. Durch die »T'ai Chi-Hand« oder »Beautiful Ladie's-Hand« kann der Grundsatz »Ohne Arme« besser verwirklicht und so die wichtige »Hand-Energie« integriert werden. Die T'ai Chi-Hand ist auch für die Selbstverteidigung von Nutzen: die leichte Berührung mit den Fingerspitzen reicht aus, alle Information über den anderen, z. B. über den Grad seiner Ch'i-Entwicklung zu bekommen, ohne ihm dabei etwas über uns selbst mitzuteilen.

Die Kurzform ist hier so dargestellt, wie sie uns von unserem Lehrer Dr. Chi Chiang Tao, der zu den herausragenden Schülern Cheng Man-Ch'ings gehört, übermittelt wurde. Zudem orientieren wir uns an zwei Lehrfilmen, in denen Cheng Man-Ch'ing seine Form vorführt. Da auch er seine Form weiter veränderte, gibt es einige Stellungen, von denen unterschiedliche Fassungen bekannt sind. Dies erklärt sich u. a. aus den Variationsmöglichkeiten der Techniken. Die Bewegungsabläufe sind hier so vorgegeben, daß eine bestmögliche Ch'i-Entwicklung gewährleistet ist. Bewegungen, die bei der Anwendung (Selbstverteidigung) gleichzeitig ausgeführt werden, sind bei der Beschreibung der Form mit einer Anmerkung versehen. Die Kurzform besteht aus 37 Stellungen, die zum Teil mehrmals wiederholt werden. Die Übergänge zwischen den einzelnen Stellungen werden mit zu den Stellungen gezählt, in die sie hineinführen. Die Kurzform wird in drei Teile unterteilt.

Für ihre Ausführung werden etwa 6–8 Minuten benötigt.

---

1 Die Lange Form hat 53 Stellungen (mit Wiederholungen 140)

25. Anmerkungen zum Üben

1. Knie

Ein starkes Beugen der Knie ist für Anfänger nicht zu empfehlen. Es führt zu einer übermäßigen Belastung der Kniegelenke und begünstigt Fehlhaltungen, die sich schädigend auswirken können. Erst mit zunehmender Übung sollten die Bewegungen allmählich tiefer ausgeführt werden.

2. Bogenschritt

Am Ende der Gewichtsverlagerung im Bogenschritt ist auf das Loslassen im Leistenbereich zu achten. Um zu einer gleichmäßigen Belastung des »vollen« Fußes zu gelangen, hilft die Vorstellung, am Ende der Gewichtsverlagerung in die Fußmitte »einzusinken«.

3. Augen

Die Augen sehen geradeaus.[1] Der Blick soll nicht fixiert werden.

4. Augen und Hände

Wenn es gelingt, die Augen und Hände während der ganzen Form zu entspannen, hat der Übende beachtliche Fortschritte erzielt; er hat die »Augen- und Handenergie« integriert.

5. Inneres Lächeln

Die Vorstellung vom »inner smile« hilft, das Gesicht zu entspannen.

6. Sinken

Besondere Aufmerksamkeit soll auf die leichte, entspannte und gleichmäßige Ausführung aller dem Sinken des Ch'i besonders förderlichen Bewegungen wie Beugen der Knie und Senken der Arme (stehende Hand) verwandt werden.

7. Heben und Senken der Arme und Beine

Das Prinzip der Einheit des Körpers in der Bewegung erfordert, daß das Heben eines Armes mit dem leichten Strecken des Knies bzw. das Senken eines Armes mit dem leichten Beugen eines Knies einhergeht (Beispiel: »Storch breitet die Flügel aus«). Gleiches gilt für das Heben und Senken der Beine bei den Fußstößen.

---

1 Bei den Partnerübungen ist die Aufmerksamkeit auf den Partner gerichtet

8. »Wenn man oben ist, darf man unten, wenn man vorne ist, hinten nicht vergessen.«

Dieser Grundsatz ist eng mit dem Prinzip der Einheit des Körpers in der Bewegung verknüpft. Sein Befolgen schult unsere Aufmerksamkeit. Bei der Gewichtsverlagerung im Bogenschritt beispielsweise, sollte unsere Aufmerksamkeit sowohl das »Vollwerden« des einen Fußes, als auch das »Leerwerden« des anderen und die Bewegung als Ganzes umfassen.

9. Koordinierte Bewegung

Dieses Prinzip erfordert, daß alle in eine Stellung hineinführenden Einzelbewegungen gleichzeitig beginnen und enden. So ergeben sich für die Bewegungen des Rumpfes und der einzelnen Gliedmaßen oft sehr unterschiedliche Geschwindigkeiten, die aber jeweils gleichbleibend sein sollen. (Bei der Stellung »Storch breitet die Flügel aus« muß beispielsweise eine sehr kleine Bewegung im Hüftbereich mit einer weitausholenden Bewegung des rechten Armes koordiniert werden).

10. Belebte Bewegung

Besondere Aufmerksamkeit soll auf die Ausführung des Loslassens am Ende der Gewichtsverlagerung (Center equilibrium) verwandt werden. Nur so wird die Bewegung leicht, natürlich und belebt.

11. Bewußte Ch'i-Entwicklung

Durch die Vorstellung des Ziehens eines Seidenfadens aus einem Kokon kann die Ch'i-Entwicklung durch Bewegung wesentlich verstärkt werden.

12. Wahrnehmung des Ch'i

Übende reagieren auf erste Wahrnehmungen des Ch'i oft mit Befremden; allmählich werden diese jedoch zu vertrauten und willkommenen Begleitern des Übens, sind sie doch Anzeichen dafür, daß wir uns in unserer Entwicklung auf dem richtigen Weg befinden.

13. Atmung

Eine bewußte Koordination der Atmung mit der Bewegung ist nicht erforderlich. Die Atmung stellt sich von selbst auf die Bewegung ein – Einatmen beim Heben der Arme und Zurückverlagern, Ausatmen beim Senken der Arme und der Verlagerung nach vorne.

Wenn die Bewegungsabläufe sicher beherrscht werden und sich die Atmung auf natürliche Weise vertieft hat, kann zur »korrekten Atmung« übergegangen werden. Durch die Kontraktion der Muskeln im Becken-Bauchraum beim Einatmen wird die Ch'i-Atmung intensiviert.[1] Das Strömen des Ch'i zum Unteren Tan T'ien wird dabei von allen Seiten empfunden.

---

1 siehe »Der Weg des T'ai Chi Ch'uan«, Seite 54, 55

Die »korrekte Atmung« wird nicht von allen Lehrern gleich wichtig erachtet. Viele sind der Ansicht, daß die natürliche Atmung (Bauchatmung) bereits alle Voraussetzugnen für eine optimale Ch'i-Entwicklung in sich birgt. Sie raten dazu, auch im fortgeschrittenen Üben die Atmung sich selbst zu überlassen.

Cheng man Ch'ing empfiehlt zudem eine der anfangs beschriebenen, genau entgegengesetzte Koordination der Atmung mit der Bewegung – Ausatmen beim Heben der Arme und Zurückverlagern, Einatmen beim Senken der Arme und der Verlagerung nach vorne. Diese Koordination der Atmung mit der Bewegung empfiehlt sich speziell beim Einsatz der Selbstverteidigungstechniken. Wird bei der Verlagerung nach vorne eingeatmet, kann bei einem eventuell erforderlichen Freisetzen der Energie entsprechend ausgeatmet werden.

> Grundsätzlich wird Anfängern davon abgeraten, die Atmung bewußt mit der Bewegung zu koordinieren oder die »korrekte Atmung« anzuwenden.

14. Die T'ai Chi-Hand

Der Begriff »T'ai Chi-Hand« umfaßt sowohl die Haltung der Finger als auch die Stellung der Hand zum Unterarm.

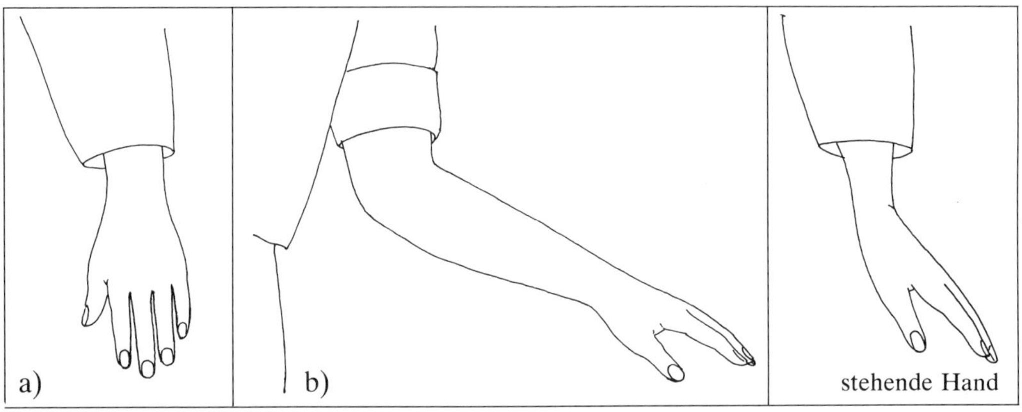

a) Die Finger sind leicht geöffnet.
b) Unterarm und Handrücken bilden eine gerade Linie. In der Bewegung bleibt diese Einheit erhalten: Unterarm und Hand werden aus dem Ellenbogengelenk gehoben, gesenkt bzw. gedreht. Die T'ai Chi-Hand wird bei allen Bewegungen der Arme angewandt, außer bei der »stehenden Hand«, der »Faust« und dem »Vogelkopf« (Hakenhand).

15. Die »stehende Hand«

Im alten Yang-Stil und Chen-Stil bilden Unterarm und Handrücken bei der »stehenden Hand« einen Winkel von fast 90 Grad. Bei Cheng Man-Ch'ing ist die »stehende Hand« nur noch leicht angewinkelt. Durch die »stehende Hand« werden Sinken und Center equilibrium verstärkt und so das Gleichgewicht stabilisiert.

16. Prinzip der Einheit des Körpers in der Bewegung

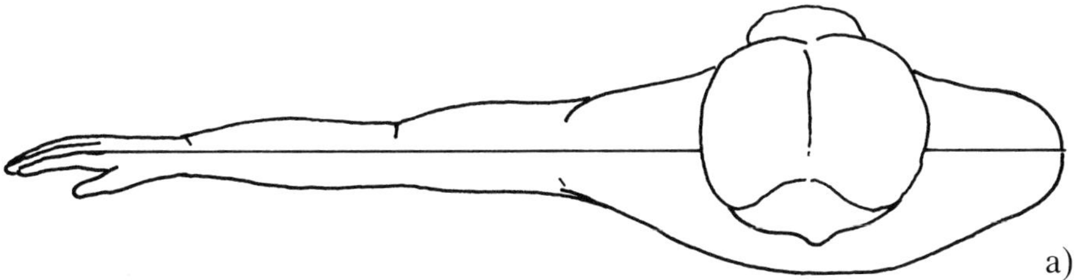

a)

a) Beim Heben des Armes nach hinten darf die gedachte verlängerte Linie zwischen den Schultern nicht überschritten werden.

b) Der angreifende Arm soll sich nicht außerhalb der eingezeichneten Linien bewegen. Nur so kann der Arm vollständig von der Energiebewegung erfaßt werden.

c) Der Rumpf soll nicht über die Fersenlinie hinausgehen.

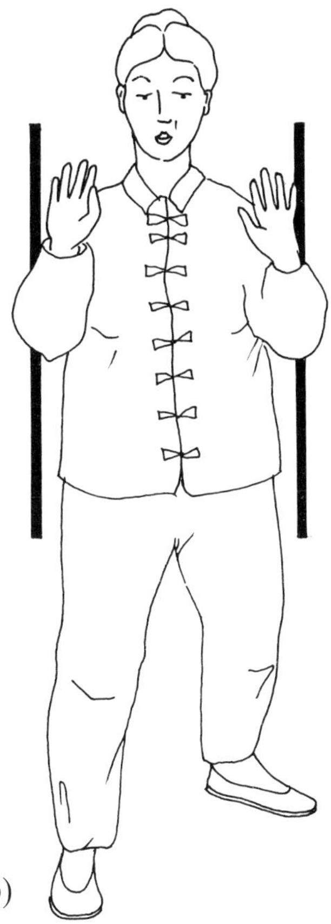

b)

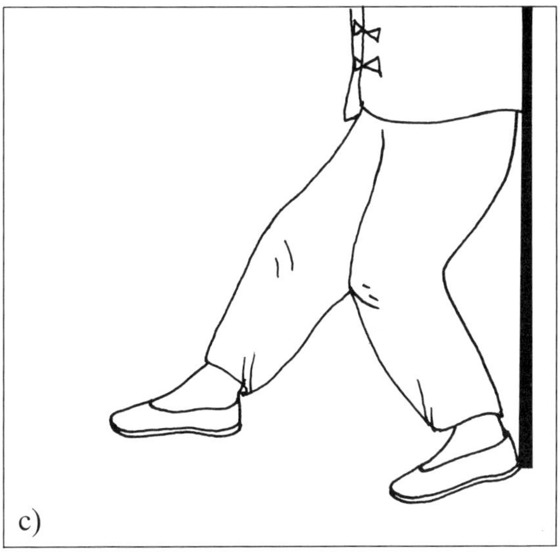

c)

17. Die Hüften:

Die Hüften sollen sich bei allen Bewegungen auf einer gedachten waagerechten Linie befinden (Loslassen im Leistenbereich!).

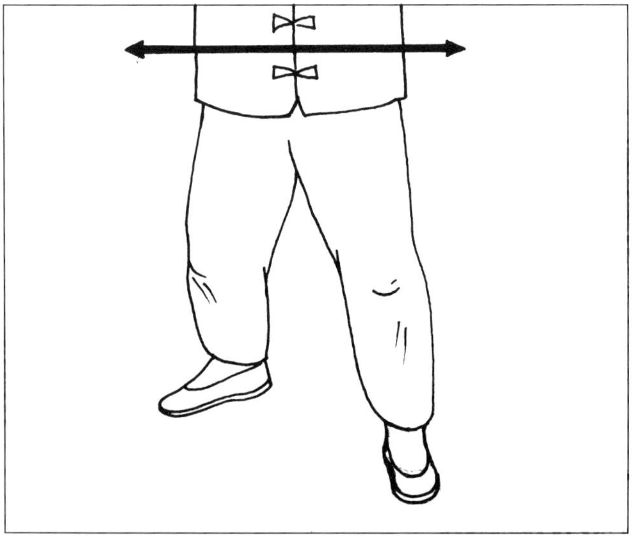

18. Heben der Beine

Das Heben der Beine soll so entspannt wie möglich erfolgen: Beine nicht ganz durchstrecken.

19. Fehler

Das Knie hängt durch. So geht dem Bogenschritt die notwendige Spannung verloren. Die einheitliche, belebte Bewegung wird entscheidend beeinträchtigt.

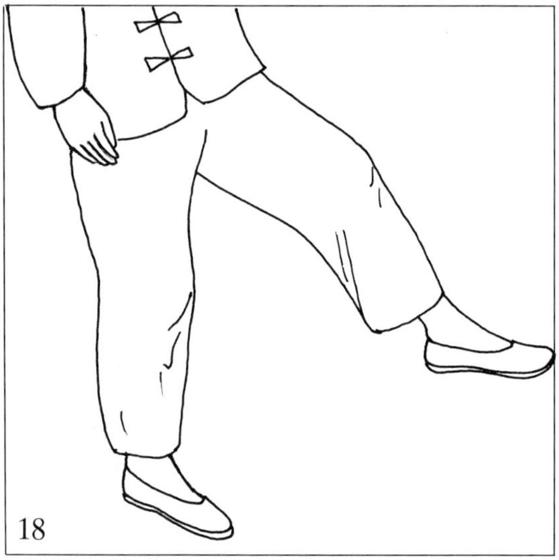

18

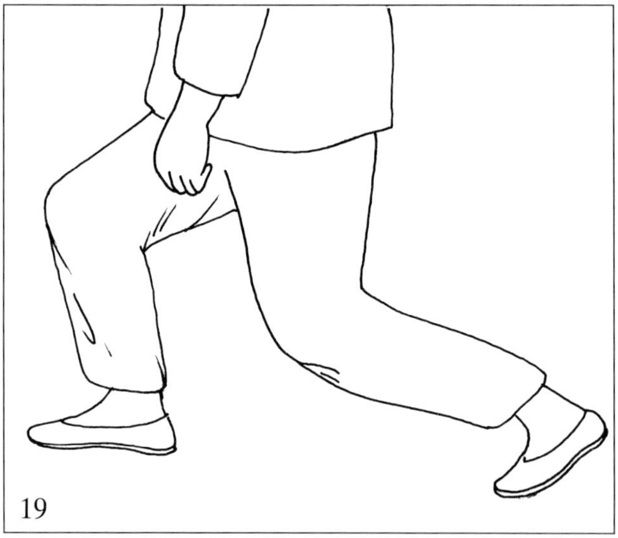

19

26. Wichtige Fragen bei der Korrektur des eigenen Übens:

1. Wird die Bewegung als angenehm, leicht und natürlich empfunden?
2. Werden die Schritte: Bogenschritt, Parallelstand, Schritt des fischenden Pferdes, T-Schritt korrekt eingenommen?
3. Folgen Arme und Beine der Bewegung des Rumpfes (Hüften)?
4. Wird die gerade, aufrechte Haltung der Wirbelsäule auch bei den Richtungsänderungen und Schritten beibehalten?
5. Sind die Drehbewegungen im Hüftbereich gleichmäßig und fließend?
6. Werden die Gelenke gleichmäßig bewegt?
7. Sind die Bewegungen kreisbogenförmig?
8. Entspannt sich der Übende soweit wie möglich (Gesicht, Hände, Schultern)?
9. Wird das Zurückverlagern mit der gleichen Aufmerksamkeit vollzogen wie das Vorverlagern?
10. Geht der Bewegungsimpuls von den Füßen aus?
11. Ist der Atem tief, ruhig, fein und unhörbar?
12. Bleibt die Konzentration auf das Untere Tan T'ien während des gesamten Übungsablaufes erhalten?
13. Werden »voll und leer«, »Öffnen und Schließen«, »Sinken« und »Center equilibrium« angewandt?

27. Hinweise für das Erlernen der Kurzform

Der Text ist auf das Bildmaterial bezogen. Es empfiehlt sich, beim Erlernen der Bewegungsabläufe die Arme erst dann hinzuzunehmen, wenn Klarheit über die Bewegungen des Rumpfes und der Beine besteht.

Bei der Erläuterung der Fotos beginnen wir, orientiert an dem Prinzip »Die Hüften führen den Körper in der Bewegung«, mit der Beschreibung der Rumpfbewegung. Die bei jedem Foto beschriebenen Einzelbewegungen beginnen und enden gleichzeitig.

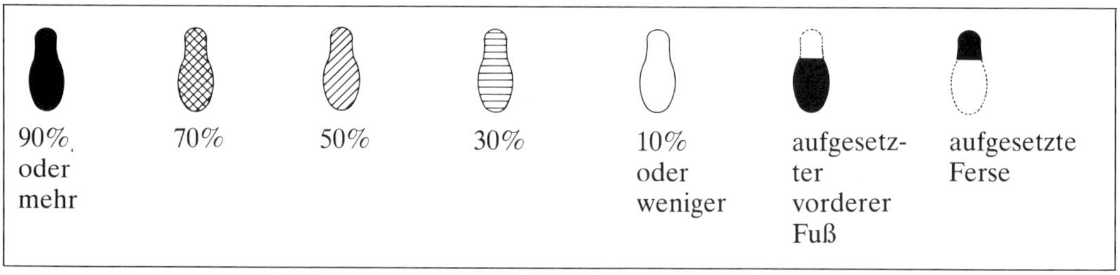

Die *Fußdiagramme* unter den Fotos zeigen die jeweilige Gewichtsverteilung und die Stellung der Füße an.

Die *Hüftdiagramme* sind als zusätzliche Hilfe gedacht, um die Bewegungsabläufe zu verdeutlichen. Sie geben die jeweilige Stellung des Rumpfes an. Der Rumpf wird grundsätzlich als Einheit von den Hüften ausgehend bewegt. Wenn von der Drehung des Rumpfes gesprochen wird, ist damit in der Regel auch die Drehung des Kopfes gemeint. Nur in einigen Stellungen wird der Kopf unabhängig vom Rumpf bewegt.

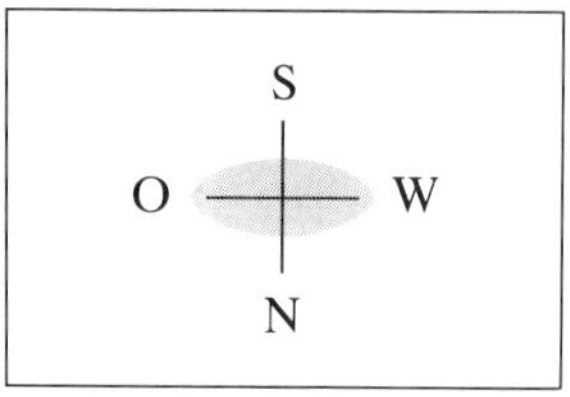

Die *Pfeile* zeigen den Bewegungsablauf bis zum folgenden Foto. Die kreisbogenförmigen Bewegungen der Gliedmaßen lassen sich am besten von ihnen ablesen.

Die *Grundschritte* sind in der folgenden Tafel aufgeführt:

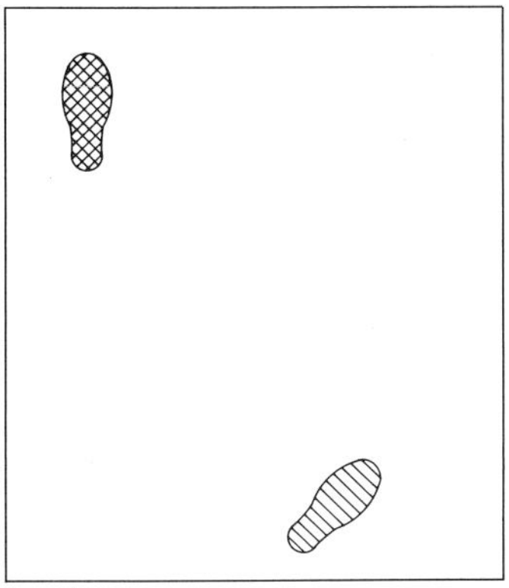
Bogenschritt

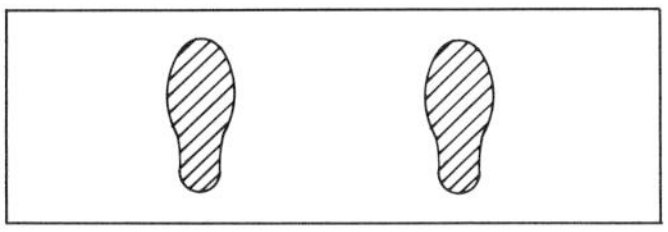
Parallelstand

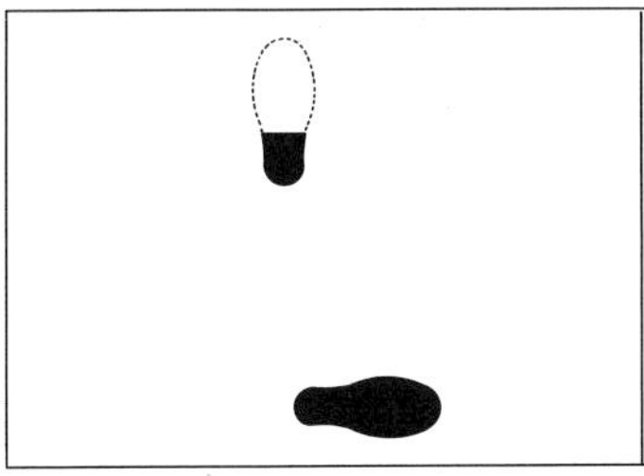
T-Schritt

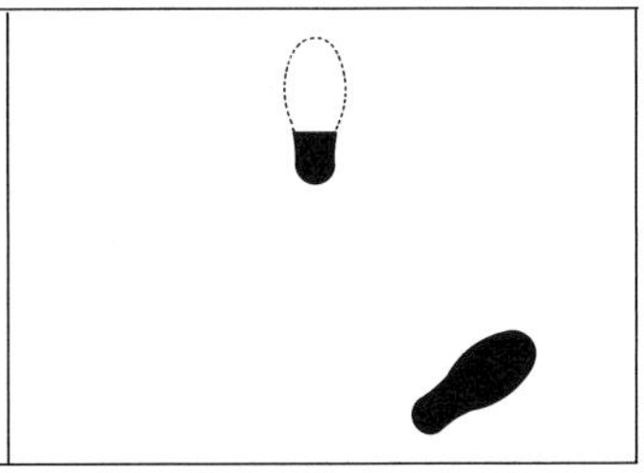
-Variante-

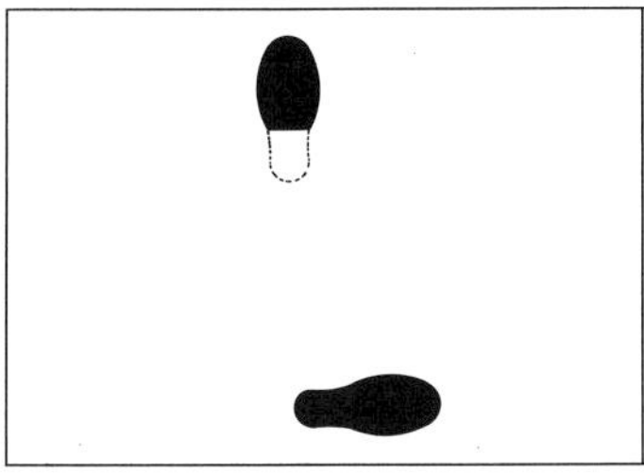
Schritt des fischenden Pferdes

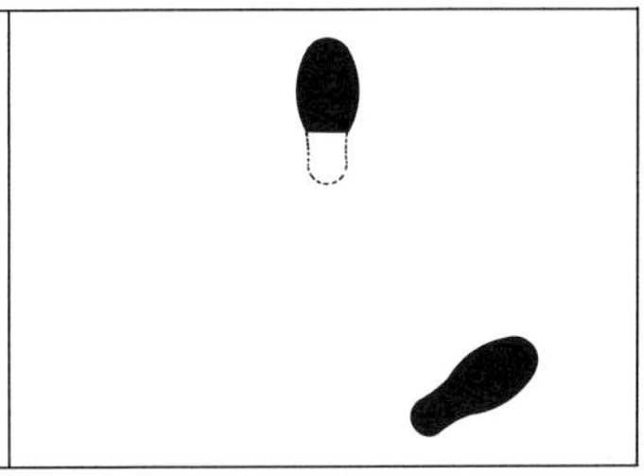
-Variante-

Bogenschritt: Für Anfänger und ältere Menschen empfiehlt es sich, die in den Bogenschritt hineinführende Rumpfdrehung wie folgt auszuführen: Zuerst das Hauptgewicht des Körpers auf den vorderen Fuß verlagern, dann Rumpf, Bein und Fuß auf der Ferse als Einheit drehen. Wenn die Form sicher erlernt ist, sollte eine andere Variante geübt werden: Bereits am Anfang der Gewichtsverlagerung mit der einheitlichen Drehung von Rumpf und Bein auf der Ferse beginnen; Rumpfdrehung und Gewichtsverlagerung verlaufen also gleichzeitig.[1] Im fortgeschrittenen Üben, mit zunehmender Weichheit und Beweglichkeit, sollte die Gewichtsverlagerung und Rumpfdrehung nach dem Mühlstein-Prinzip erfolgen (siehe Seite 73).

Loslassen, Sinken und Mühlstein-Prinzip wurden nur dort in die Beschreibung mit aufgenommen, wo es uns besonders wichtig erschien, nochmals auf sie zu verweisen. Im übrigen werden sie angewandt, wie es vorne beschrieben ist.

Als Orientierungshilfe für die Bewegungsrichtungen benützen wir die *Himmelsrichtungen* N, S, O, W, SW, NO, NWW, SOO usw. Dabei definieren wir unabhängig von der tatsächlichen Himmelsrichtung, jeweils die Himmelsrichtung als Norden, in die wir zu Beginn der Übung schauen.[2]

> Auf manchen Fotos ist aus Gründen der Perspektive die Stellung der Füße bzw. die Haltung des Rumpfes oder der Arme nicht eindeutig zu erkennen. Im Zweifelsfalle sind Beschreibung und Fußdiagramm maßgeblich.
>
> *Beachte:* Bei der Wiederholung von Stellungen variieren je nach Ausgangspunkt die Übergänge.

1 Bei den meisten T'ai Chi-Richtungen wird eine dieser beidenVarianten angewandt.
2 Neben der Orientierung an den Himmelsrichtungen ist auch eine Ausrichtung am Zifferblatt der Uhr gebräuchlich.

28. Abfolge der Stellungen[1] – Kurzform

Teil 1

1. Vorbereitung
2. Anfang (Wecke das Ch'i)
3. Fasse den Vogel beim Schwanz – Abwehren nach links
4. Fasse den Vogel beim Schwanz – Abwehren nach rechts
5. Fasse den Vogel beim Schwanz – Zurückrollen
6. Fasse den Vogel beim Schwanz – Drücken
7. Fasse den Vogel beim Schwanz – Stoßen
8. Peitsche
9. Hände heben
10. Schulterstoß
11. Storch breitet die Flügel aus
12. Linkes Knie streifen
13. Spiele die Laute
    Linkes Knie streifen (12.)
14. (Schritt vor, nach unten ablenken) Fauststoß
15. Zurückziehen und Stoßen
16. Hände kreuzen

Teil 2

17. Tiger umarmen und zum Berg zurückkehren
    Fasse den Vogel beim Schwanz – Zurückrollen (5.)
    Fasse den Vogel beim Schwanz – Drücken (6.)
    Fasse den Vogel beim Schwanz – Stoßen (7.)
    Peitsche (8.)
18. Faust unterm Ellenbogen
19. Schritt zurück und den Affen abwehren – rechts
20. Schritt zurück und den Affen abwehren – links
    Schritt zurück und den Affen abwehren – rechts (19.)
21. Diagonales Fliegen
22. Wolkenhände – links
23. Wolkenhände – rechts
    Wolkenhände – links (22.)
    Wolkenhände – rechts (23.)
    Wolkenhände – links (22.)
    Peitsche (8.)
24. Gehockte Peitsche
25. Goldener Hahn steht auf einem Bein – rechts
26. Goldener Hahn steht auf einem Bein – links
27. Rechten Fuß heben
28. Linken Fuß heben
29. Drehung und Stoß mit der linken Ferse
    Linkes Knie streifen (12.)
30. Rechtes Knie streifen
31. Schritt vor und tiefer Fauststoß
    Fasse den Vogel beim Schwanz – Abwehren nach rechts (4.)
    Fasse den Vogel beim Schwanz – Zurückrollen (5.)
    Fasse den Vogel beim Schwanz – Drücken (6.)
    Fasse den Vogel beim Schwanz – Stoßen (7.)
    Peitsche (8.)

---

1 Die hier verwandten Namen der Stellungen sind die in der Cheng Man Ch'ing-Tradition gebräuchlichen (siehe Robert Smith und Cheng Man Ch'ing »T'ai Chi – the Supreme Ultimate«).

Teil 3

32. Schöne Dame am Webstuhl – links
33. Schöne Dame am Webstuhl – rechts
    Schöne Dame am Webstuhl – links (32.)
    Schöne Dame am Webstuhl – rechts (33.)
    Fasse den Vogel beim Schwanz – Abwehren nach links (3.)
    Fasse den Vogel beim Schwanz – Abwehren nach rechts (4.)
    Fasse den Vogel beim Schwanz – Zurückrollen (5.)
    Fasse den Vobel beim Schwanz – Drücken (6.)
    Fasse den Vogel beim Schwanz – Stoßen (7.)
    Peitsche (8.)
    Gehockte Peitsche (24.)
34. Stoß zu den sieben Sternen
35. Schritt zurück und den Tiger reiten
36. Drehung und mit dem Bein über den Lotus streifen
37. Bogen spannen und den Tiger schießen (Schritt vor, nach unten ablenken)
    Fauststoß (14.)
    Zurückziehen und Stoßen (15.)
    Hände kreuzen (16.)
    Abschluß

Teil 1

1. Vorbereitung

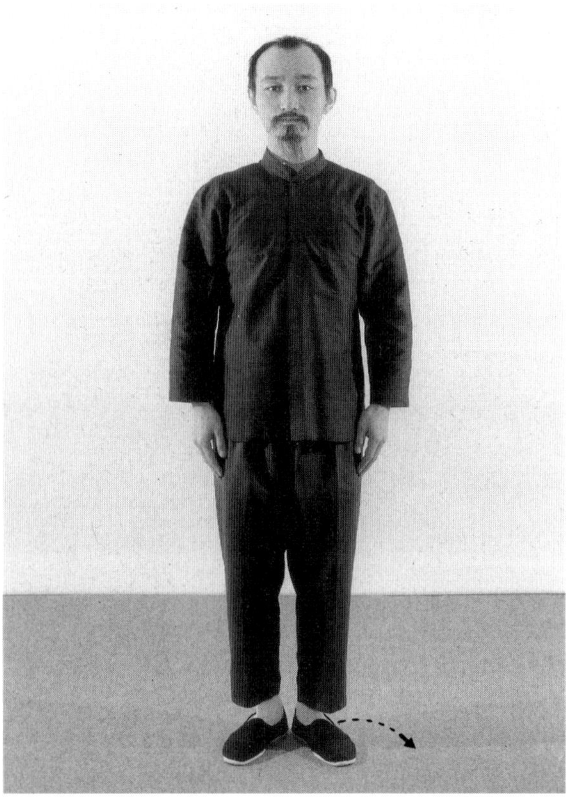

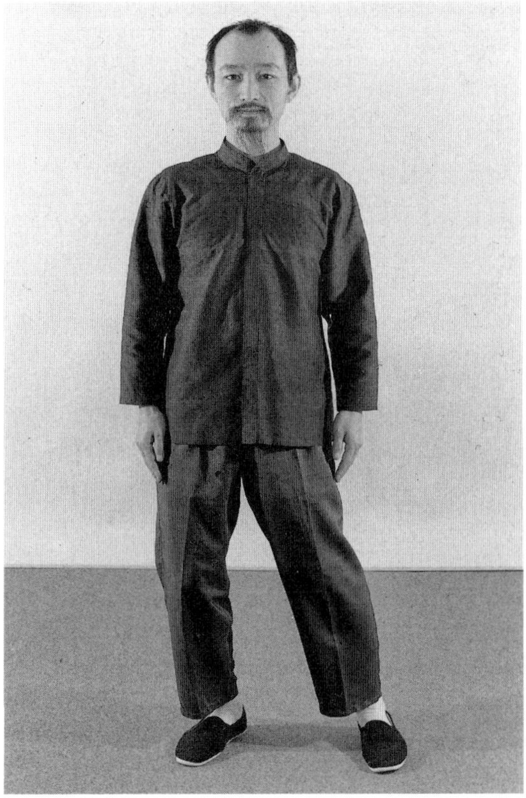

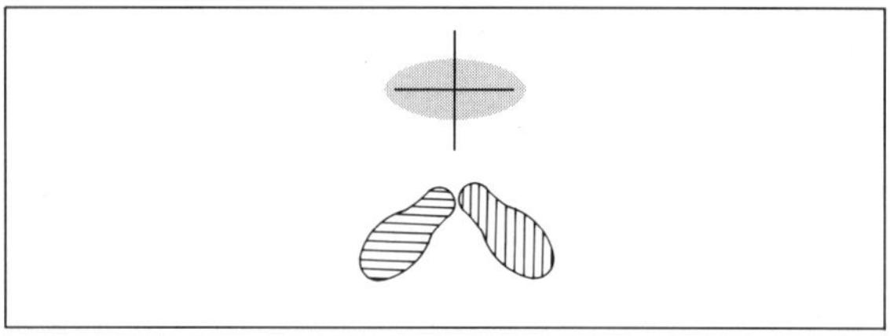

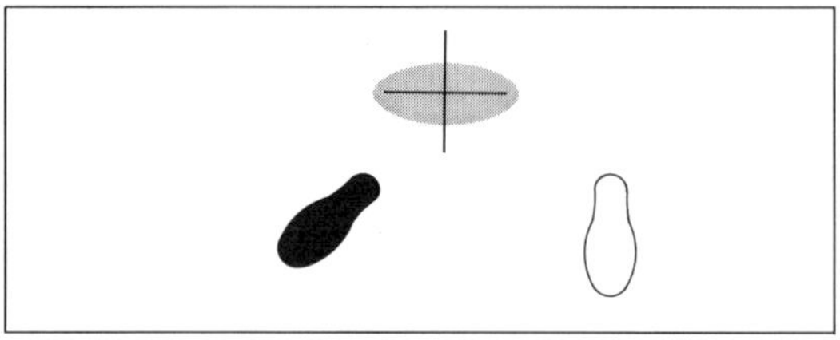

Die Fersen stehen zusammen. Das Gewicht ist gleichmäßig auf beide Füße verteilt. Die Knie sind leicht gebeugt. Der Rücken ist gerade. Die Arme hängen entspannt. Die Handflächen sind den Oberschenkeln zugewandt (T'ai Chi-Hand). Wir sehen nach Norden.

Ohne Foto: Durch Beugen des rechten Knies das Gewicht auf den rechten Fuß verlagern, dabei die Ferse des linken Fußes anheben.

2. Das linke Bein etwa im Abstand einer Fußlänge nach links setzen, den Fuß mit der Innenkante zuerst aufsetzen (Parallelstand). Die Fußspitze zeigt nach Norden.

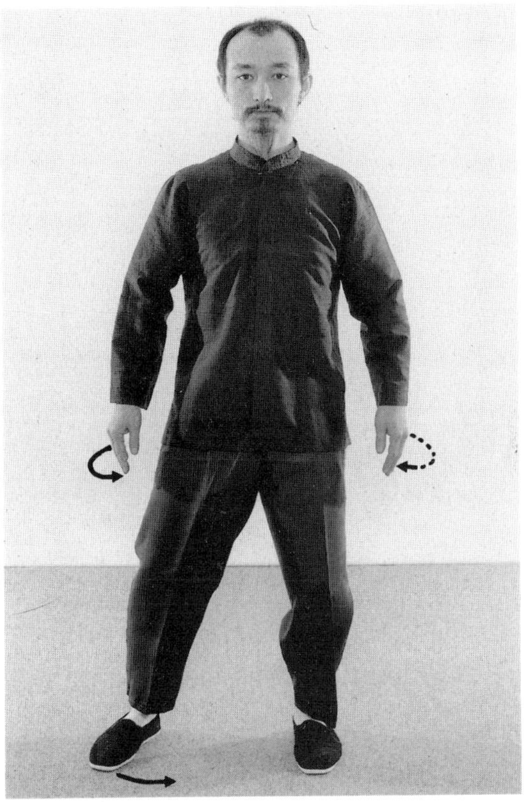

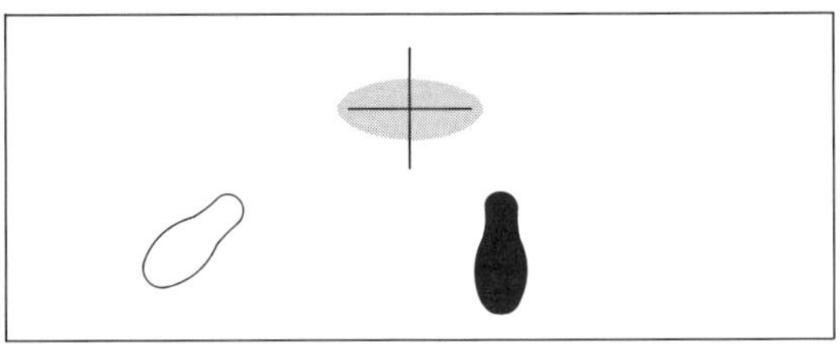

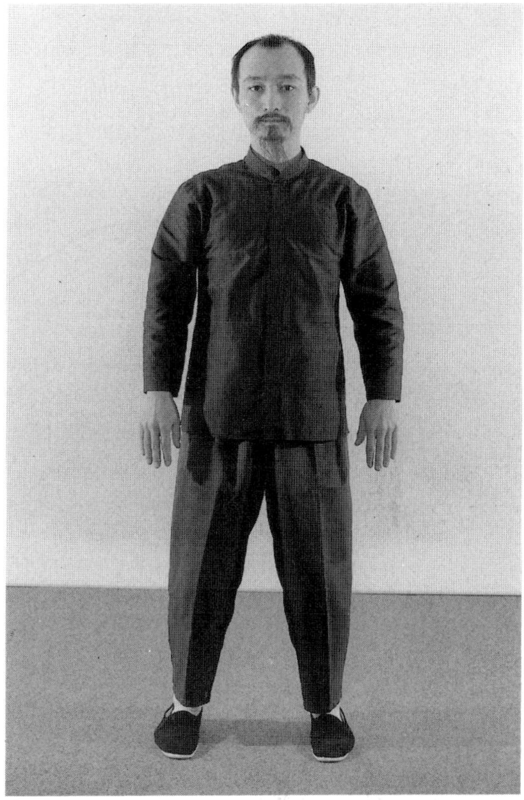

3. Das Gewicht bis 90% auf den linken Fuß verlagern. Keine Rumpfdrehung!

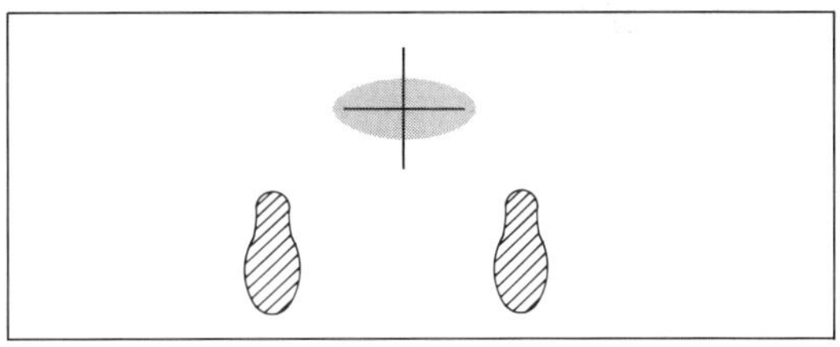

4. Durch eine kleine Rumpfdrehung nach links den rechten Fuß auf der Ferse nach links drehen, bis er parallel zum linken steht. Einhergehend mit der Rumpfdrehung mit beiden Armen kleine, nach vorne gerichtete Kreise beginnen. Beachte: Die Bewegung der Arme erfolgt aus dem Ellenbogengelenk; Unterarm und Hand werden als Einheit bewegt (T'ai Chi-Hand).
Dann das Gewicht bis 50% auf den rechten Fuß verlagern. Dabei die Kreisbewegungen der Arme abschließen. Zum Ende der Bewegung hin die »stehende Hand« andeuten (Loslassen, Sinken).

2. Anfang (Wecke das Ch'i)

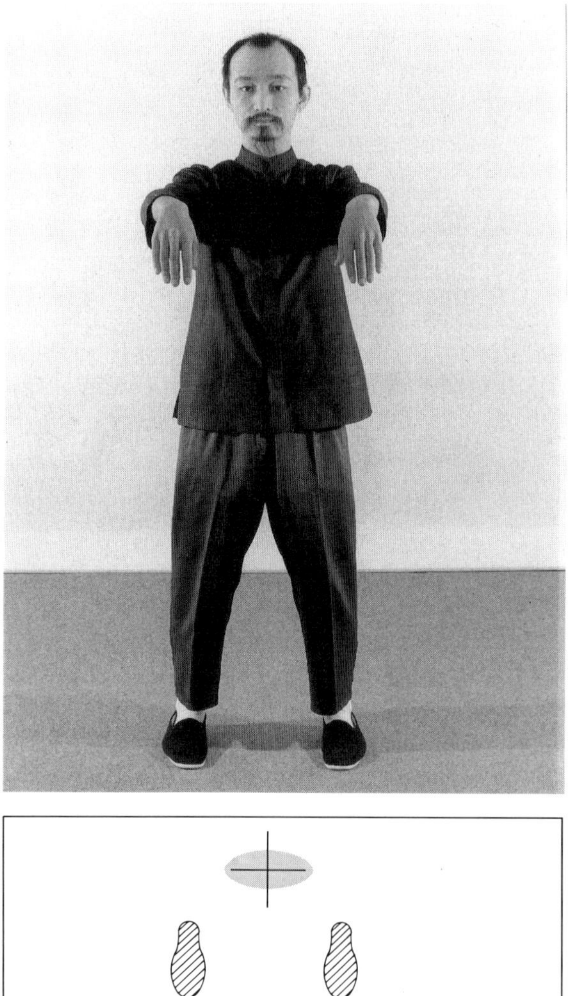

1. Die Arme entspannt auf Schulterhöhe heben. Die Hände dabei locker hängen lassen.

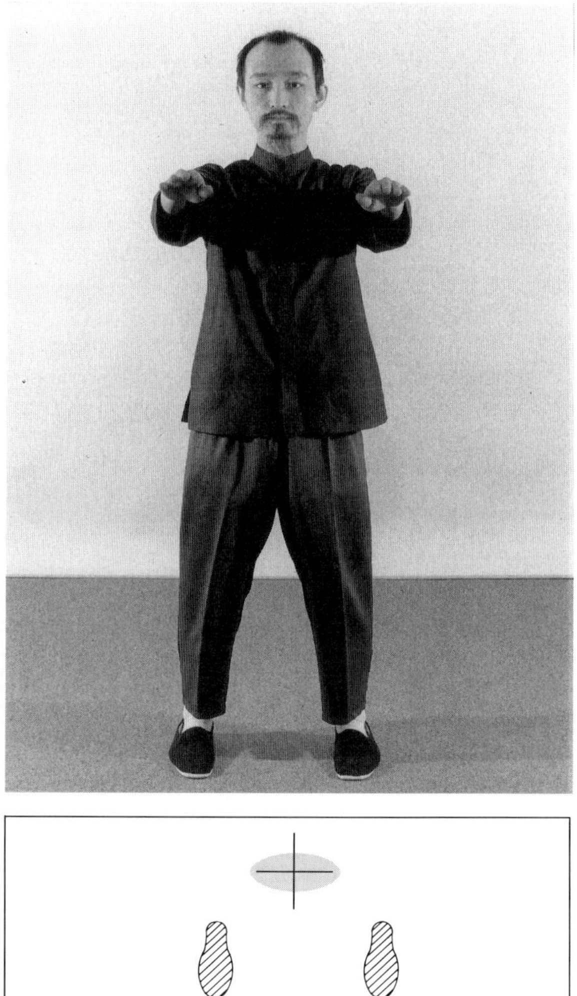

2. Durch ein äußerlich kaum wahrnehmbares Loslassen in den Ellenbogen die Hände heben.

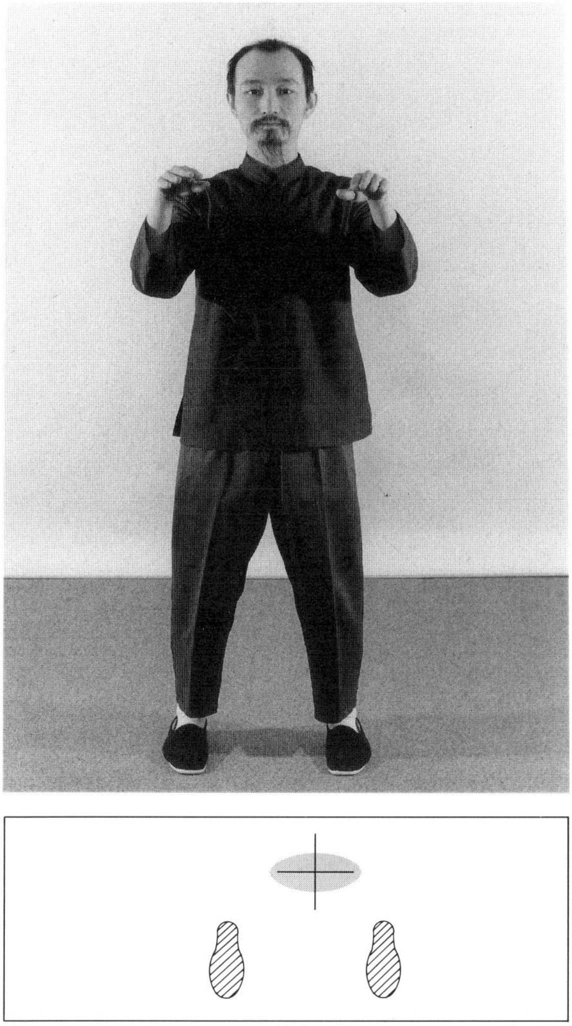

3. Durch Anwinkeln der Arme (Loslassen in den Ellenbogen) die Hände in Schulterhöhe zum Körper ziehen.

ohne Foto: Durch weiteres Loslassen in den Ellenbogen die Hände heben.

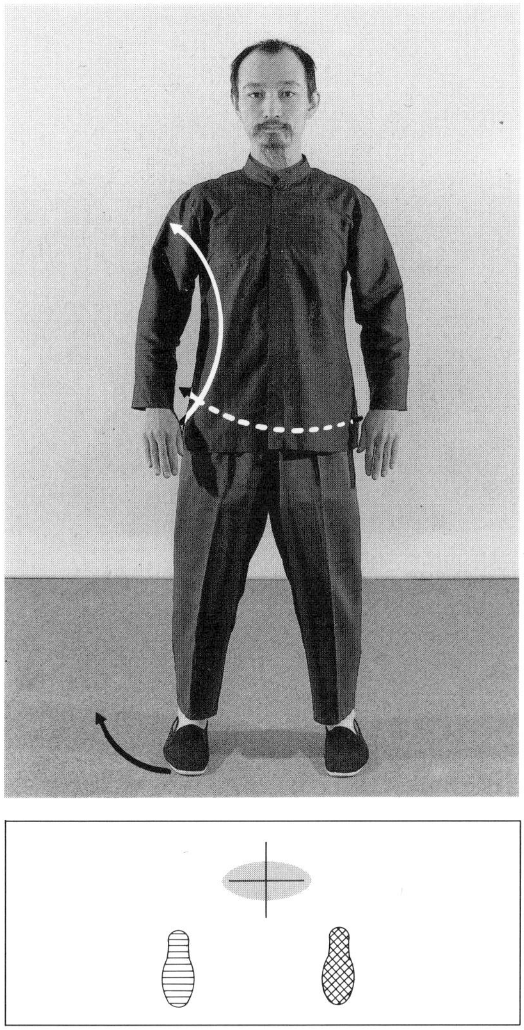

4. Unterarme und Hände (als Einheit) senken, dabei die Ellenbogen ein wenig nach außen stellen. Abschließend beide Hände etwas anwinkeln (stehende Hand) und das Gewicht bis 70 % auf den linken Fuß verlagern (Loslassen, Sinken).

3. »Fasse den Vogel beim Schwanz« Abwehren nach links

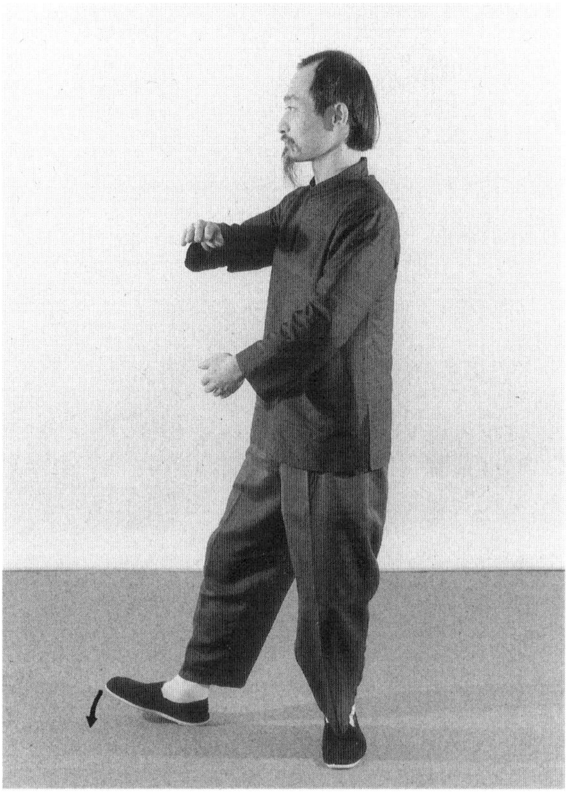

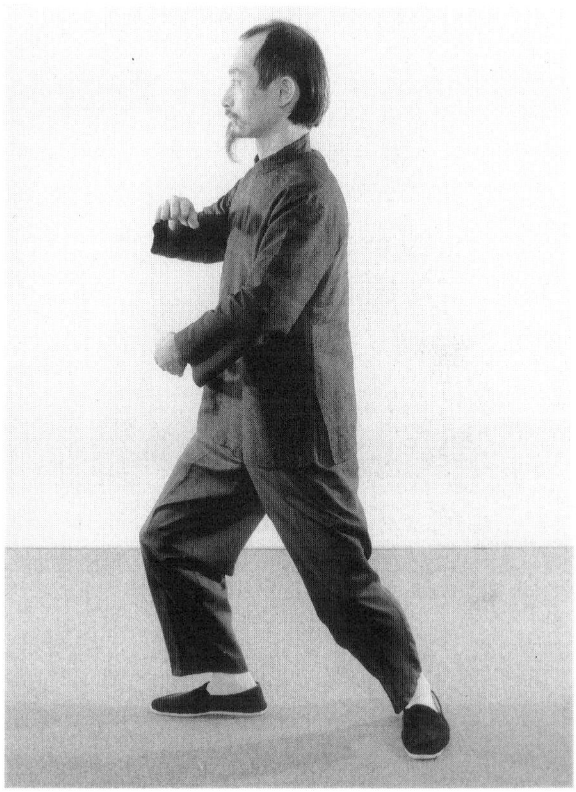

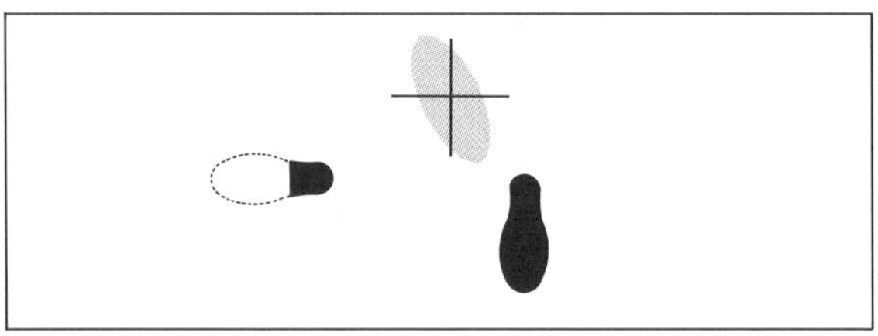

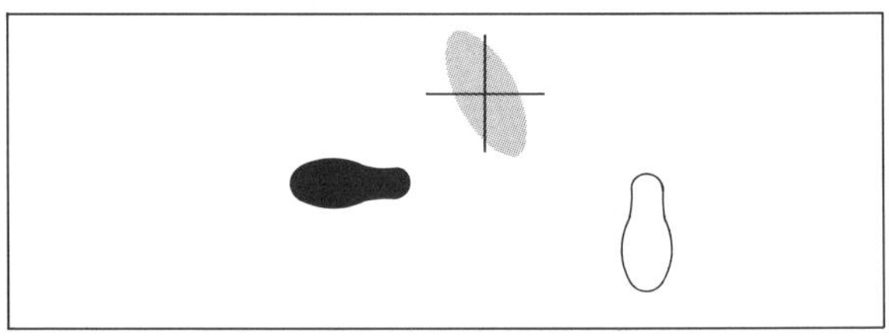

1. Rumpf und rechtes Bein auf der Ferse nach rechts drehen, bis die Vorderseite des Rumpfes nach NOO und die Fußspitze nach O zeigen, dabei 90% des Gewichts auf den linken Fuß verlagern und das Knie beugen. Die Arme folgen der Bewegung des Rumpfes. Rechter Arm: Beim Heben des Armes im Ellenbogen loslassen. Unterarm und Hand beschreiben vor dem Körper einen Halbkreis. Linker Arm: Den Arm vor den Körper bringen, bis die Hand sich vor der Mittelachse befindet, dabei die Handfläche nach oben drehen.

2. Das Gewicht bis 90% auf den rechten Fuß verlagern, dabei den Fuß senken und das Knie beugen. Die Haltung der Arme bleibt unverändert.

Beachte: Das Knie soll nicht über die Fußspitze hinausragen (Prinzip der Einheit des Körpers in der Bewegung). Im rechten Leistenbereich loslassen!

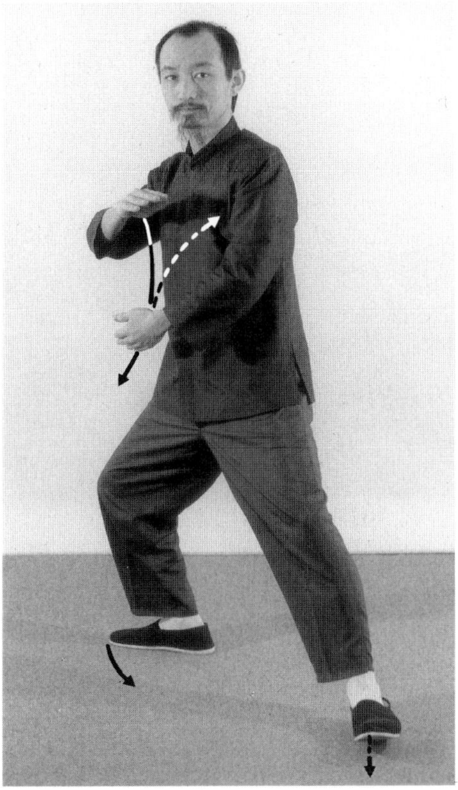

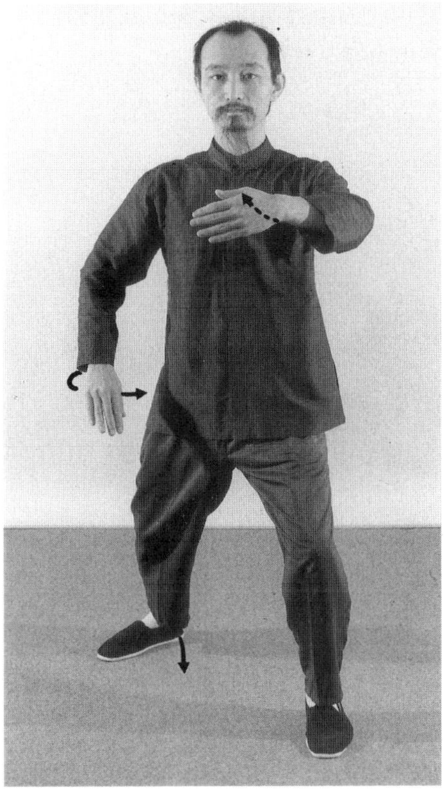

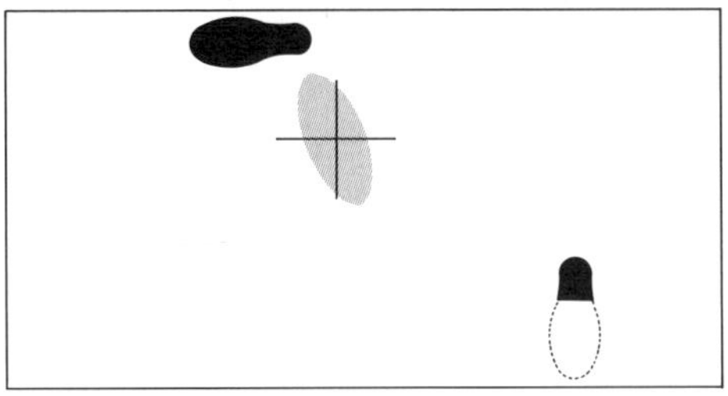

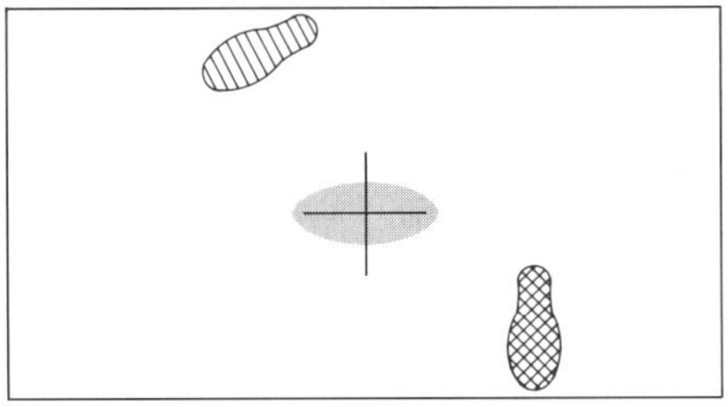

3. Das linke Bein gerade nach vorne (N) mit der Ferse aufsetzen.

Beachte: Es versteht sich, daß vor diesem und jedem anderen Schritt das Gewicht erst vollständig auf den bereits mit 90 % des Gewichts belasteten Fuß verlagert wird. Dabei wird das Knie etwas mehr gebeugt und im Leistenbereich weiter losgelassen.

4. Rumpf und rechtes Bein auf der Ferse nach links drehen, bis die Vorderseite des Rumpfes nach N und die Fußspitze nach NO zeigen (Mühlstein-Prinzip, Bogenschritt). Dabei das Gewicht bis 70 % auf den linken Fuß verlagern, den Fuß senken und das Knie beugen. Die Arme folgen der Bewegung des Rumpfes: Den linken Arm leicht gerundet anheben, bis die Hand sich auf der Höhe des Brustbeins befindet, die Handfläche zeigt zum Körper. Den rechten Arm senken. Zum Ende der Bewegung hin die Hand etwas anwinkeln (stehende Hand).

Der vordere linke Fuß trägt 70 % des Gewichts, der hintere rechte 30 %.
Wir befinden uns in der Stellung »Abwehren nach links«.

4. »Fasse den Vogel beim Schwanz« Abwehren nach rechts

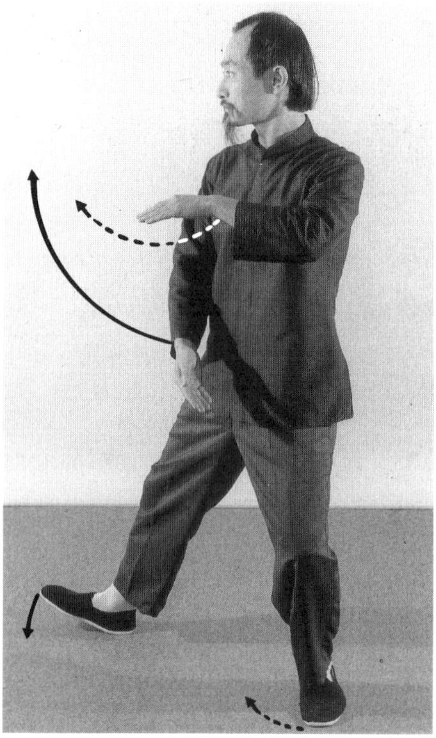

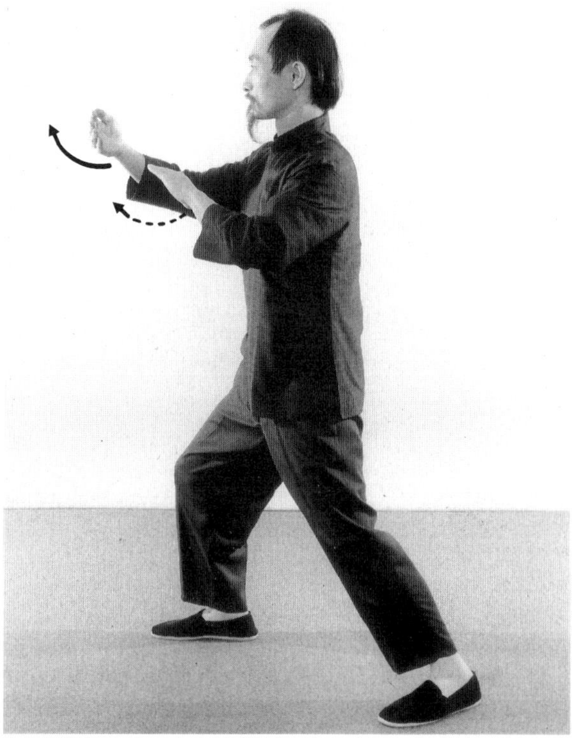

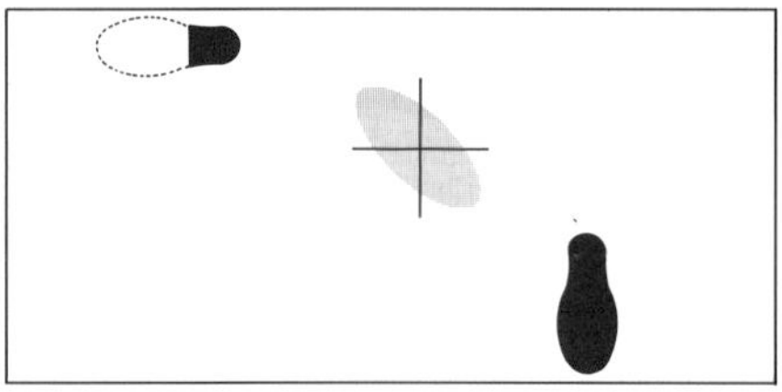

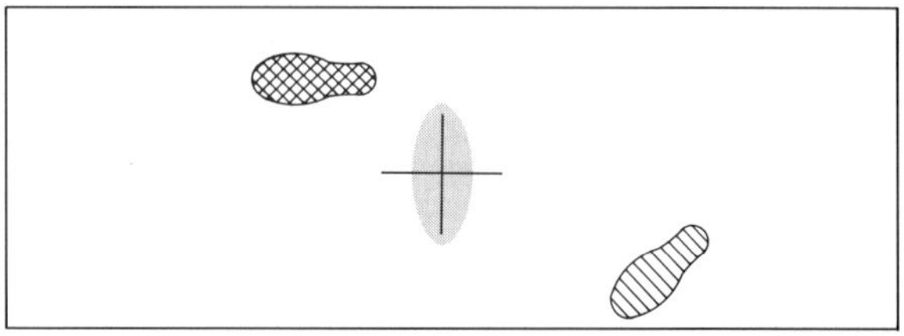

1. a) Den Rumpf nach rechts drehen bis die Vorderseite des Rumpfes nach NO zeigt. Dabei das Gewicht bis 90% auf den linken Fuß verlagern. Das rechte Bein folgt der Bewegung des Rumpfes mit angehobener Ferse, bis die Fußspitze nach O zeigt.
Einhergehend mit der Gewichtsverlagerung die linke Hand drehen, bis die Handfläche nach unten zeigt und den rechten Arm vor den Körper führen, bis die Hand sich vor der Mittelachse befindet, dabei die Handfläche nach oben drehen. Wir sehen nach NO.
b) Das rechte Bein etwa eine halbe Fußlänge nach vorne (O) mit der Ferse aufsetzen. Das Gewicht bleibt auf dem linken Fuß. Die Haltung der Arme ist unverändert. Wir sehen nach O.

2. Rumpf und linkes Bein auf der Ferse nach rechts drehen, bis die Vorderseite des Rumpfes nach O und die Fußspitze nach NO zeigen (Mühlstein-Prinzip, Bogenschritt). Dabei das Gewicht bis 70% auf den rechten Fuß verlagern, den Fuß senken und das Knie beugen. Einhergehend mit der Rumpfdrehung den rechten Arm in seiner leichten Rundung heben. Der linke Arm folgt der Bewegung des Rumpfes. Zum Ende der Bewegung hin beide Arme ein wenig nach vorne oben bringen und die linke Hand etwas anwinkeln (stehende Hand).

70% des Gewichts ruhen auf dem vorderen rechten, 30% auf dem hinteren linken Fuß.
Wir befinden uns in der Stellung »Abwehren nach rechts«.

5. »Fasse den Vogel beim Schwanz« Zurückrollen

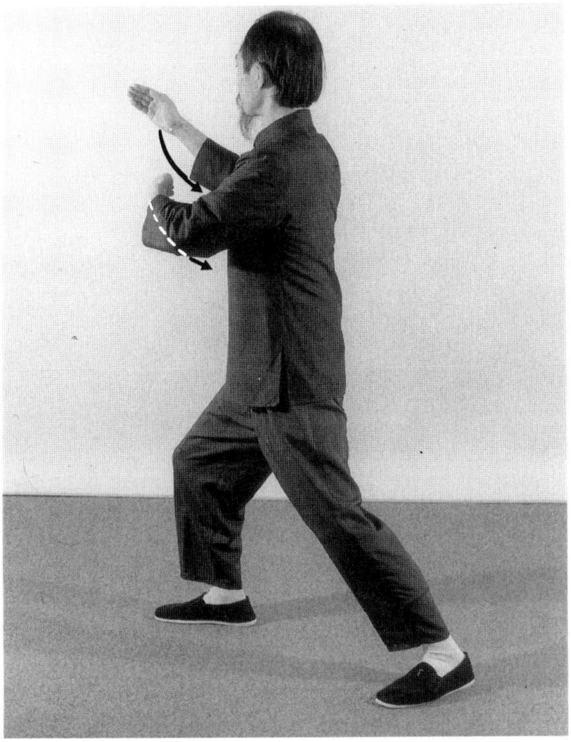

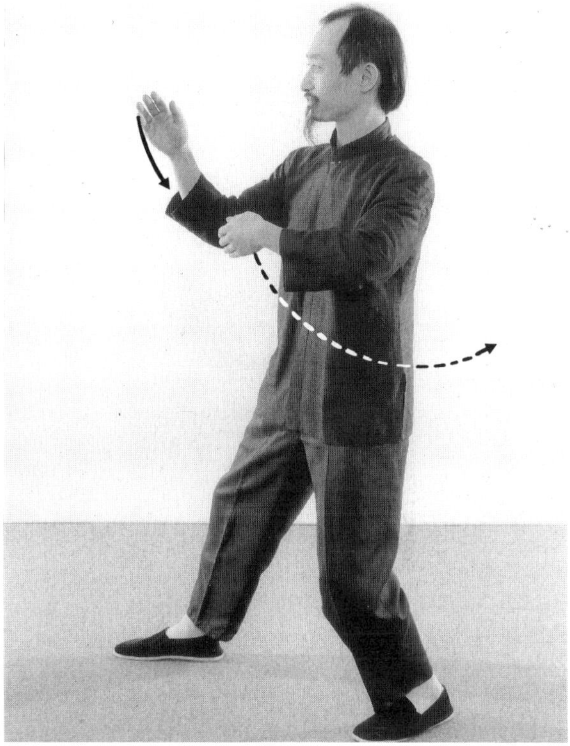

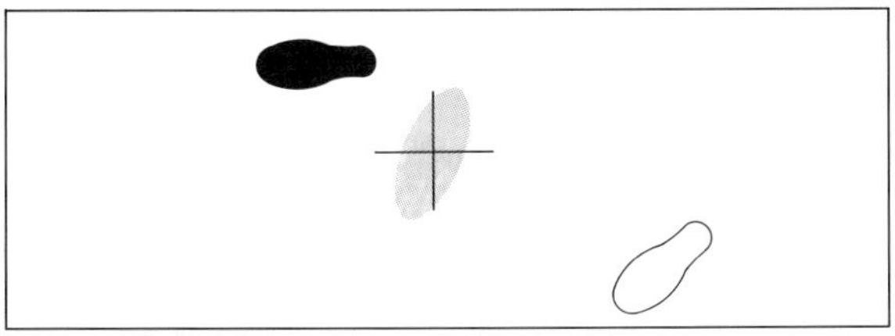

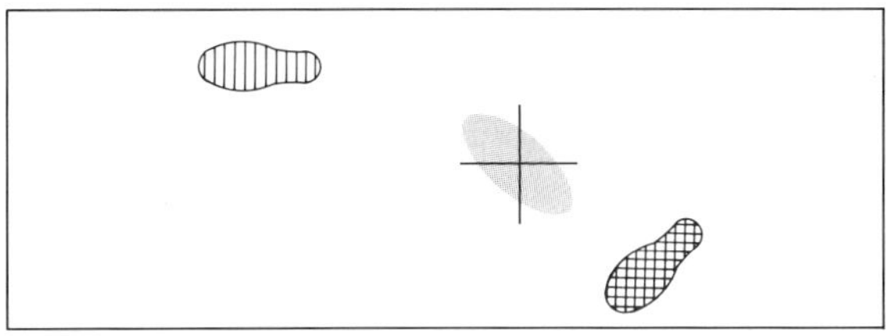

1. Den Rumpf ein wenig nach rechts drehen und im rechten Leistenbereich loslassen. Dabei das Gewicht bis 90% auf den rechten Fuß verlagern. (Durch das Loslassen im Leistenbereich ergibt sich die Rumpfdrehung gleichsam von selbst!)
Die Arme folgen der Bewegung des Rumpfes. Rechter Arm: Unterarm und Hand drehen als Einheit aus dem Ellenbogen gegen den Uhrzeigersinn. Linker Arm: Unterarm und Hand drehen als Einheit gegen den Uhrzeigersinn. Die linke Hand nähert sich dabei dem rechten Ellenbogen.

2. Den Rumpf nach links drehen, bis die Vorderseite nach NO gerichtet ist. Dabei das Gewicht bis 70% auf den linken Fuß verlagern. Die Arme folgen der Bewegung des Rumpfes, in beiden Ellenbogen ein wenig loslassen.
Der hintere linke Fuß trägt 70% des Gewichts, der vordere rechte 30%.
Wir befinden uns in der Stellung »Zurückrollen«.

Beachte: Die Drehung des Rumpfes nach links beginnt bereits zu Beginn der Gewichtsverlagerung (Mühlstein-Prinzip).

6. »Fasse den Vogel beim Schwanz« Drücken

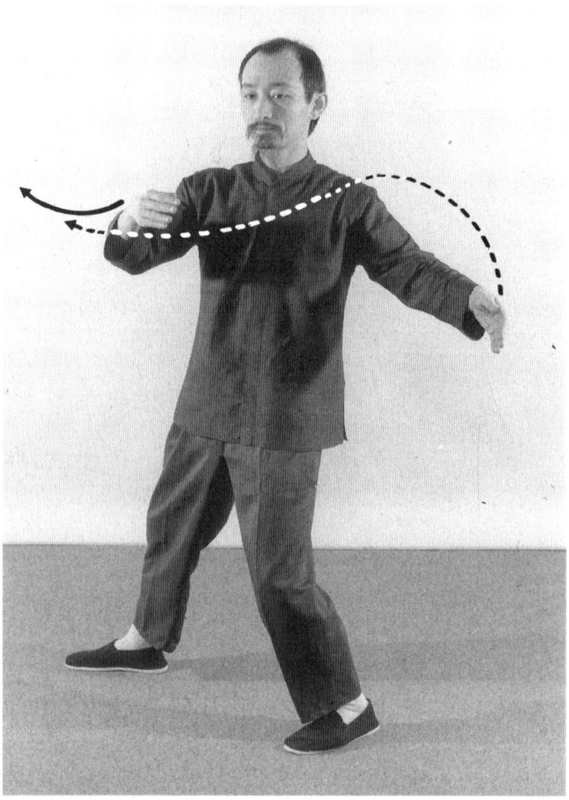

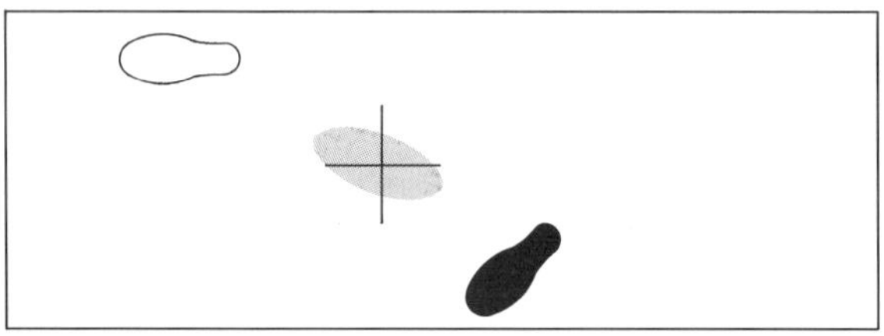

1. Den Rumpf nach links drehen, bis die Vorderseite nach NNO gerichtet ist. Dabei 90 % des Gewichts auf den hinteren linken Fuß verlagern. Gleichzeitig den linken Arm einem Kreisbogen folgend senken. Unterarm und Hand des rechten Armes vor den Körper führen (Handfläche dem Körper zugewandt).

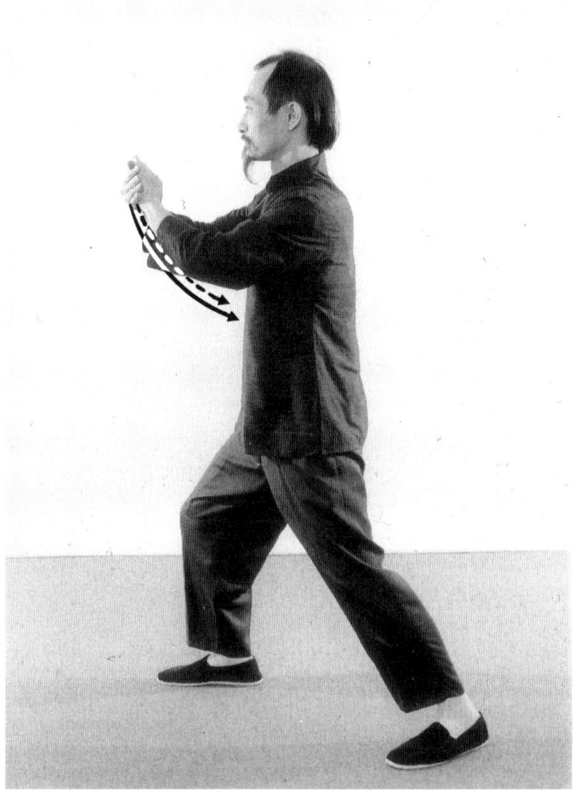

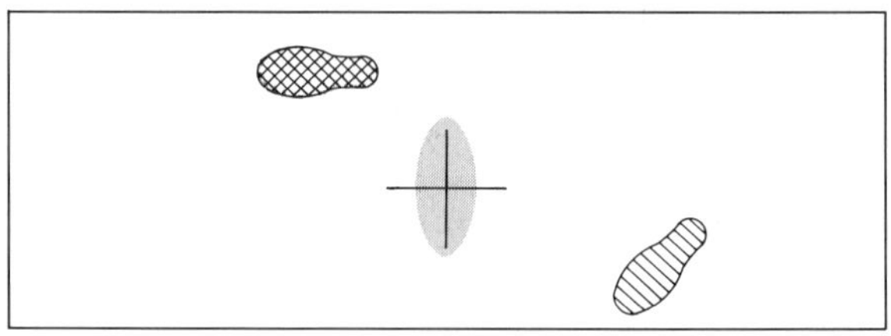

2. Den Rumpf nach rechts drehen, bis die Vorderseite nach O gerichtet ist. Dabei das Gewicht bis 70 % auf den vorderen rechten Fuß verlagern. Die Arme folgen der Bewegung des Rumpfes. Die Haltung des rechten Armes bleibt unverändert. Den linken Arm einem Kreisbogen folgend über oben vor den Körper führen, die linke Hand nähert sich dabei der rechten. Zum Ende der Bewegung hin beide Arme ein wenig nach vorne oben bringen, dabei die linke Hand auf die rechte Handwurzel legen.

70 % des Gewichts ruhen auf dem vorderen rechten Fuß, 30 % auf dem hinteren linken.
Wir befinden uns in der Stellung »Drücken«.

7. »Fasse den Vogel beim Schwanz« Stoßen

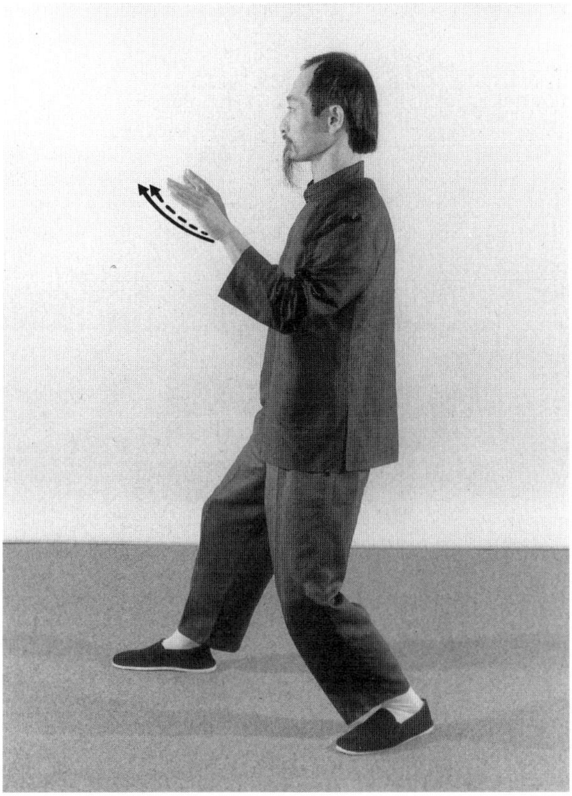

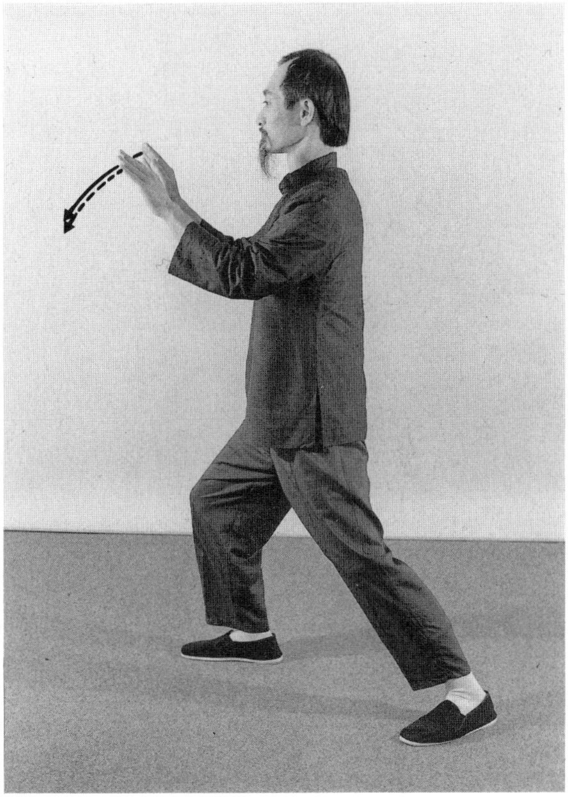

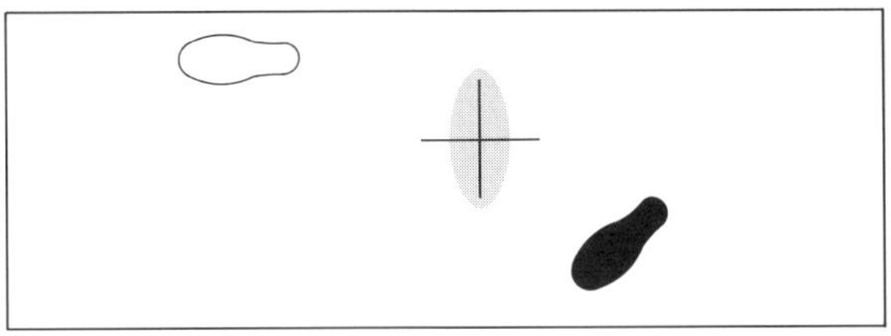

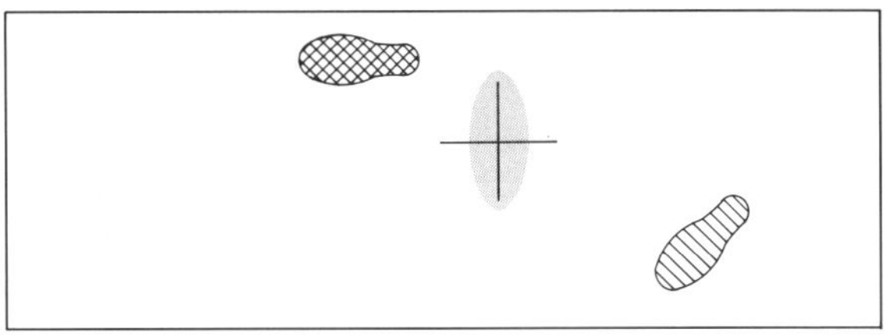

1. Das Gewicht bis 90 % auf den linken Fuß verlagern. Gleichzeitig die Arme durch Loslassen in den Ellenbogen senken und auseinandernehmen. Dabei Unterarm und Hand des rechten Armes als Einheit gegen den Uhrzeigersinn drehen.

2. Das Gewicht bis 70 % auf den rechten Fuß verlagern und das Knie beugen. Die Arme zum Stoßen etwas nach vorne oben bringen.

70 % des Gewichts ruhen auf dem vorderen rechten Fuß, 30 % auf dem hinteren linken.
Wir befinden uns in der Stellung »Stoßen«.[1]

---

1 Beim Stoßen kann der Übende je nach Situation die Energie sowohl dem »kreuzenden« als auch dem »direkten Energieverlauf« entsprechend anwenden.

8. Peitsche

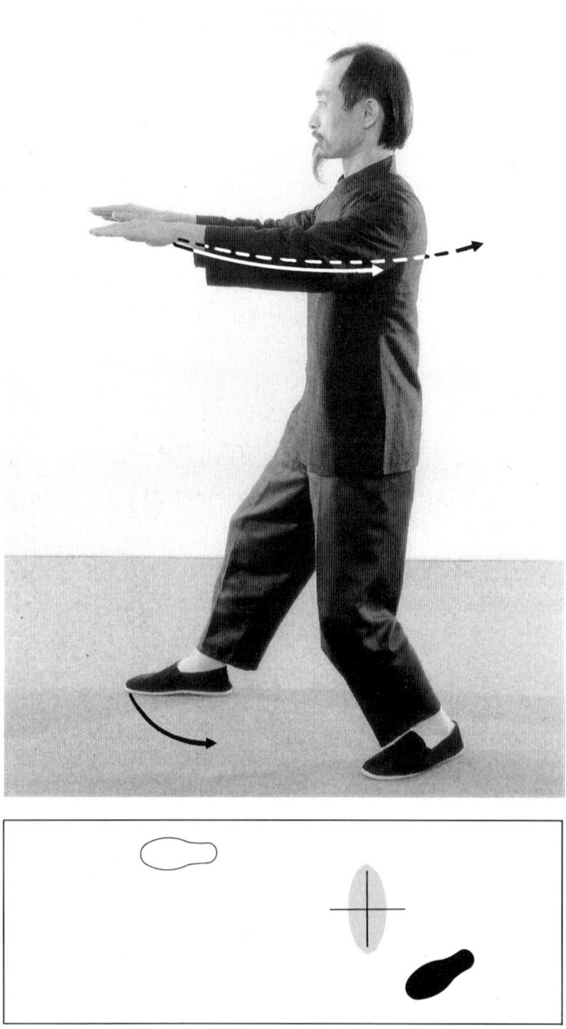

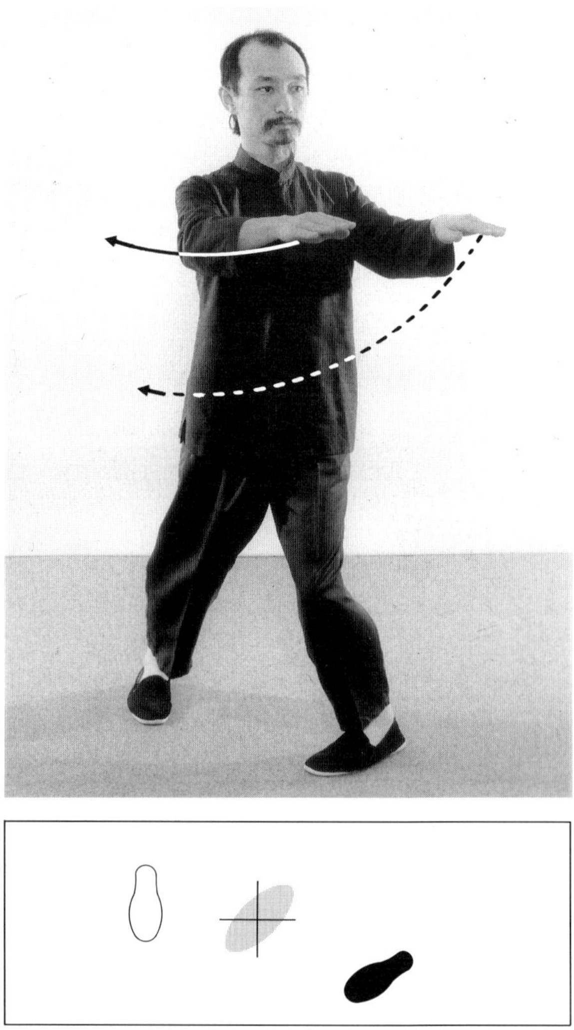

1. Das Gewicht bis 90% auf den linken Fuß verlagern. Die Hände vorne lassen. (So strecken sich die Arme durch das Zurückverlagern von selbst.) Die Handflächen zeigen jetzt nach unten.

2. Rumpf und rechtes Bein auf der Ferse nach links drehen, bis die Vorderseite des Rumpfes nach NW und die Fußspitze nach N zeigen. Die Arme folgen der Rumpfdrehung in ihrer parallelen Haltung, bis die Fingerspitzen nach NW zeigen.

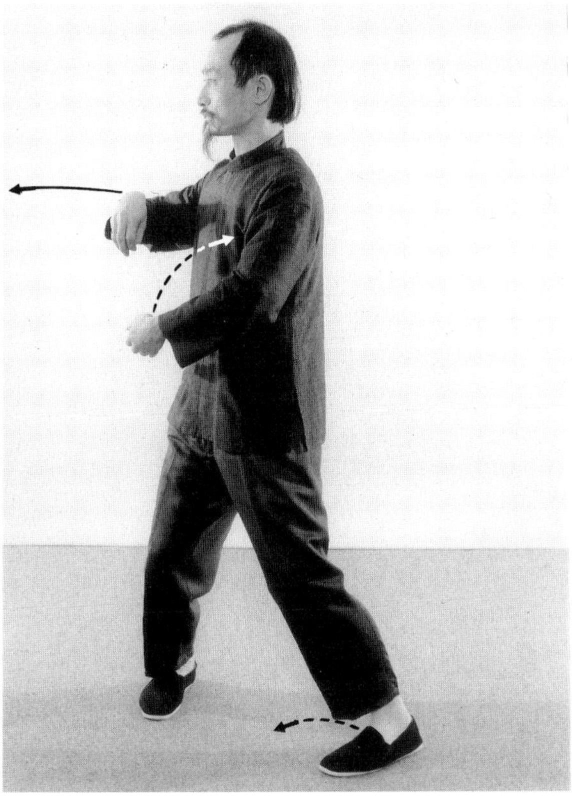

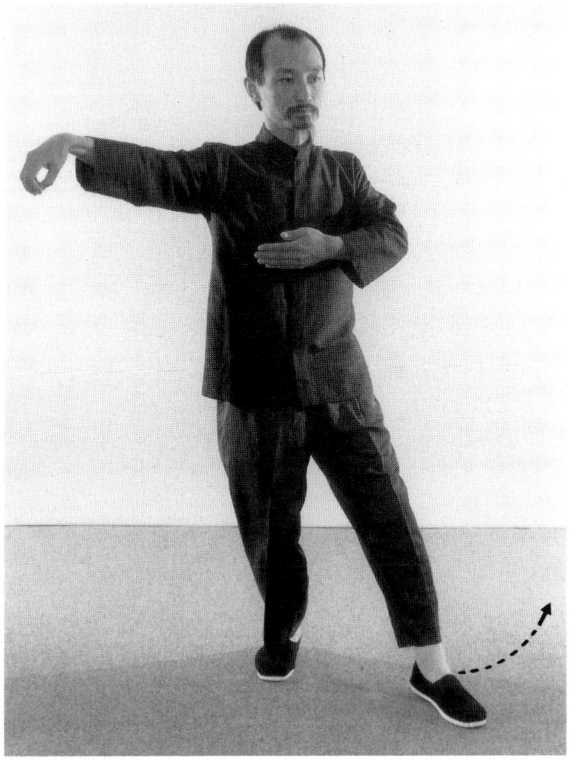

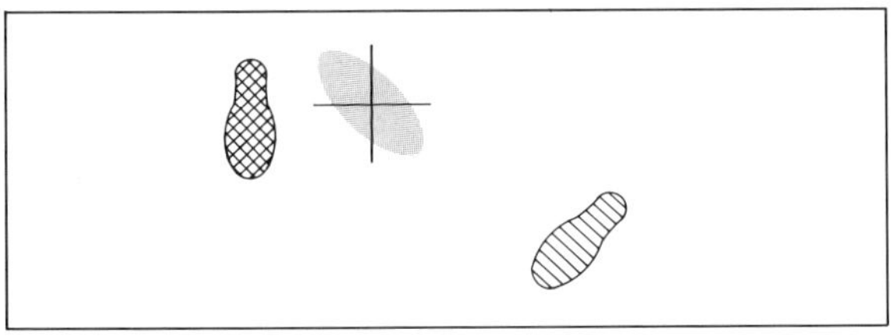

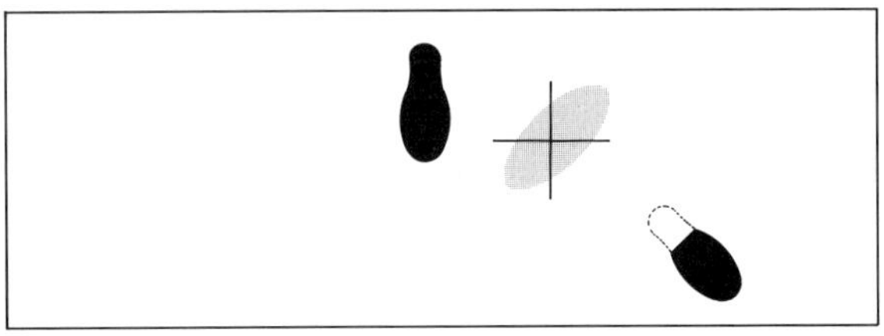

3. Den Rumpf nach rechts drehen, bis die Vorderseite nach NO gerichtet ist. Dabei das Gewicht bis 70% auf den rechten Fuß verlagern. Die Arme folgen der Bewegung des Rumpfes. Linker Arm: Den Arm senken und vor den Körper bringen, bis die linke Hand sich vor der rechten Hüfte befindet (Handfläche zeigt nach oben). Rechter Arm: Den Arm auf der gleichen Höhe lassen, ihn durch Anwinkeln dem Körper nähern (Ellenbogenstoß). Die Hand dabei senken und die Fingerspitzen zum Vogelkopf (Hakenhand) schließen. Rechte und linke Hand befinden sich jetzt in einer Fallinie.

Beachte: Die Drehung des Rumpfes nach rechts beginnt bereits zu Beginn der Gewichtsverlagerung (Mühlstein-Prinzip).

4. Den Rumpf nach links drehen, bis die Vorderseite nach NW zeigt. Dabei das Gewicht bis 90% auf den rechten Fuß verlagern.
Das linke Bein folgt der Bewegung des Rumpfes mit angehobener Ferse, bis die Fußspitze nach NW zeigt. Gleichzeitig den linken Arm etwas vor dem Körper heben, Handfläche dem Körper zugewandt (Abwehren). Den rechten Arm einhergehend mit der Rumpfdrehung auf der gleichen Höhe nach NO ausstrecken, die Handhaltung bleibt unverändert.

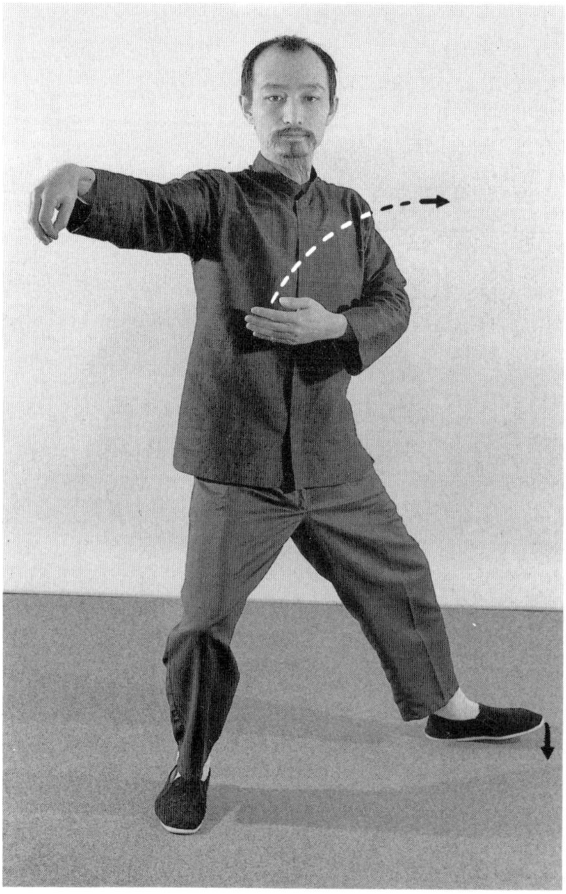

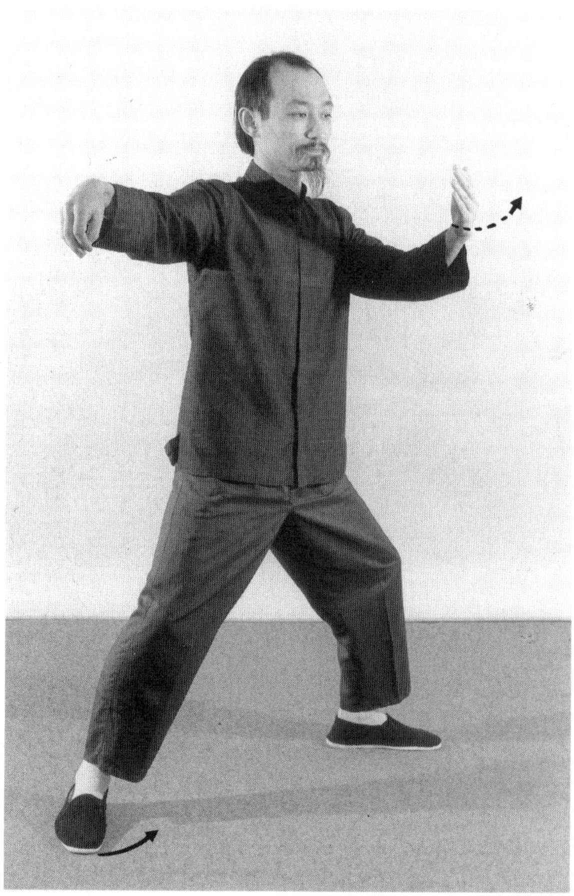

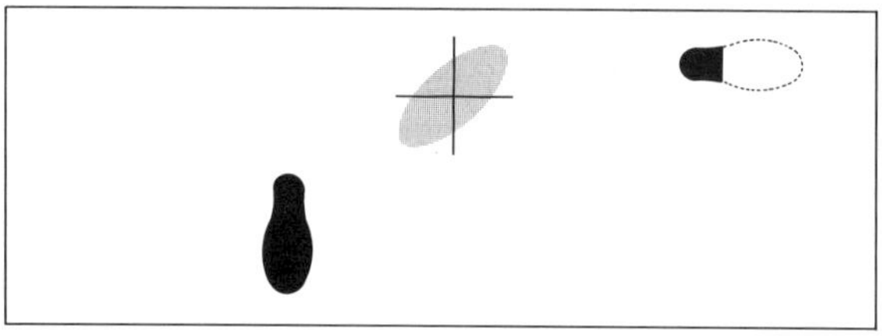

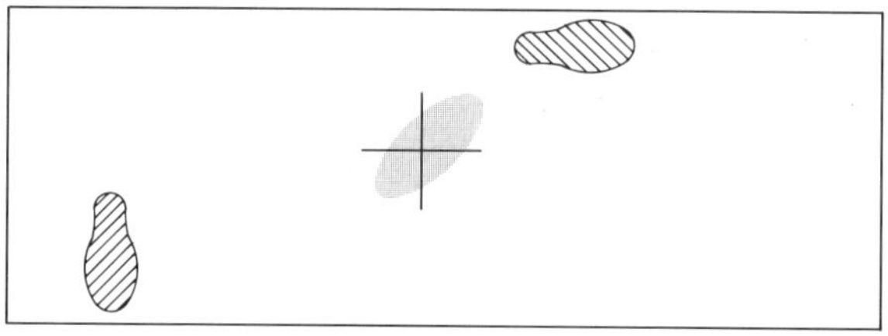

5. Das linke Bein einem Kreisbogen folgend nach SW mit der Ferse aufsetzen.

6. Den Rumpf ein wenig nach links drehen (Mühlstein-Prinzip). Dabei das Gewicht bis 50% auf den linken Fuß verlagern, den Fuß senken und das Knie beugen. Der linke Arm folgt der Bewegung des Rumpfes auf einem großen, nach oben gerichteten Kreisbogen. Beim Heben des Armes bleibt die Handfläche dem Körper zugewandt. Die Haltung des rechten Armes bleibt unverändert.

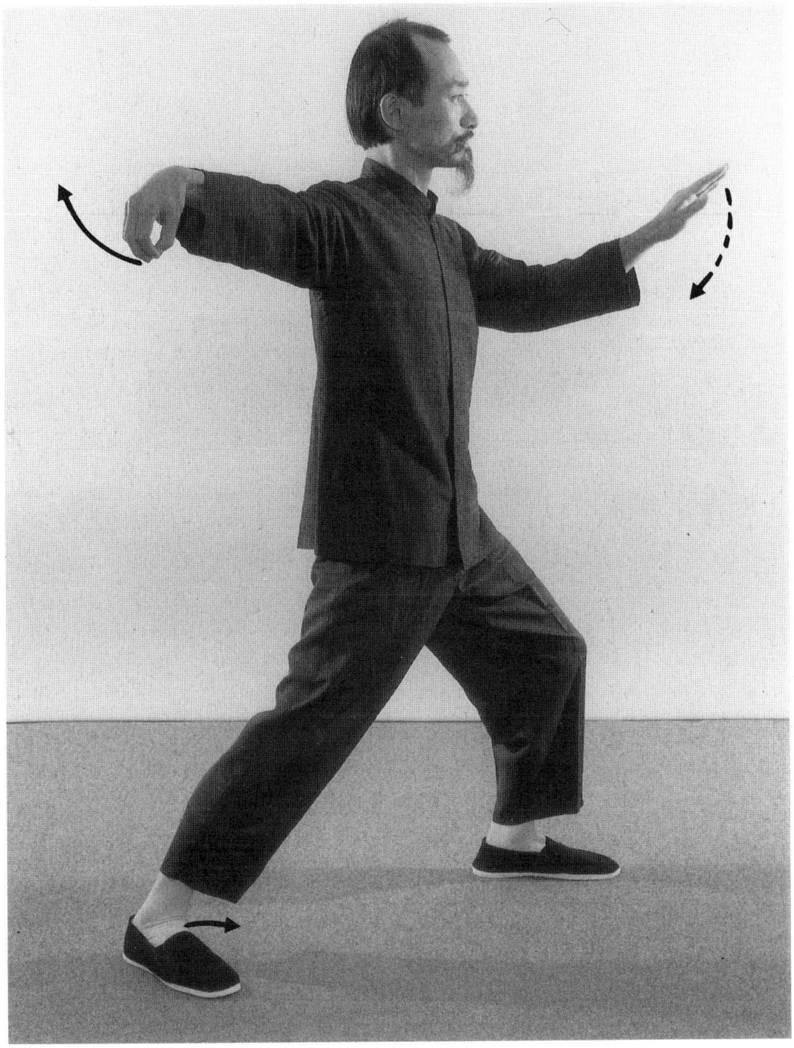

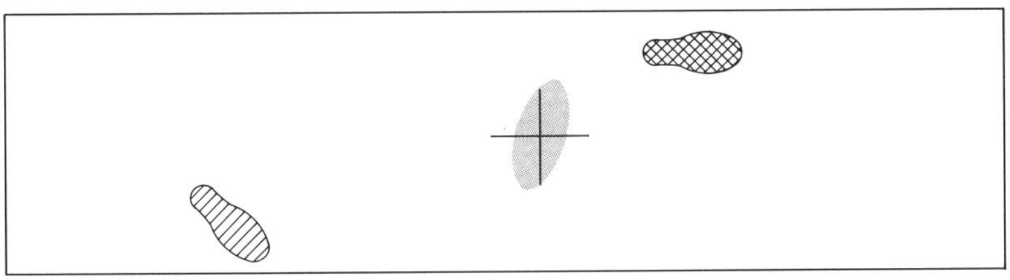

7. Rumpf und rechtes Bein auf der Ferse nach links drehen, bis die Vorderseite des Rumpfes nach NWW und die Fußspitze nach NW zeigen (Mühlstein-Prinzip, Bogenschritt). Dabei das Gewicht bis 70% auf den linken Fuß verlagern und das Knie beugen.
Unterarm und Hand des linken Armes zum Ende der Bewegung hin nach vorne drehen, die Hand leicht anwinkeln (stehende Hand) und mit ihr ein Stoßen andeuten. Zum Ende der Bewegung hin den rechten Arm (Vogelkopf) ein wenig anheben.

70% des Gewichts ruhen auf dem vorderen linken, 30% auf dem hinteren rechten Fuß. Die Vorderseite des Rumpfes ist nach NWW gerichtet. Wir sehen nach W. Wir befinden uns in der Stellung »Peitsche«.

9. Hände heben

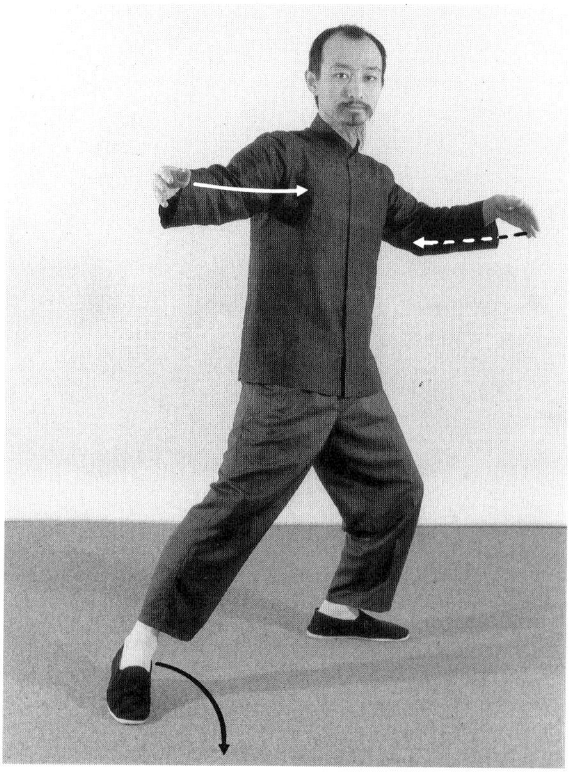

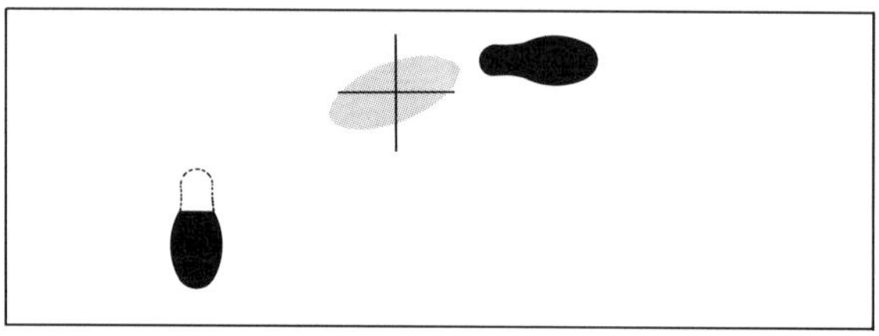

1. Den Rumpf nach rechts drehen bis die Vorderseite nach NNW gerichtet ist. Dabei das Gewicht bis 90% auf den linken Fuß verlagern. Das rechte Bein folgt der Bewegung des Rumpfes mit angehobener Ferse, bis die Fußspitze nach N zeigt.
Die Arme durch Loslassen in den Ellenbogen ein wenig einwärts bringen. Dabei die rechte Hand heben und den »Vogelkopf« durch Auseinandernehmen der Finger öffnen.
Wir sehen nach Norden.

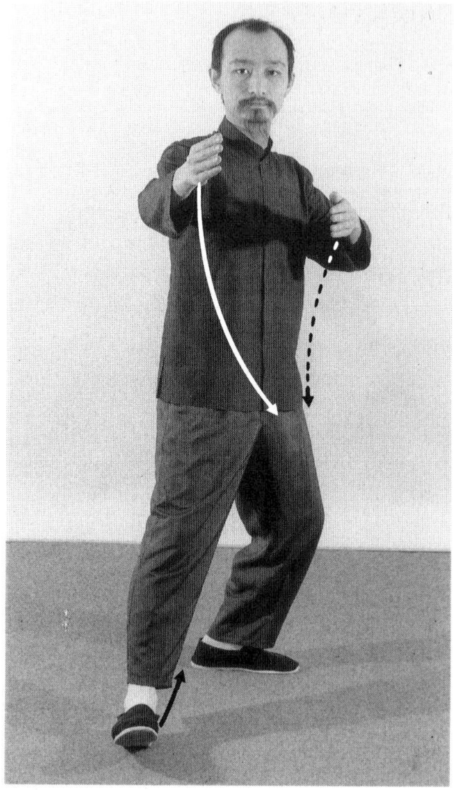

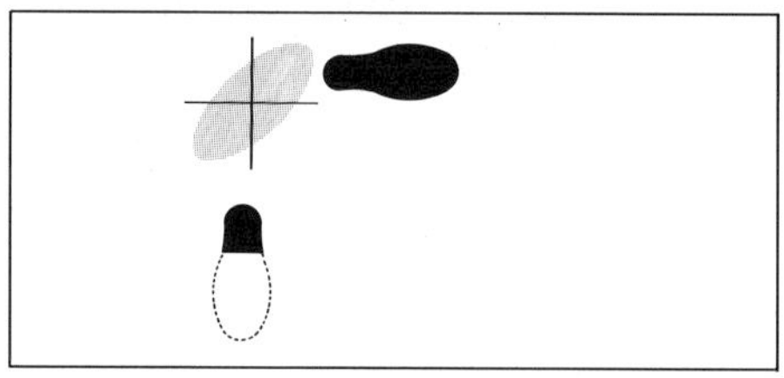

2. Das Gewicht bleibt auf dem linken Fuß. Den Rumpf ein wenig nach links drehen, bis die Vorderseite nach NW zeigt, dabei das rechte Bein einem Kreisbogen folgend nach links mit der Ferse aufsetzen (T-Schritt). Das Bein nicht durchstrecken!
Gleichzeitig beide Arme durch Loslassen in den Ellenbogen näher zusammenführen, dabei die linke Hand auf die Höhe des rechten Ellenbogens bringen, die Handfläche zeigt zum Ellenbogen.

90% des Gewichts ruhen auf dem hinteren linken, 10% auf dem vorderen rechten Fuß.
Wir befinden uns in der Stellung »Hände heben«.[1]

1 In der Stellung »Hände heben« wird die Technik »Spalten« angewandt.

10. Schulterstoß

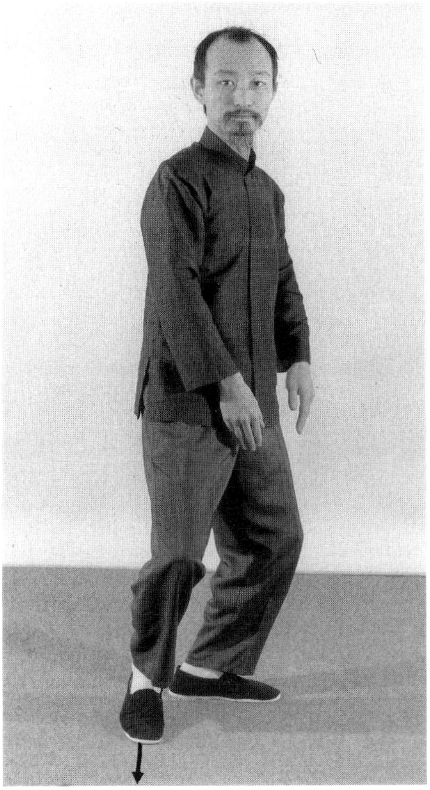

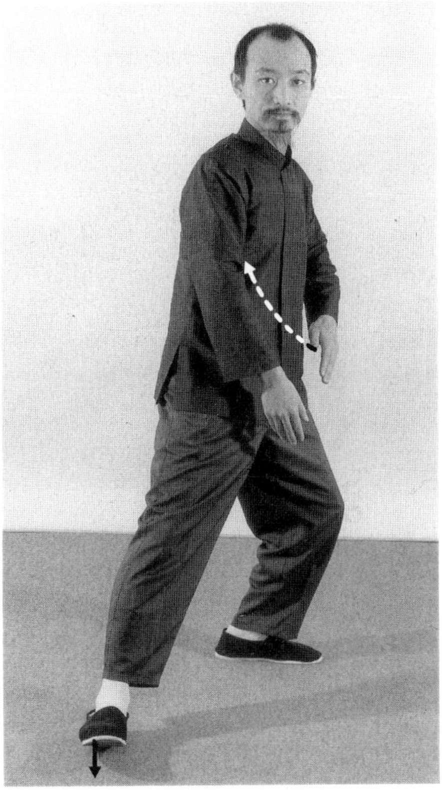

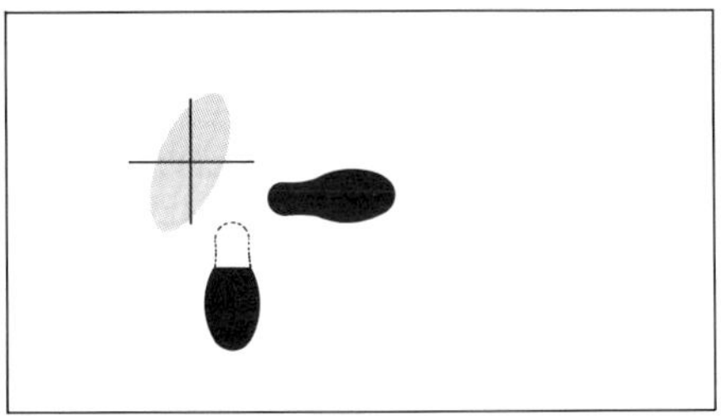

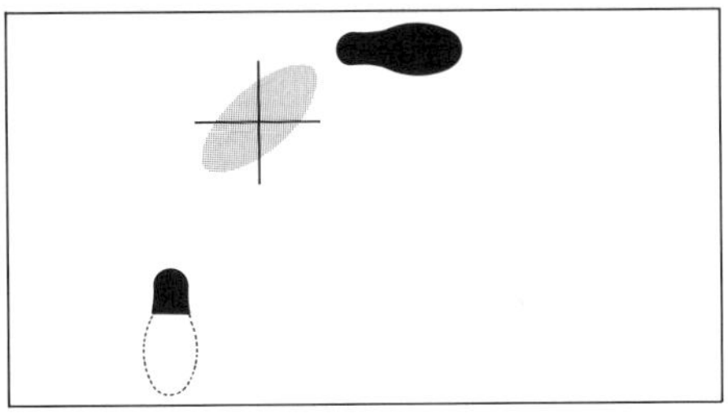

1. Das Gewicht bleibt auf dem linken Fuß. Den Rumpf ein wenig nach links drehen, bis die Vorderseite nach NNW zeigt. Dabei das rechte Bein etwas angehoben zum Körper ziehen und es dann mit dem vorderen Teil des Fußes leicht aufsetzen. Gleichzeitig die Arme senken, die Handflächen zeigen zum Körper.

2. Den Rumpf ein wenig nach rechts drehen, bis die Vorderseite nach NW gerichtet ist, dabei das rechte Bein gerade nach vorne (N) mit der Ferse aufsetzen.

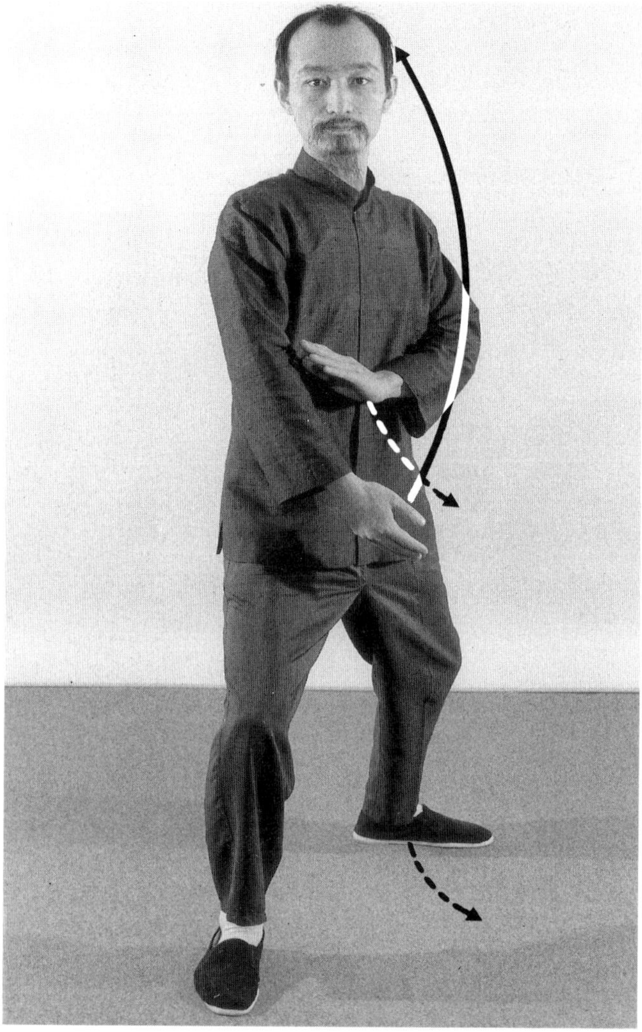

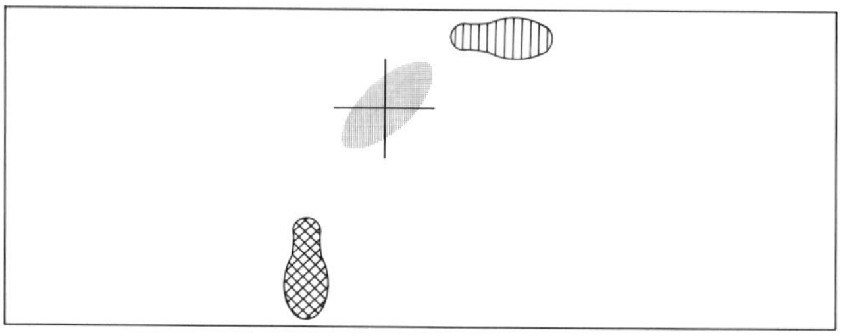

3. Das Gewicht bis 70 % auf den rechten Fuß verlagern, dabei den Fuß senken und das Knie beugen. Die Haltung des rechten Armes bleibt unverändert, die Handfläche zeigt zum Körper. Unterarm und Hand des linken Armes einhergehend mit der Gewichtsverlagerung vor dem Körper anheben. Die linke Hand nähert sich dabei der rechten Armbeuge. Zum Ende der Bewegung hin die linke Hand leicht anwinkeln (stehende Hand).

Die Vorderseite des Rumpfes ist nach NW gerichtet. Wir sehen nach N. 70 % des Gewichts ruhen auf dem vorderen rechten, 30 % auf dem hinteren linken Fuß. Wir befinden uns in der Stellung »Schulterstoß«.

11. Storch breitet die Flügel aus

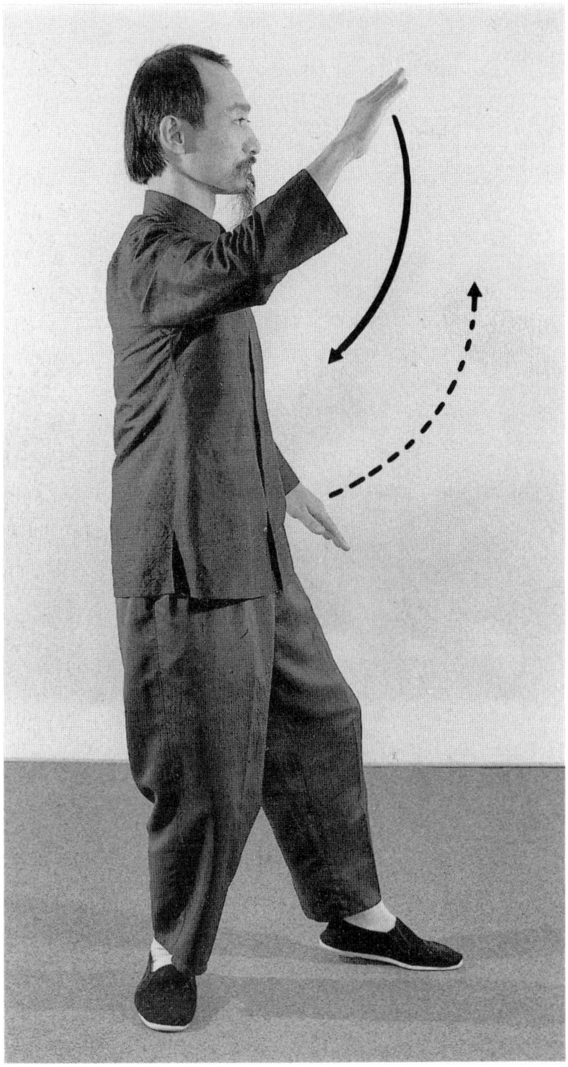

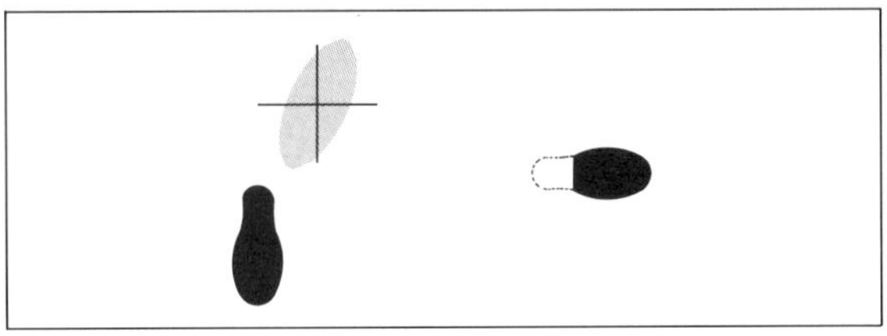

1. Den Rumpf nach links drehen, bis die Vorderseite nach NWW gerichtet ist. Dabei das Gewicht vollständig auf den rechten Fuß verlagern. Zum Ende der Bewegung hin das linke Bein einem Kreisbogen folgend nach vorne (W) mit dem vorderen Teil des Fußes aufsetzen (Schritt des fischenden Pferdes) und das rechte Bein etwas strecken. Einhergehend mit der Rumpfdrehung den rechten Arm in seiner leichten Rundung heben, dabei Unterarm und Hand als Einheit nach außen drehen (Schulter nicht hochziehen!).
Den linken Arm zur Körperseite senken. Zum Ende der Bewegung hin die Hand leicht anwinkeln (stehende Hand).

90% des Gewichts ruhen auf dem hinteren rechten, 10% auf dem vorderen linken Fuß. Die Vorderseite des Rumpfes ist nach NWW gerichtet. Wir sehen nach W.
Wir befinden uns in der Stellung »Storch breitet die Fügel aus«.

Beachte: Die Rumpfdrehung muß sehr langsam erfolgen, um die große Bewegung des rechten Armes mit ihr koordinieren zu können.

12. Linkes Knie streifen

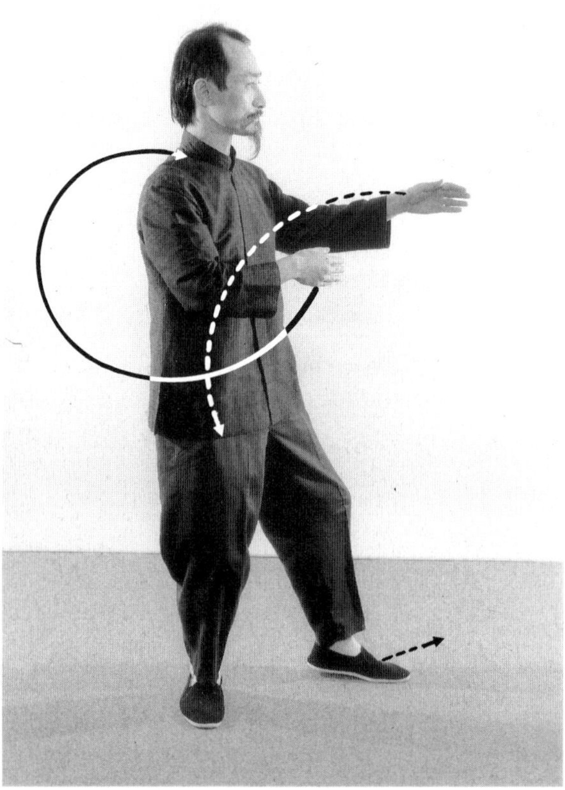

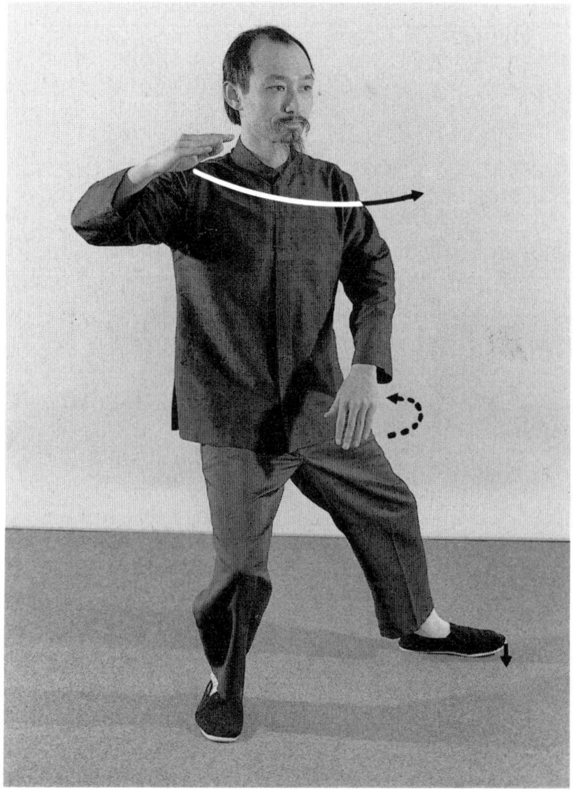

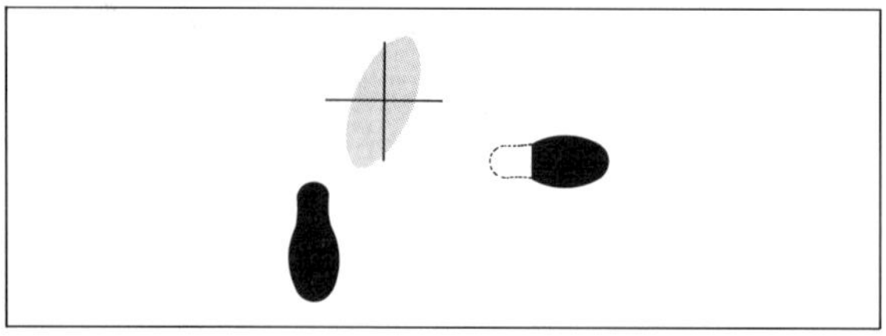

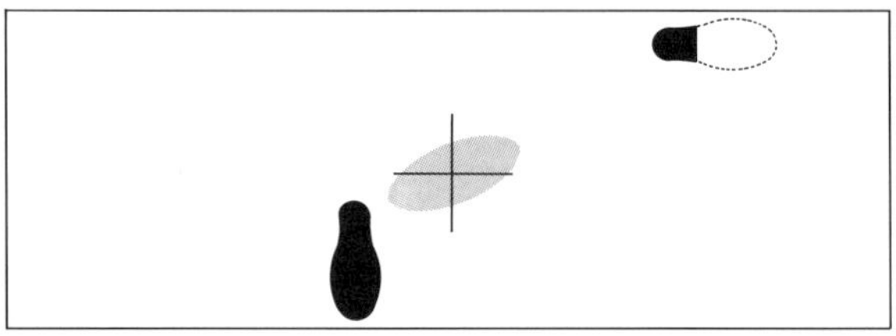

1. Das Gewicht bleibt auf dem rechten Fuß. Den Rumpf ein wenig nach rechts drehen. Dabei das rechte Knie etwas beugen (Loslassen, Sinken).
Gleichzeitig mit den Armen gegenläufige Bewegungen beginnen: den rechten Arm (Hand vor der Mittelachse) senken, den linken an der Körperseite heben.

2. a) Den Rumpf nach rechts drehen, bis die Vorderseite nach NNW gerichtet ist. Den rechten Arm einem Kreisbogen folgend erst auf Schulterhöhe heben (die Fingerspitzen zeigen nach NNO), dann durch Anwinkeln des Armes die Hand nach vorne führen. Gleichzeitig den linken Arm vor dem Körper nach rechts senken, bis die Hand sich vor der rechten Hüfte befindet.
b) Das linke Bein mit der Ferse nach SW aufsetzen.

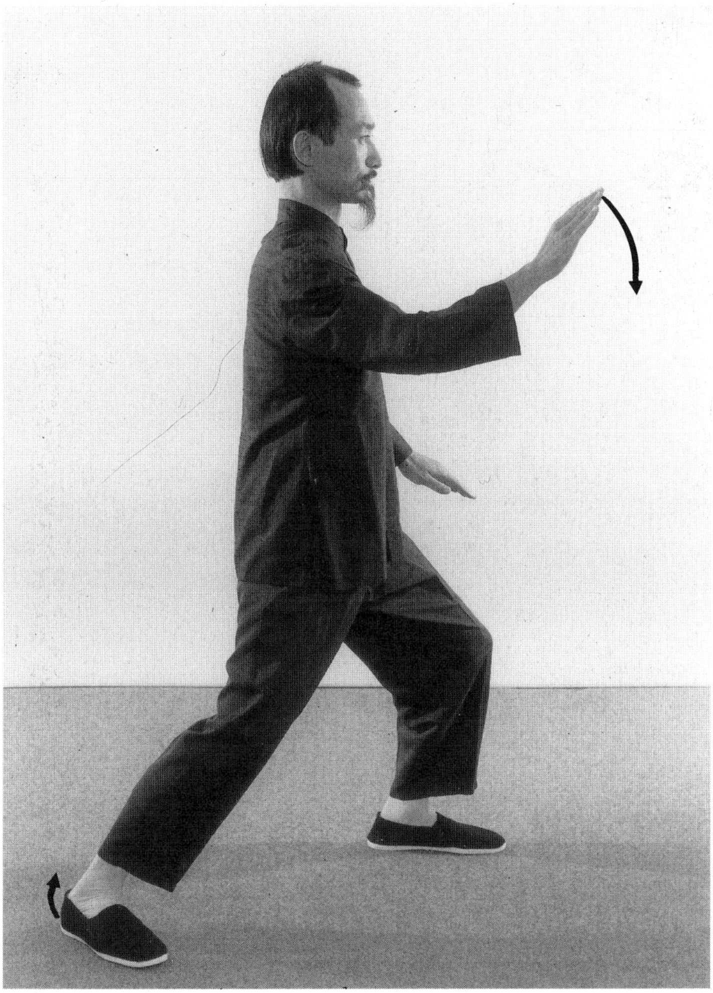

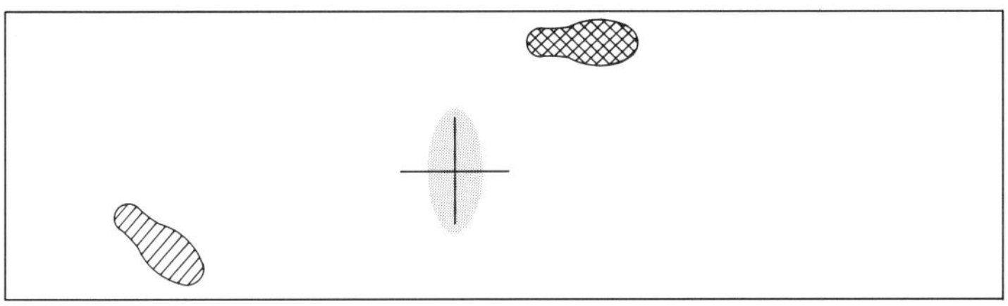

3. Rumpf und rechtes Bein auf der Ferse nach links drehen, bis die Vorderseite des Rumpfes nach W und die Fußspitze nach NW zeigen (Mühlstein-Prinzip, Bogenschritt). Dabei das Gewicht bis 70% auf den linken Fuß verlagern, den Fuß senken und das Knie beugen. Die Arme folgen der Bewegung des Rumpfes. Den rechten Arm nach vorne bringen. Zum Ende der Bewegung hin die Hand leicht anwinkeln (stehende Hand) und ein Stoßen andeuten. Den linken Arm vor dem Körper, Handfläche dem Körper zugewandt, nach links zur Körperseite führen. Abschließend die Hand leicht anwinkeln (stehende Hand).

Der vordere linke Fuß trägt 70% des Gewichts, der hintere rechte 30%.
Wir befinden uns in der Stellung »Linkes Knie streifen«.[1]

1 Ursprünglich wurde diese Bewegung tiefer ausgeführt, wobei die Hand das Knie streifte.

13. Spiele die Laute

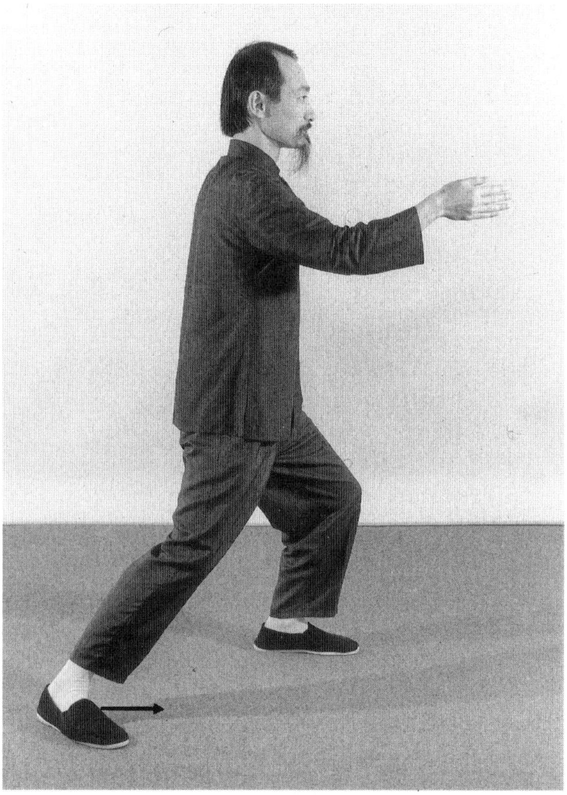

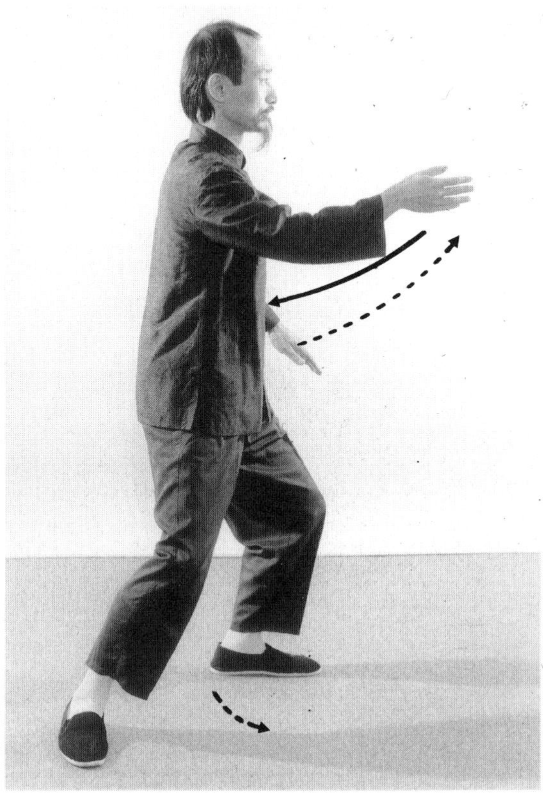

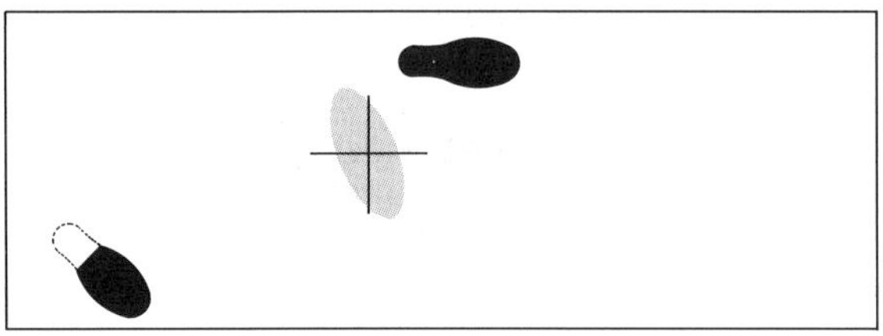

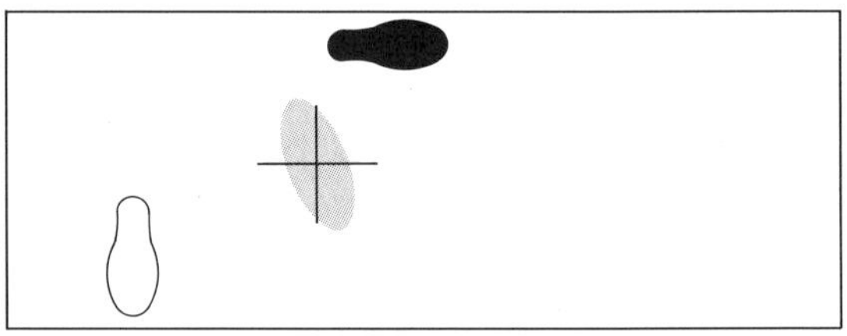

1. Den Rumpf nach links drehen, bis die Vorderseite nach SWW gerichtet ist. Dabei das Gewicht bis 90% auf den linken Fuß verlagern und das Knie beugen (Loslassen im Leistenbereich). Gleichzeitig den rechten Arm durch Loslassen im Ellenbogen etwas senken und die Hand ein wenig im Uhrzeigersinn drehen. Die Haltung des linken Armes bleibt unverändert. Einhergehend mit der Rumpfdrehung die Ferse des rechten Fußes ein wenig anheben.

2. Das rechte Bein etwas nach vorne setzen. Den Fuß mit der Ferse zuerst aufsetzen, die Fußspitze zeigt nach N.

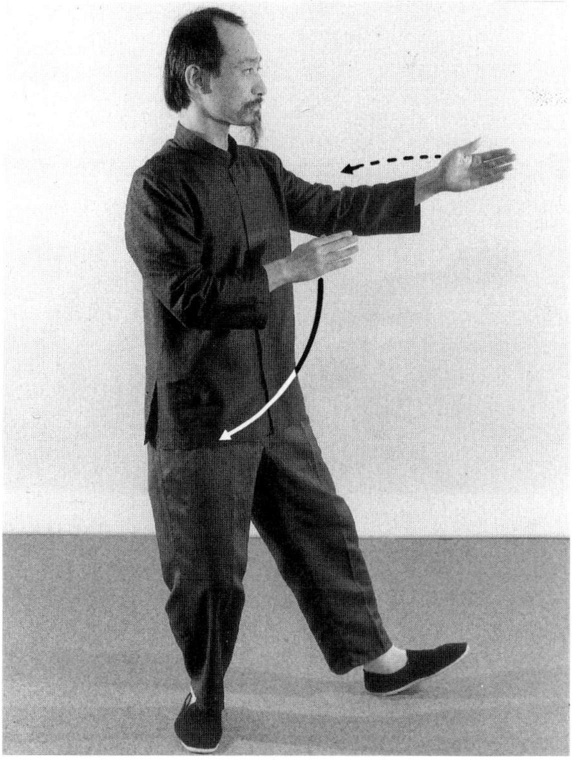

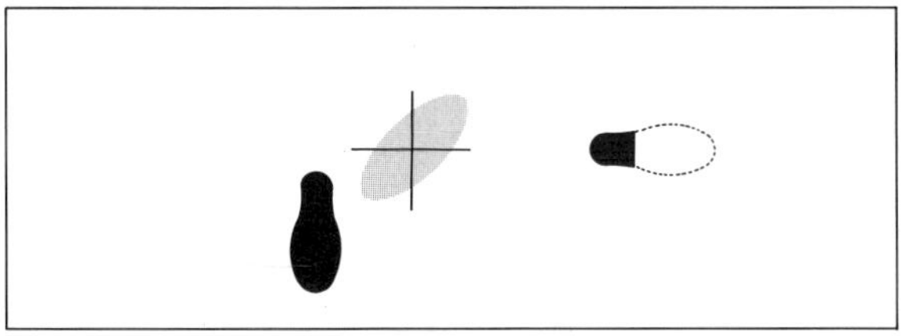

3. Den Rumpf nach rechts drehen, bis die Vorderseite nach NW gerichtet ist. Dabei das Gewicht bis 90 % auf den rechten Fuß verlagern und das Knie beugen. Einhergehend mit der Rumpfdrehung das linke Bein, einem kleinen Kreisbogen folgend, nach links mit der Ferse aufsetzen. Gleichzeitig den linken Arm nach vorne oben heben, dabei Unterarm und Hand ein wenig gegen den Uhrzeigersinn drehen. Den rechten Arm durch Loslassen im Ellenbogen zum Körper ziehen, bis die Hand sich auf der Höhe des linken Ellenbogens befindet, Unterarm und Hand dabei ein wenig gegen den Uhrzeigersinn drehen. Abschließend die rechte Hand ein wenig anwinkeln (stehende Hand).

90 % des Gewichts ruhen auf dem hinteren rechten, 10 % auf dem vorderen linken Fuß. Die Vorderseite des Rumpfes ist nach NW gerichtet. Wir sehen nach W. Wir befinden uns in der Stellung »Spiele die Laute«.

Wiederholung

Linkes Knie streifen (12.)

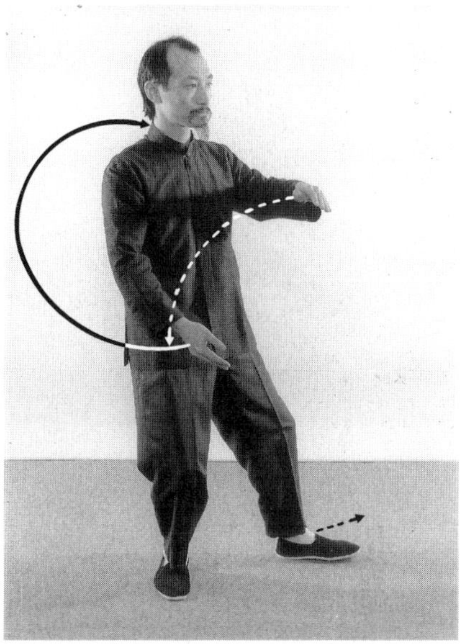

1. Das rechte Knie etwas beugen (Loslassen, Sinken). Gleichzeitig mit der Rumpfdrehung nach rechts beginnen. Die Arme folgen der Bewegung des Rumpfes (siehe 12., Foto 2a–3).

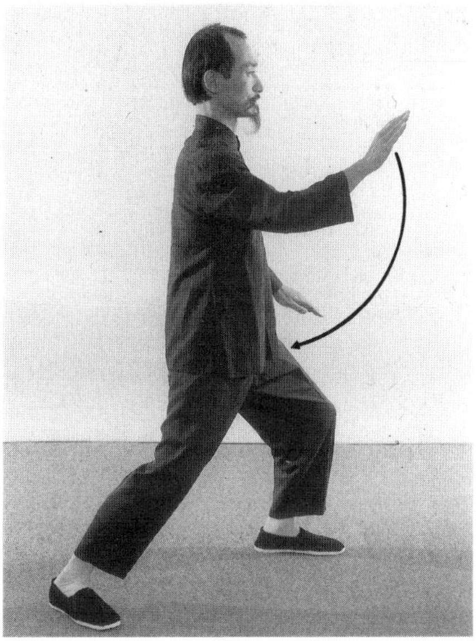

Wir befinden uns in der Stellung »Linkes Knie streifen.«

14. Fauststoß

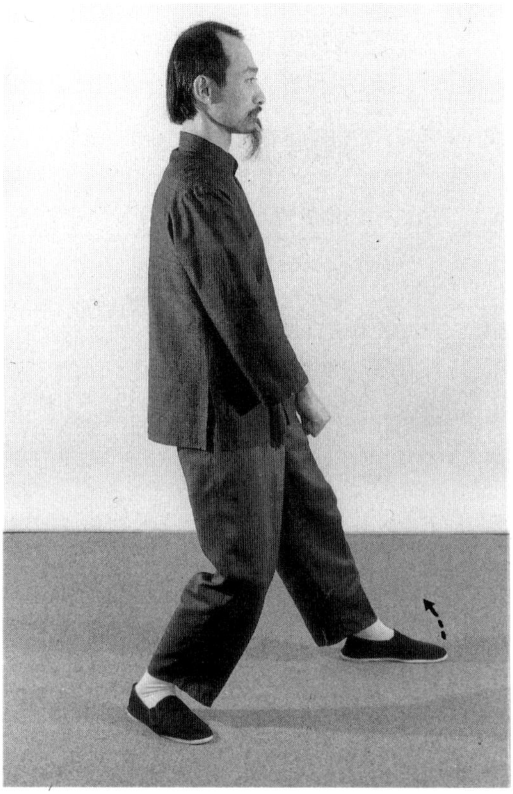

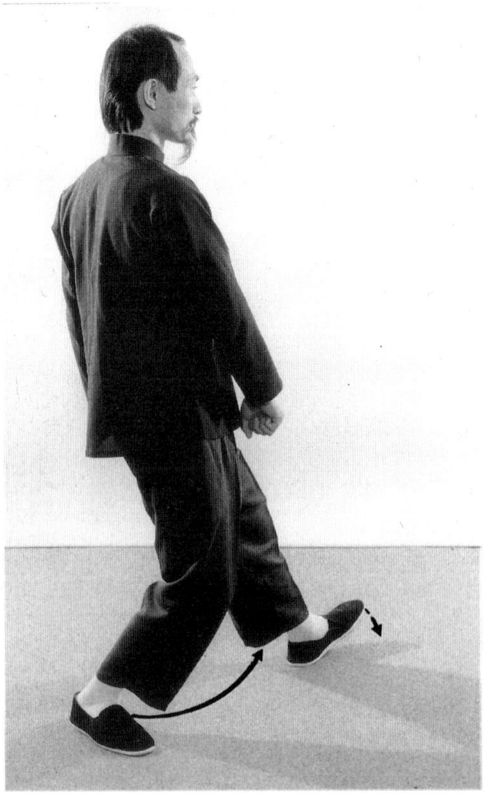

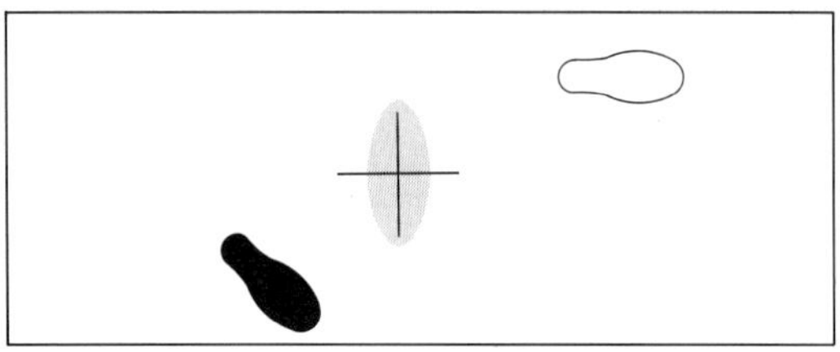

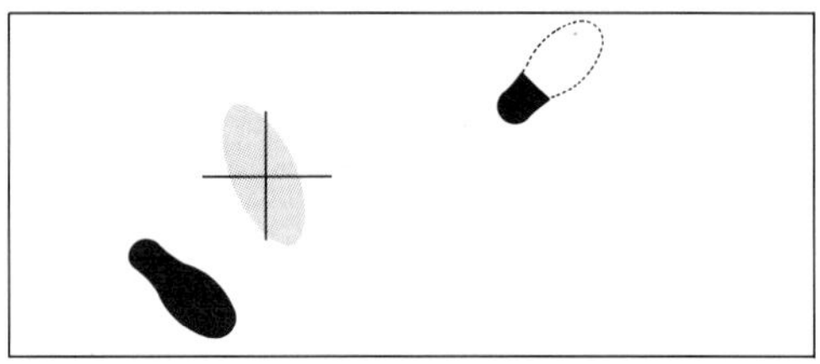

1. Das Gewicht bis 90 % auf den rechten Fuß verlagern. Dabei den rechten Arm senken und die Hand zur Faust schließen.

2. Rumpf und linkes Bein auf der Ferse nach links drehen, bis die Vorderseite des Rumpfes nach SWW und die Fußspitze nach SW zeigen. Gleichzeitig die linke Hand ein wenig gegen den Uhrzeigersinn drehen.[1]

1 Bei der Anwendung (Selbstverteidigung) werden die auf Foto 1 und 2 dargestellten Bewegungen gleichzeitig ausgeführt.

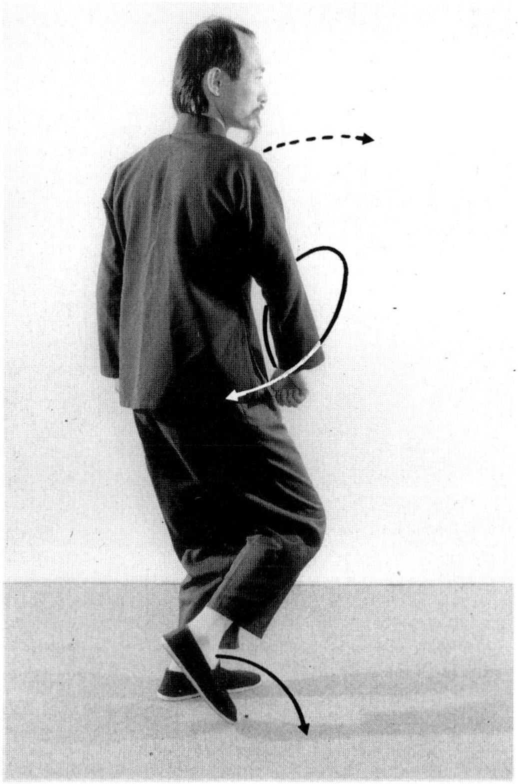

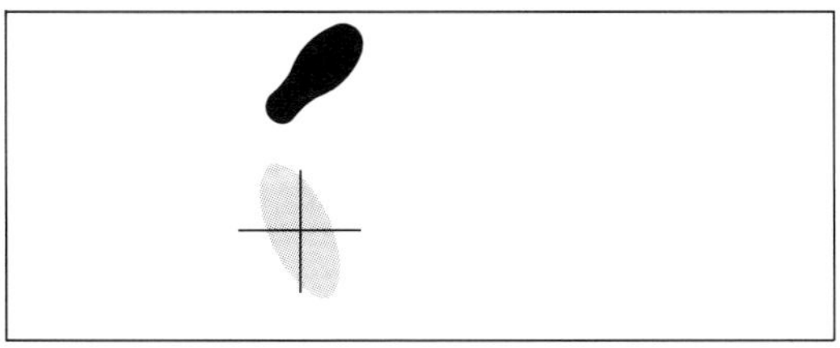

3. a) Das Gewicht vollständig auf den linken Fuß verlagern, den Fuß senken und das Knie beugen.
b) Das rechte Bein anheben und zum linken ziehen. Die Haltung der Arme bleibt unverändert.

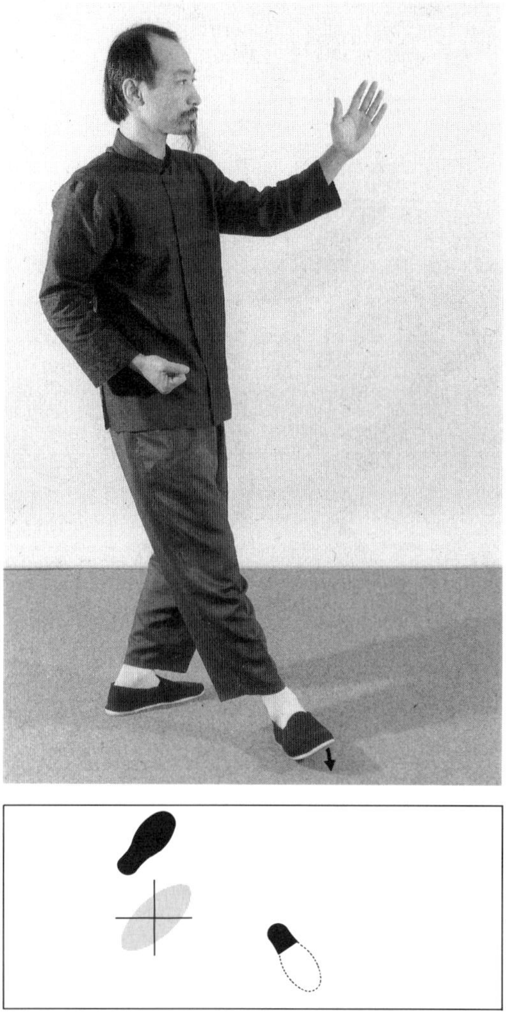

4. Auf dem linken Bein stehend den Rumpf nach rechts drehen, bis die Vorderseite nach NW gerichtet ist. Dabei das rechte Bein nach NW aufsetzen, die Fußspitze weist nach NNW. Das Gewicht bleibt auf dem linken Fuß.
Die Arme folgen der Bewegung des Rumpfes:
Beide Arme erst Kreisbögen folgend nach oben rechts führen (in den Ellenbogen loslassen).
Den rechten Arm dann zur rechten Körperseite bringen und die Faust zur rechten Hüfte ziehen, der Handrücken zeigt nach unten. Gleichzeitig den linken Arm etwas nach vorne (W) führen, die Außenkante der Hand zeigt nach W.

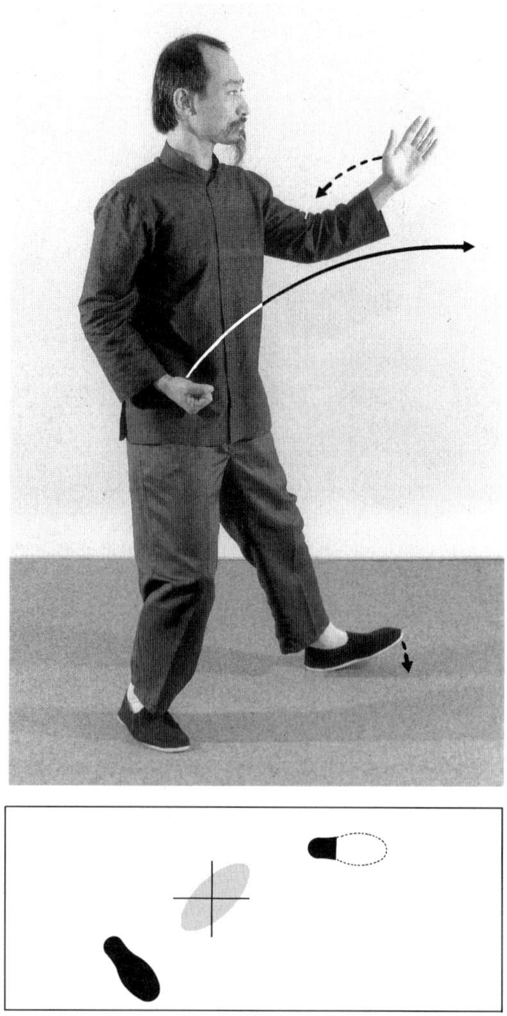

5. a) Das Gewicht bis 90 % auf den rechten Fuß verlagern, den Fuß senken und das Knie beugen.
b) Das linke Bein nach vorne (W) mit der Ferse aufsetzen. Die Haltung der Arme bleibt unverändert.

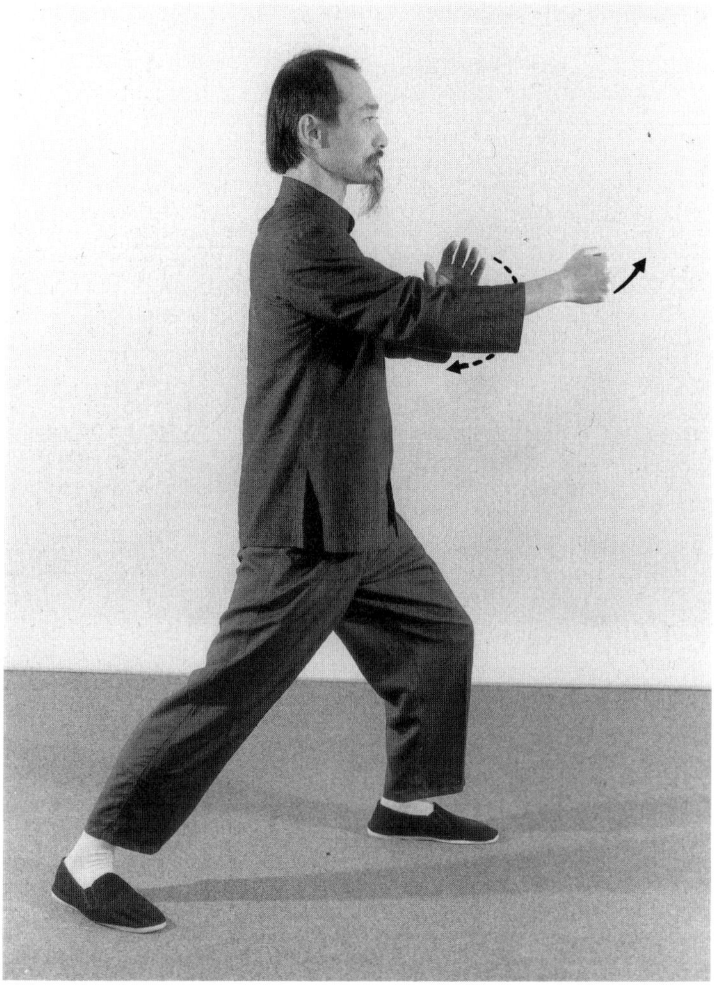

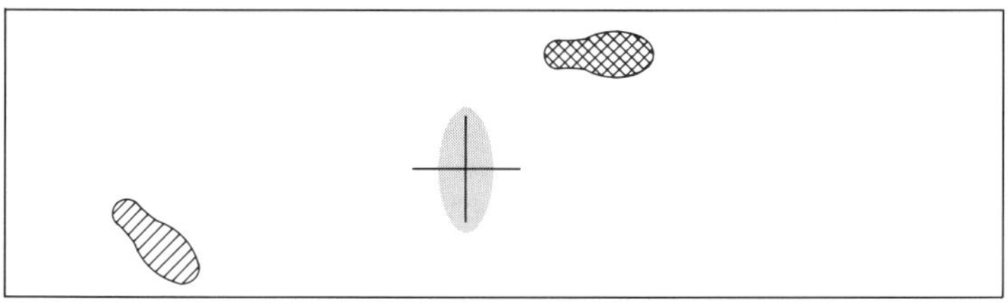

6. Rumpf und rechtes Bein auf der Ferse nach links drehen, bis die Vorderseite des Rumpfes nach W und die Fußspitze nach NW zeigen (Mühlstein-Prinzip, Bogenschritt). Dabei das Gewicht bis 70% auf den linken Fuß verlagern. Gleichzeitig die Faust von der Hüfte auf einem etwas einwärts gerichteten Kreisbogen nach vorne (W) bringen.[1] In dieser Bewegung Unterarm und Faust (als Einheit) gegen den Uhrzeigersinn drehen.

Durch Loslassen im Ellenbogen den linken Arm so nahe zum Körper führen, bis die linke Hand sich auf der Höhe der rechten Armbeuge befindet.

70% des Gewichts ruhen auf dem vorderen linken Fuß, 30% auf dem hinteren rechten.
Wir befinden uns in der Stellung »Fauststoß«.

1 siehe Seite 87

15. Zurückziehen und Stoßen

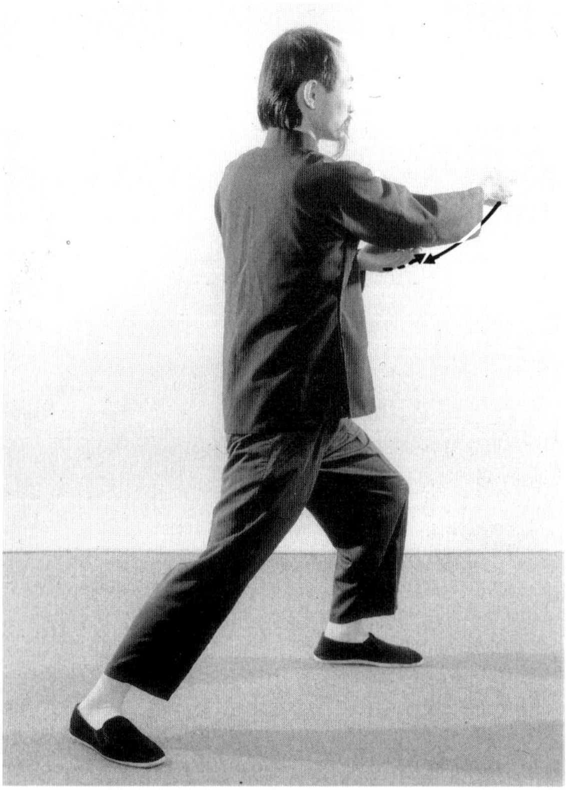

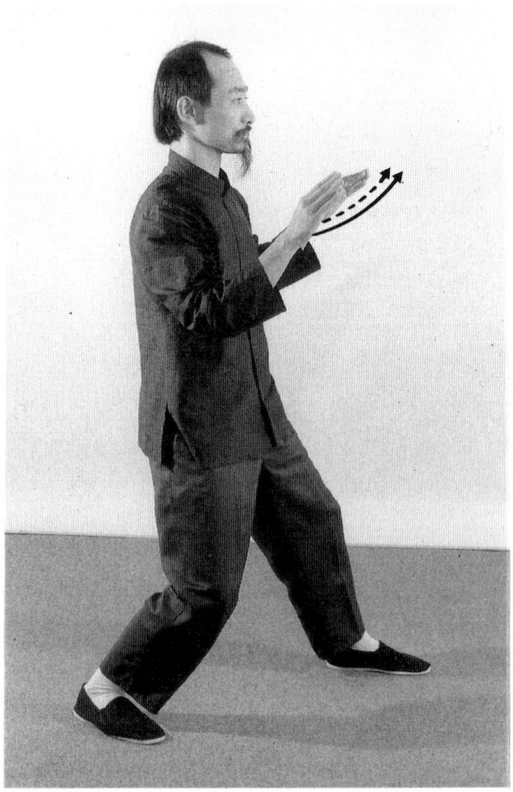

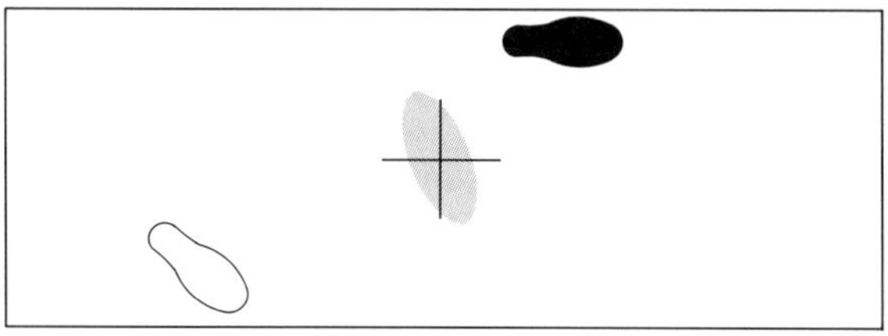

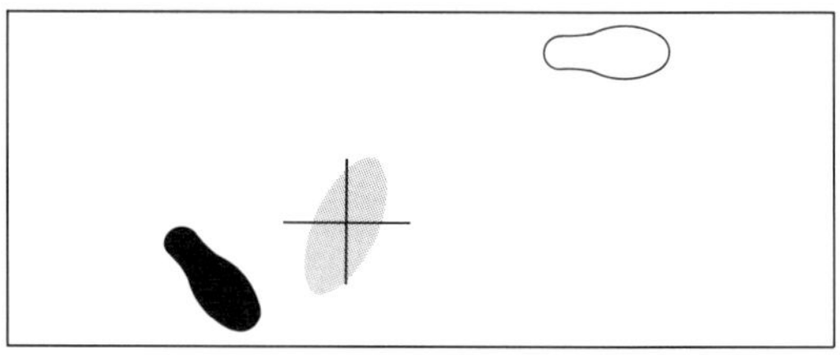

1. Den Rumpf nach links drehen, bis die Vorderseite nach SWW gerichtet ist. Dabei das Gewicht bis 90% auf den linken Fuß verlagern. Gleichzeitig den rechten Arm ein wenig nach SWW strecken, dabei die Faust öffnen und die Handfläche nach oben drehen. Unterarm und Hand des linken Armes auf einem gegen den Uhrzeigersinn gerichteten Kreisbogen vor dem Körper senken, bis die linke Hand sich unter dem rechten Ellenbogen befindet, die Handfläche zeigt nach oben.

2. Den Rumpf nach rechts drehen, bis die Vorderseite nach NWW gerichtet ist (Mühlstein-Prinzip). Dabei das Gewicht bis 90% auf den rechten Fuß verlagern. Rechter Arm: 1. Unterarm und Hand über die linke Handfläche ziehen. 2. Den Arm anwinkeln und durch Loslassen im Ellenbogen an die rechte Körperseite führen, dabei Unterarm und Hand (als Einheit) gegen den Uhrzeigersinn drehen, bis die Handfläche nach vorne unten zeigt. Linker Arm: Den Arm durch Loslassen im Ellenbogen an die linke Körperseite führen, dabei Unterarm und Hand im Uhrzeigersinn drehen, bis die Handfläche nach vorne unten zeigt.

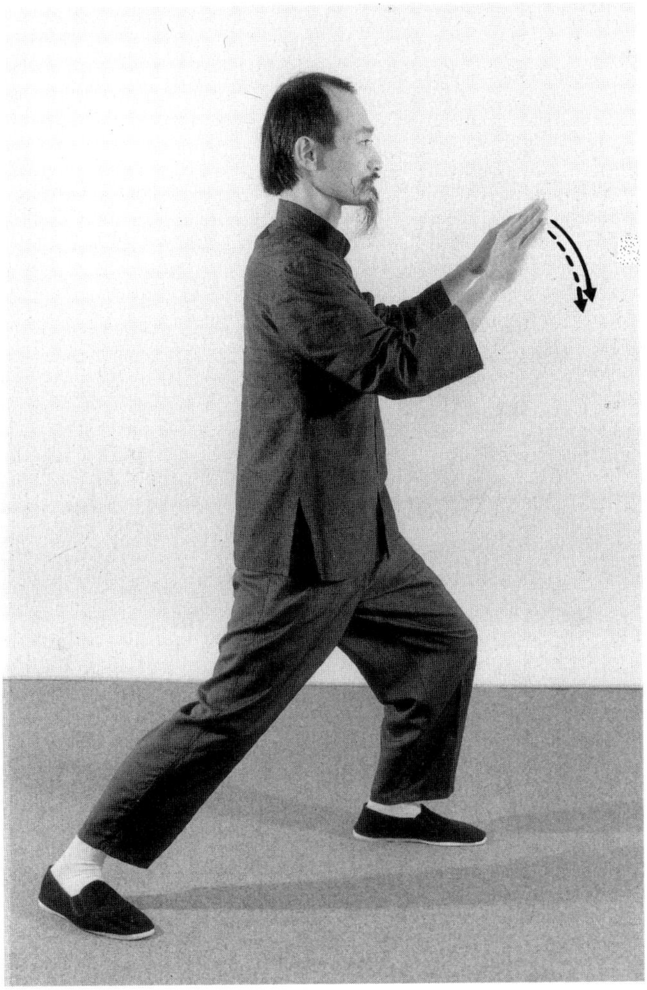

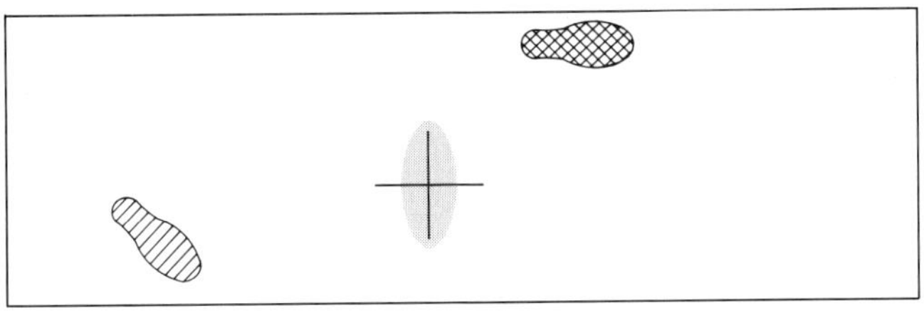

3. Den Rumpf nach links drehen, bis die Vorderseite nach W gerichtet ist (Mühlstein-Prinzip). Dabei das Gewicht bis 70 % auf den vorderen linken Fuß verlagern. Gleichzeitig die Arme zum »Stoßen« ein wenig nach vorne oben bringen.

70 % des Gewichts ruhen auf dem vorderen linken Fuß, 30 % auf dem hinteren rechten.
Wir befinden uns in der Stellung »Zurückziehen und Stoßen«.

16. Hände kreuzen

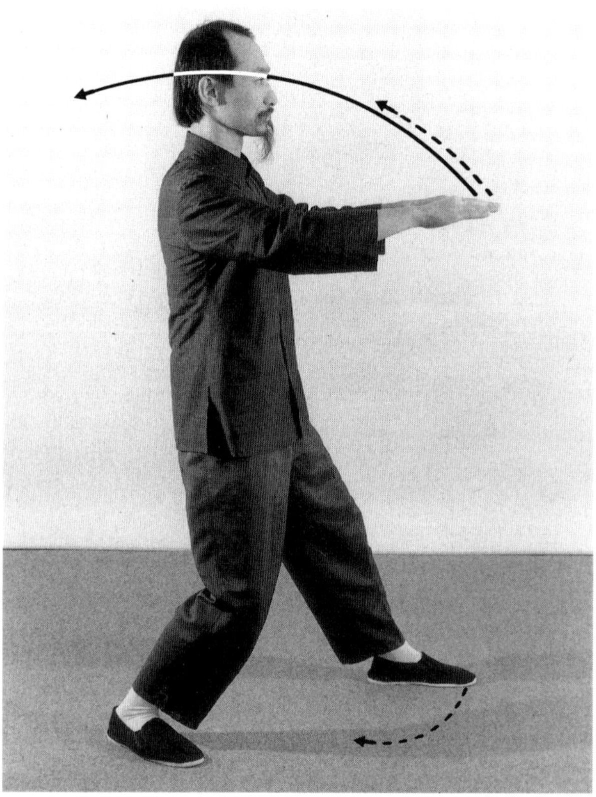

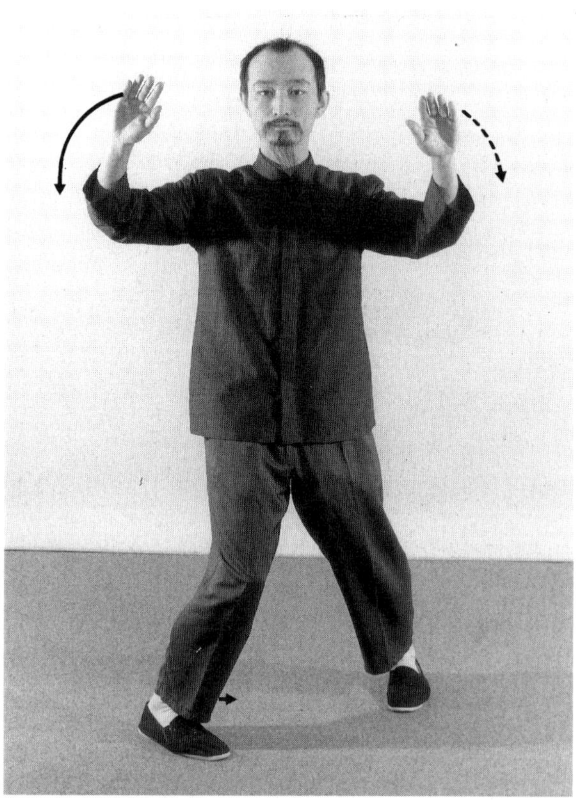

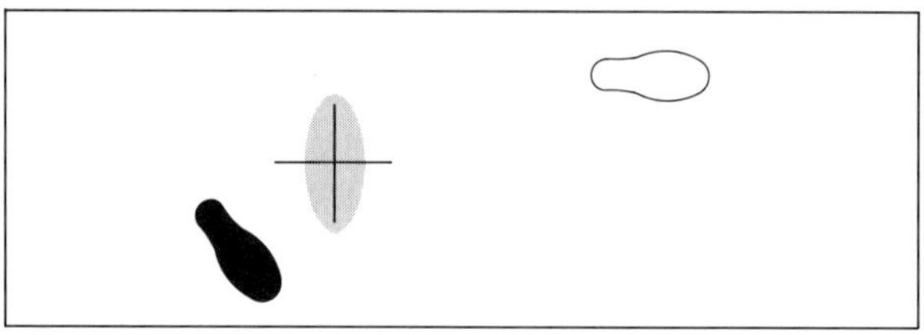

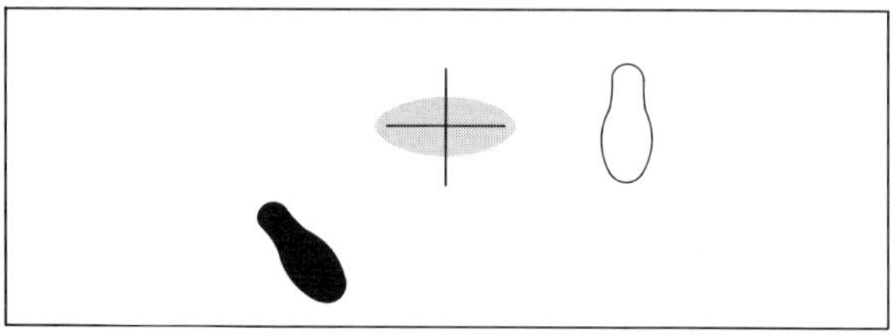

1. Das Gewicht bis 90% auf den hinteren rechten Fuß verlagern. Die Hände vorne lassen, so strecken sich die Arme wie von selbst. Die Handflächen zeigen zum Boden.

2. Den Rumpf nach rechts drehen, bis die Vorderseite nach N zeigt. Gleichzeitig das linke Bein auf der Ferse mitdrehen, bis die Fußspitze nach N weist. Das Gewicht bleibt auf dem rechten Fuß. Die Arme folgen der Bewegung des Rumpfes. Beide Arme heben und durch Nach-außen-stellen der Ellenbogen auseinandernehmen, die Handflächen zeigen nach vorne (N).

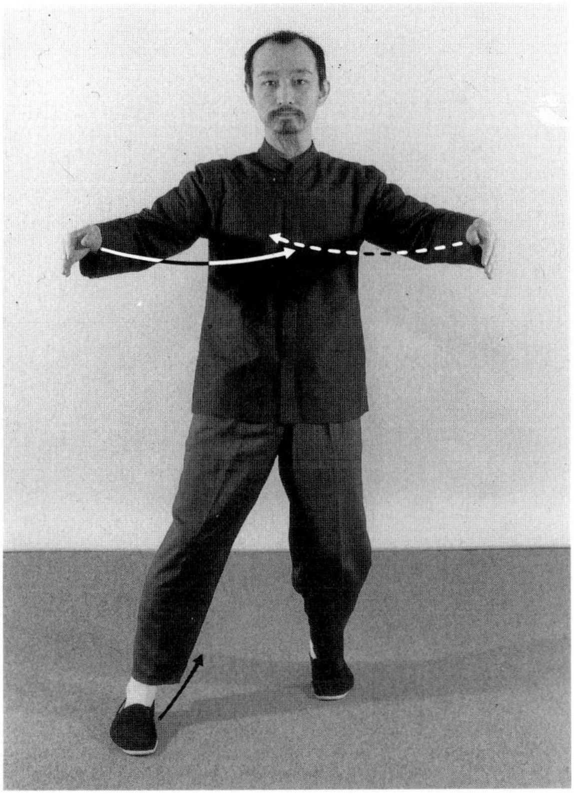

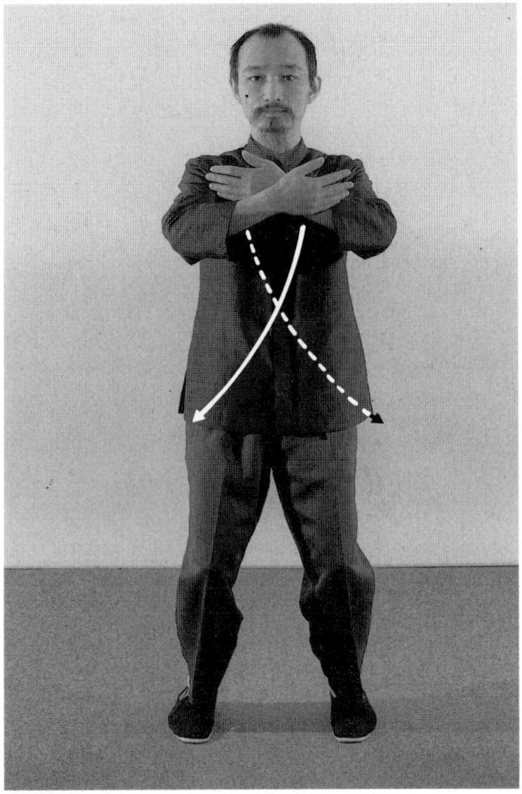

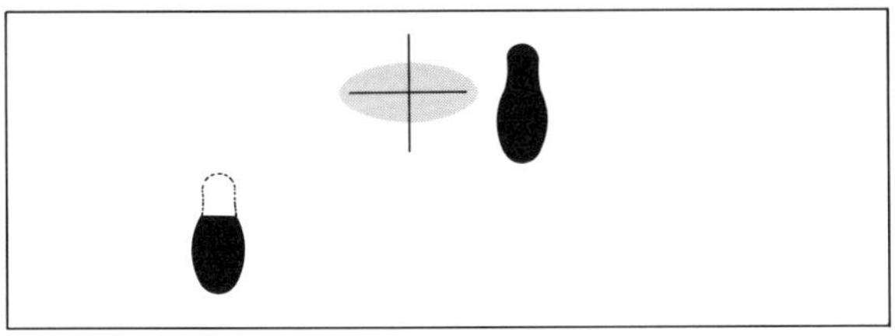

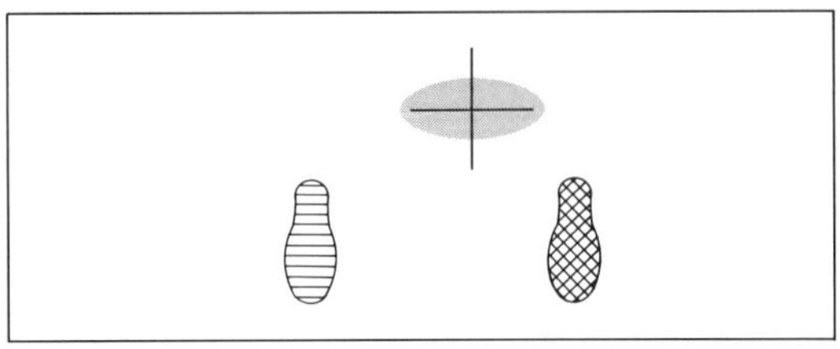

3. Das Gewicht bis 90 % auf den linken Fuß verlagern, dabei die Arme weiter auseinandernehmen und bis auf Brusthöhe senken.

4. a) Den rechten Fuß parallel zum linken setzen.
b) Das Gewicht bis 30 % auf den rechten Fuß verlagern, dabei die Arme, Kreisbögen folgend, vor dem Körper zusammenführen, bis die Handgelenke sich vor dem Brustbein überkreuzen. Die linke Hand ist innen, beide Handflächen sind dem Körper zugewandt.

70 % des Gewichts ruhen auf dem linken, 30 % auf dem rechten Fuß.
Wir befinden uns in der Stellung »Hände kreuzen«.

Teil 2[1]

17. Tiger umarmen und zum Berg zurückkehren

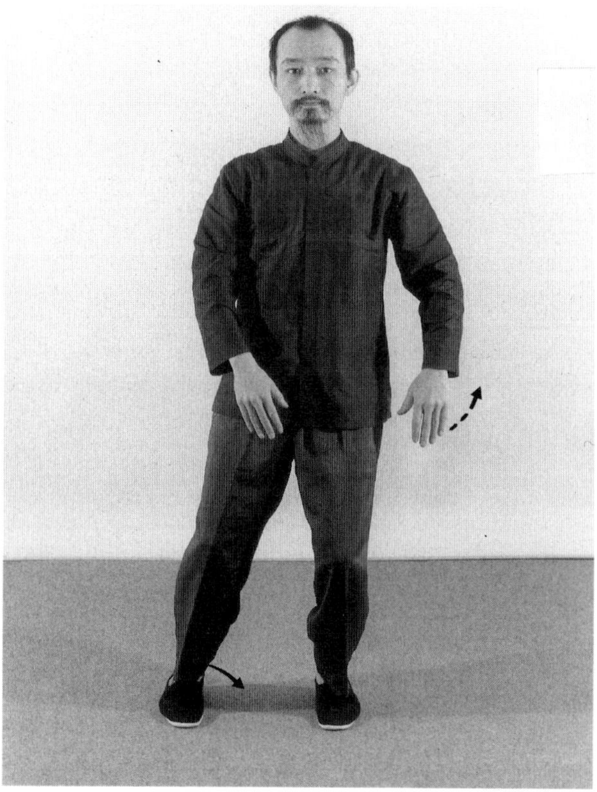

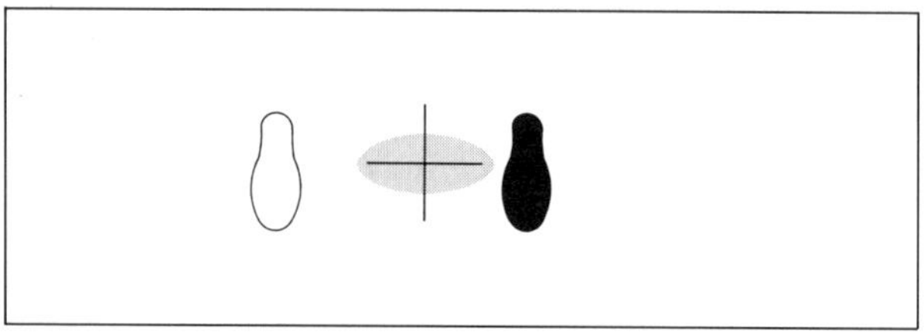

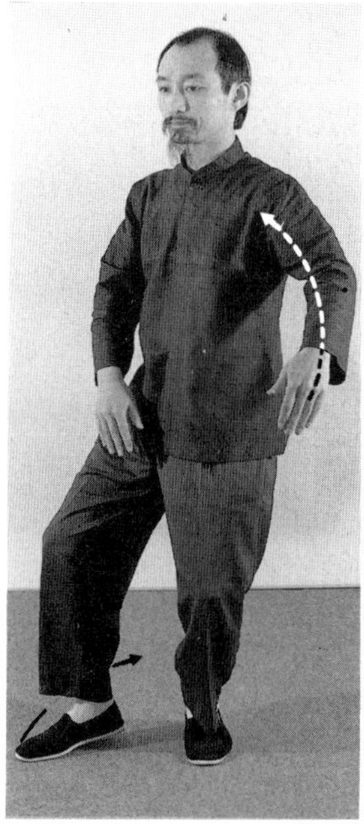

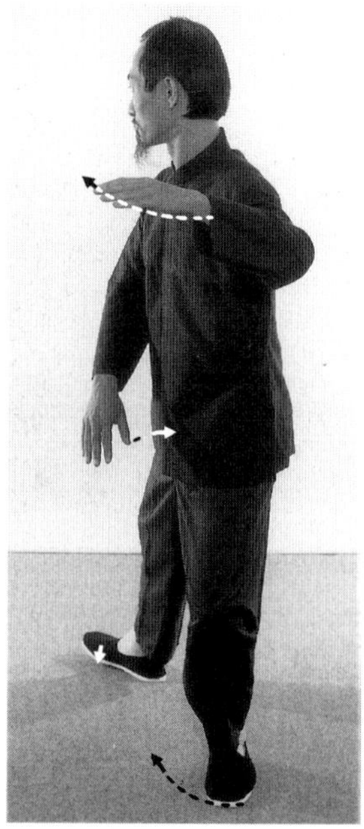

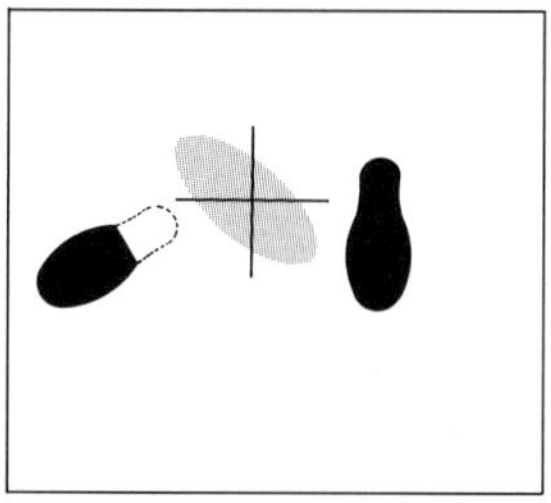

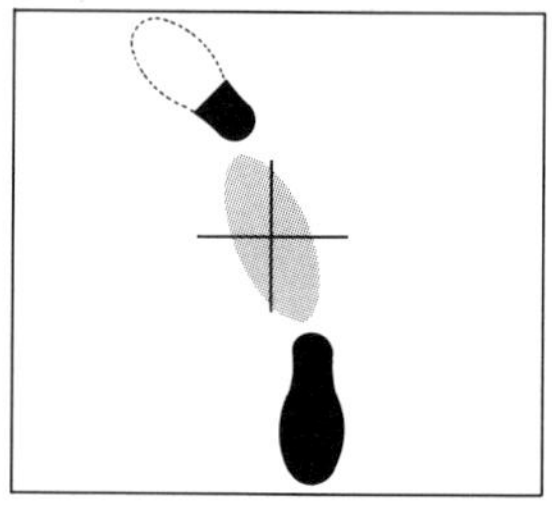

1. Das Gewicht bis 90 % auf den linken Fuß verlagern und das Knie beugen (Loslassen, Sinken). Gleichzeitig beide Arme senken und auseinandernehmen. Die Handflächen sind dem Körper zugewandt.

2. Den Rumpf nach rechts drehen, bis die Vorderseite nach NO gerichtet ist. Das rechte Bein folgt der Bewegung mit angehobener Ferse, bis die Fußspitze nach NO zeigt. Die Haltung des rechten Armes bleibt unverändert. Den linken Arm etwas anheben.

3. Den Rumpf nach rechts drehen, bis die Vorderseite nach NOO gerichtet ist, dabei das rechte Bein nach hinten rechts (SO) mit der Ferse aufsetzen. Gleichzeitig den linken Arm nach N (wie beim Kniestreifen) heben.[1] Der rechte Arm folgt der Bewegung des Rumpfes.

---

1 Im ersten Teil der Kurzform sind die Stellungen ausschließlich nach N, O oder W ausgerichtet. Im zweiten und dritten Teil der Kurzform auch nach NO, SO, SW oder NW (englisch: cornerwork).

1 Die Anwendung des Center equilibrium ermöglicht die Ausführung einer gegenläufigen Bewegung, hier das Heben des Armes.

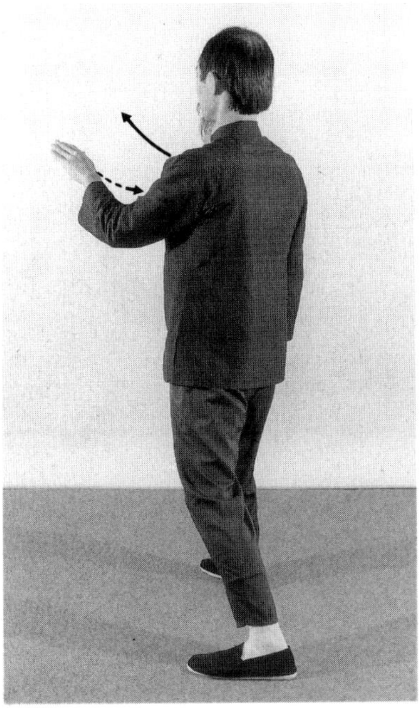

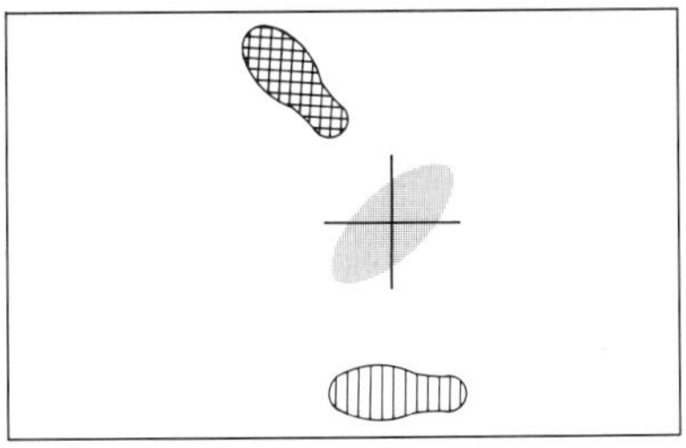

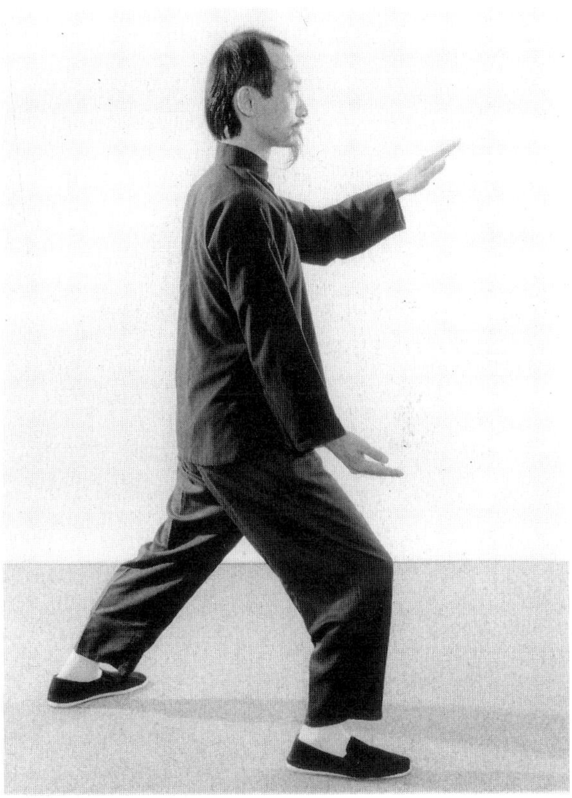

Seitenansicht

4. Rumpf und linkes Bein auf der Ferse nach rechts drehen, bis die Vorderseite nach SO und die Fußspitze nach O zeigen (Mühlstein-Prinzip, Bogenschritt). Dabei das Gewicht bis 70 % auf den vorderen rechten Fuß verlagern, den Fuß senken und das Knie beugen.
Die Arme folgen der Bewegung des Rumpfes. Den rechten Arm, Handfläche dem Körper zugewandt, an die rechte Körperseite führen. Zum Ende der Bewegung hin die Handfläche nach vorne oben drehen.
Den linken Arm einhergehend mit der Gewichtsverlagerung nach vorne führen (wie beim Kniestreifen). Zum Ende der Bewegung hin die Hand ein wenig anwinkeln (stehende Hand). Die Vorderseite des Rumpfes zeigt nach SO.

70 % des Gewichts ruhen auf dem vorderen rechten, 30 % auf dem hinteren linken Fuß.
Wir befinden uns in der Stellung »Tiger umarmen und zum Berg zurückkehren«.[1]

1 In dieser Stellung ist die Technik »Nach-hinten-biegen« enthalten.

Wiederholung

Zurückrollen (5.)

1. a) Den Rumpf ein wenig nach links drehen, bis die Vorderseite nach SOO gerichtet ist (Mühlstein-Prinzip). Dabei das Gewicht bis 70 % auf den linken Fuß verlagern und das Knie beugen. Gleichzeitig den rechten Arm nach vorne oben heben, den linken Arm senken und die Arme wie beim »Zurückrollen« zusammenführen.[1]

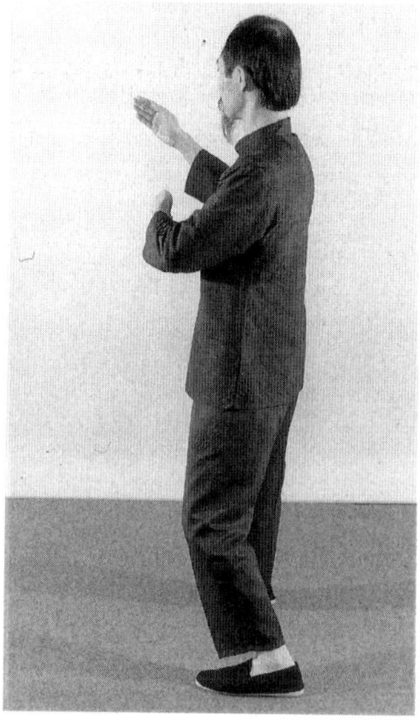

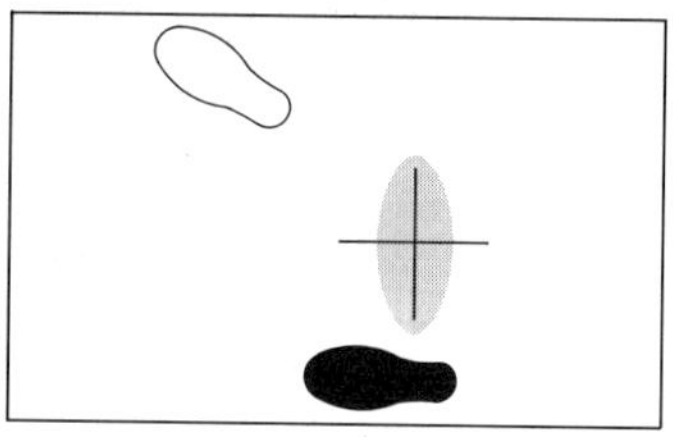

b) Den Rumpf weiter nach links drehen, bis die Vorderseite nach O gerichtet ist. Dabei das Gewicht bis 90 % auf den linken Fuß verlagern. Die Arme folgen der Bewegung des Rumpfes. Wir wiederholen das »Zurückrollen«.
90 % des Gewichts ruhen auf dem hinteren linken, 10 % auf dem vorderen rechten Fuß.
Wir befinden uns in der Stellung »Zurückrollen«.

1 Beim Zurückrollen im ersten Teil der Kurzform wird einem Angriff mit dem Hauptgewicht auf dem vorderen Fuß nachgegeben. Hier geschieht dies mit dem Hauptgewicht auf dem hinteren Fuß.

Wiederholung

Drücken (6.) nach SO gerichtet

Stoßen (7.) nach SO gerichtet

Peitsche (8.) nach NW gerichtet

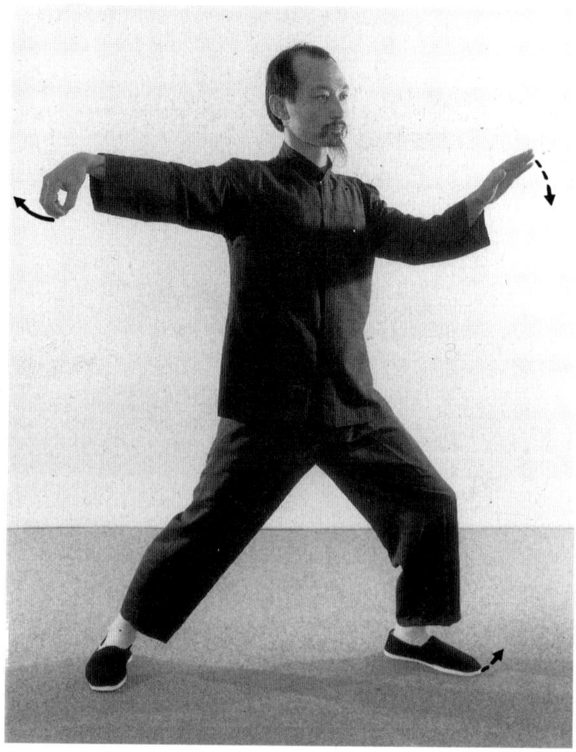

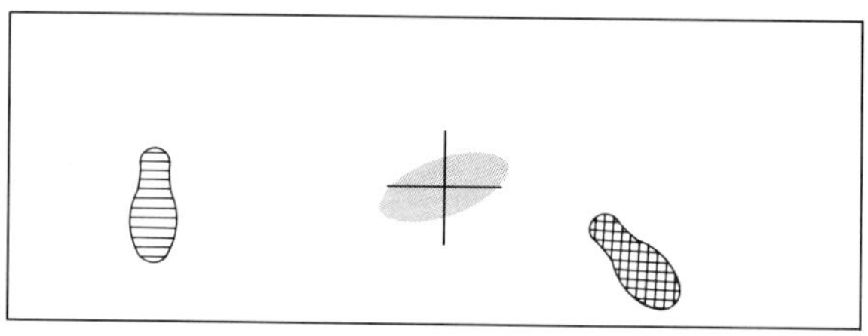

1. Wir befinden uns in der Stellung »Peitsche« nach NW gerichtet. Die Vorderseite des Rumpfes zeigt nach NNW.

18. Faust unterm Ellenbogen

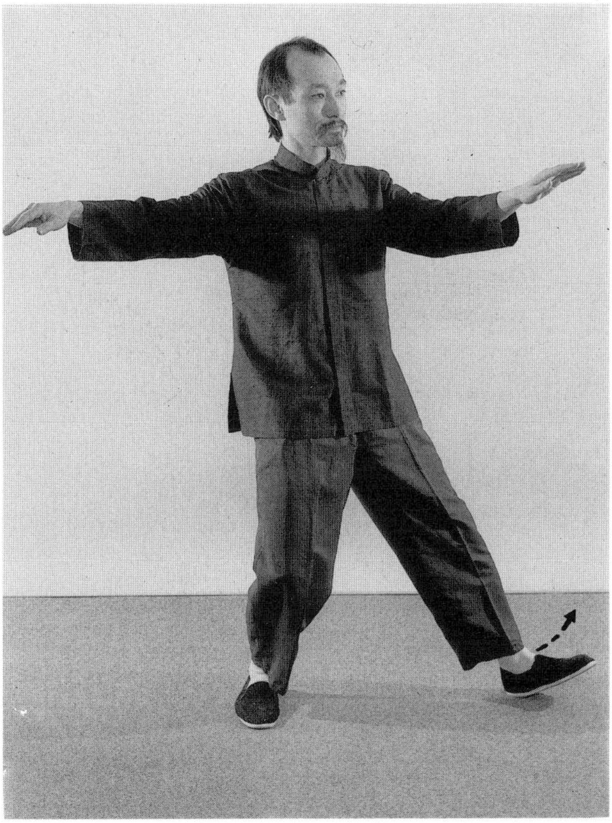

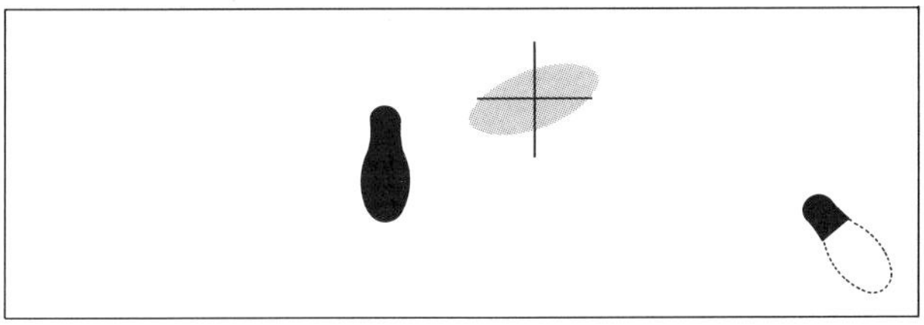

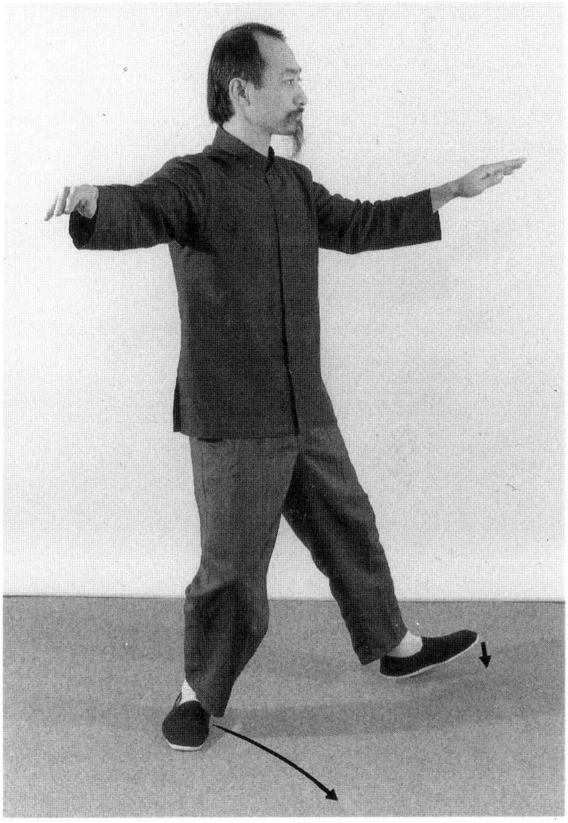

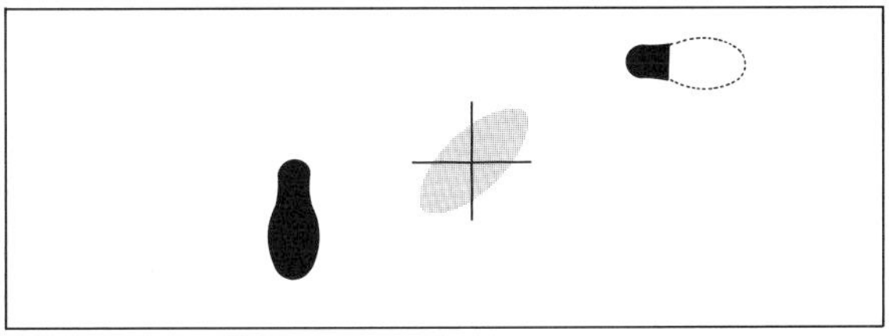

1. Das Gewicht bis 90% auf den hinteren rechten Fuß verlagern, das Knie beugen. Dabei den vorderen Teil des linken Fußes anheben. In beiden Ellenbogen ein wenig loslassen. Unterarm und Hand des linken Armes senken. Die rechte Hand heben und den »Vogelkopf« durch Auseinandernehmen der Finger öffnen.

2. Den Rumpf ein wenig nach links drehen, bis die Vorderseite nach NW gerichtet ist. Dabei das linke Bein nach links mit der Ferse aufsetzen, die Fußspitze zeigt nach W. Die Arme folgen der Bewegung des Rumpfes in unveränderter Haltung.

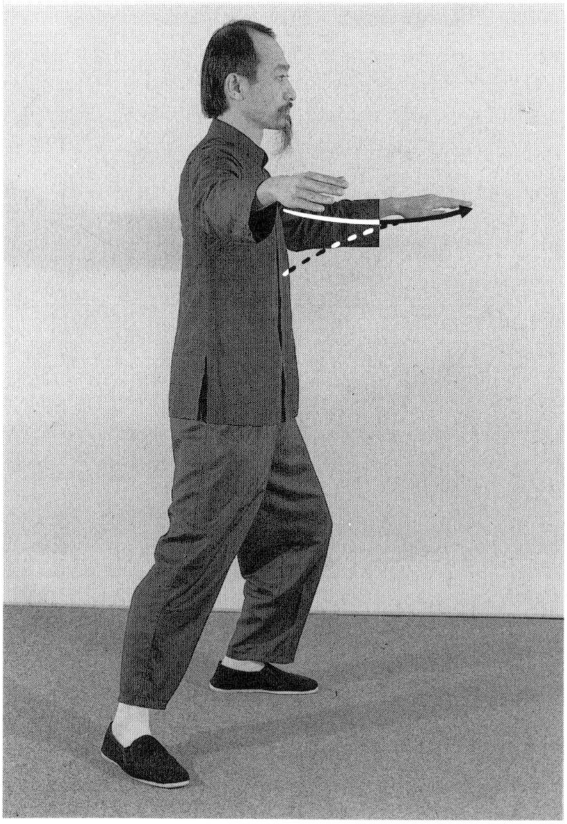

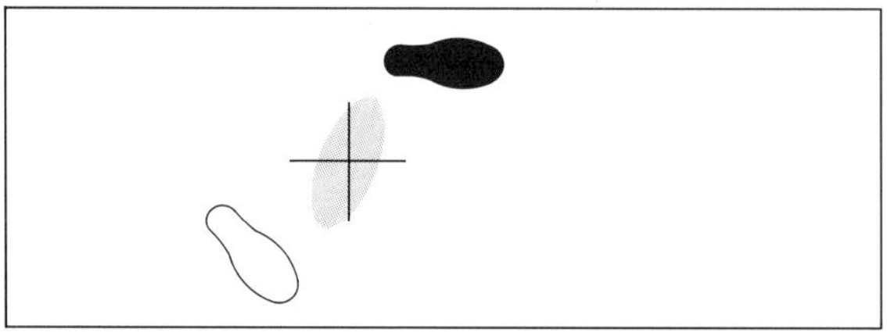

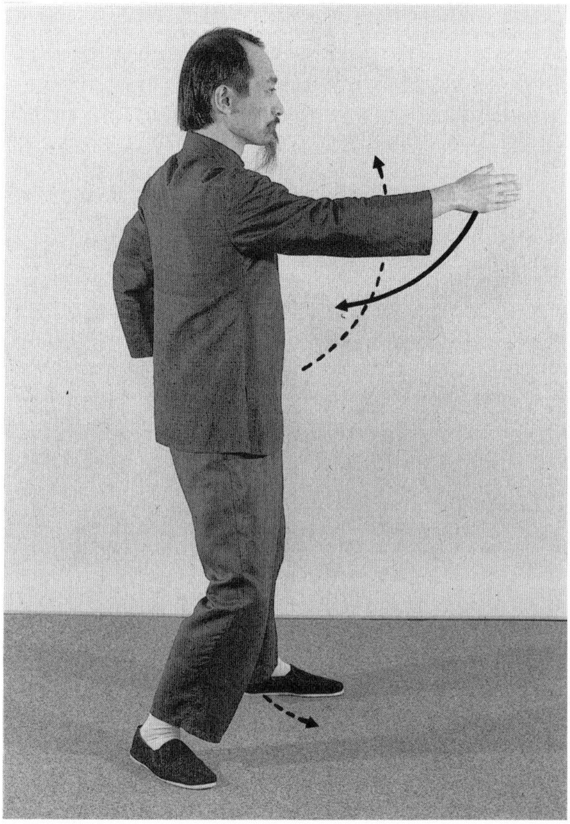

3. a) Den Rumpf nach links drehen, bis die Vorderseite nach NWW gerichtet ist. Dabei das Gewicht bis 90% auf den linken Fuß verlagern, den Fuß senken und das Knie beugen. Die Arme folgen der Bewegung des Rumpfes in unveränderter Haltung.
b) Das rechte Bein nach NW setzen, Ferse zuerst aufsetzen. Die Fußspitze zeigt nach NW.

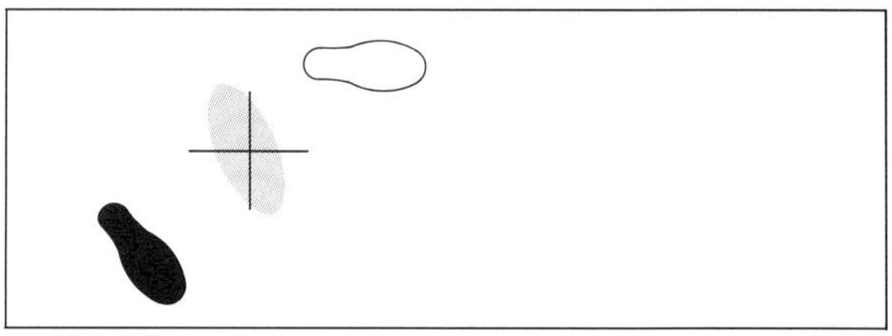

4. Den Rumpf nach links drehen, bis die Vorderseite nach SWW gerichtet ist. Dabei das Gewicht bis 90% auf den rechten Fuß verlagern. Der rechte Arm folgt der Bewegung des Rumpfes, bis die Fingerspitzen nach W zeigen. Dabei Unterarm und Hand ein wenig im Uhrzeigersinn drehen. Der linke Arm folgt der Bewegung des Rumpfes und wird ausgestreckt gesenkt (Hand bis auf Hüfthöhe).

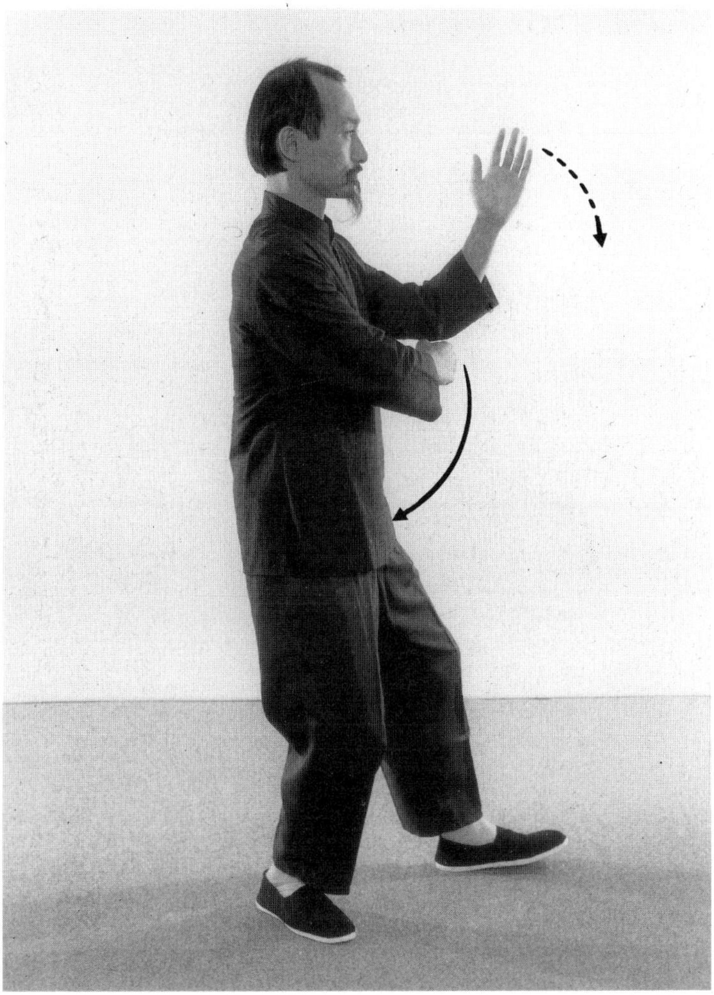

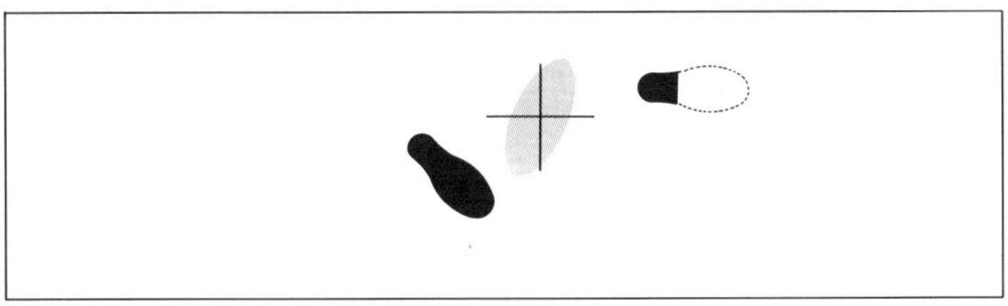

5. Den Rumpf nach rechts drehen, bis die Vorderseite des Rumpfes nach NWW gerichtet ist. Das linke Bein folgt der Bewegung des Rumpfes auf einem kleinen einwärts gerichteten Kreisbogen nach vorne (W) und wird mit der Ferse leicht aufgesetzt (T-Schritt). Gleichzeitig den linken Arm an der Körperseite nach vorne oben heben, dabei den Arm anwinkeln und im Ellenbogen loslassen, bis die Fingerspitzen nach oben zeigen.

Den rechten Arm auf einem kleinen Kreisbogen vor dem Körper senken und dabei die Hand zur Faust schließen. Die Faust befindet sich jetzt unter dem rechten Ellenbogen.

Die Vorderseite des Rumpfes zeigt nach NWW. Wir sehen nach W. 90% des Gewichts ruhen auf dem hinteren rechten, 10% auf dem vorderen linken Fuß. Wir befinden uns in der Stellung »Faust unterm Ellenbogen«.

19. Schritt zurück und den Affen abwehren – rechts

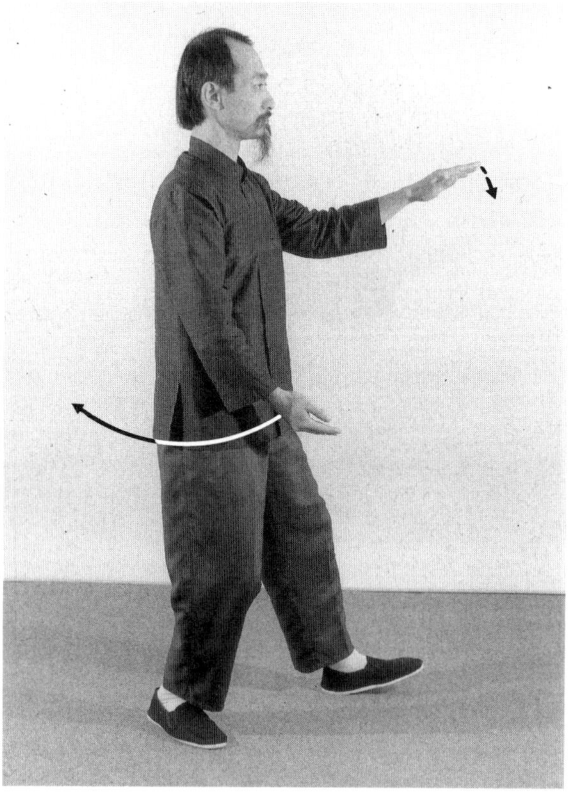

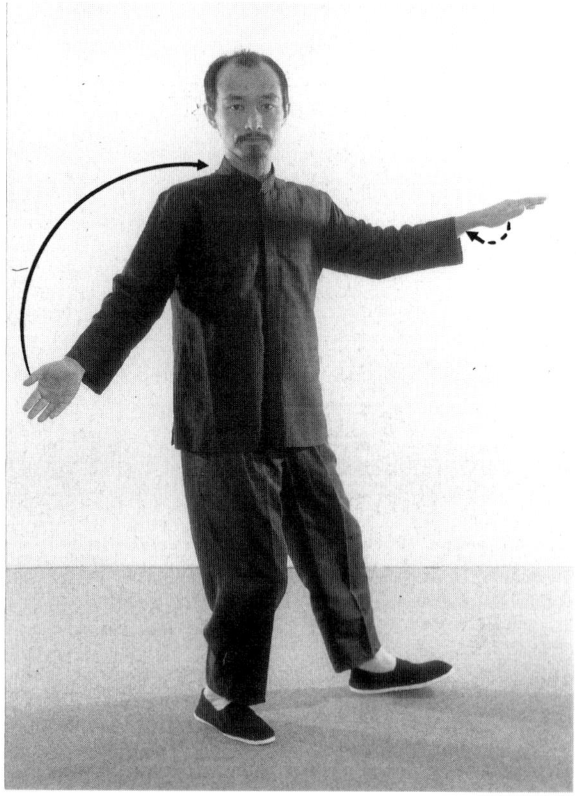

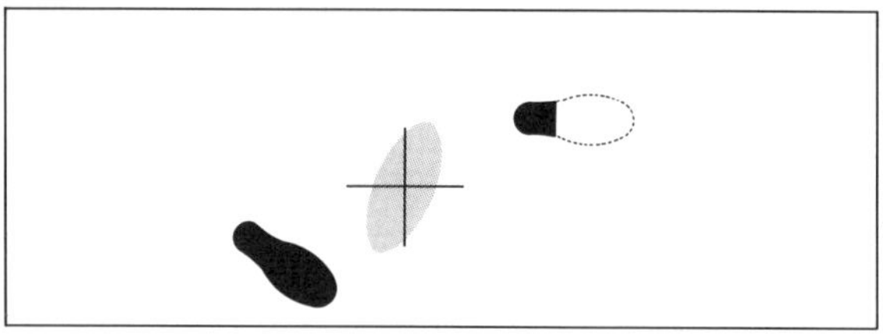

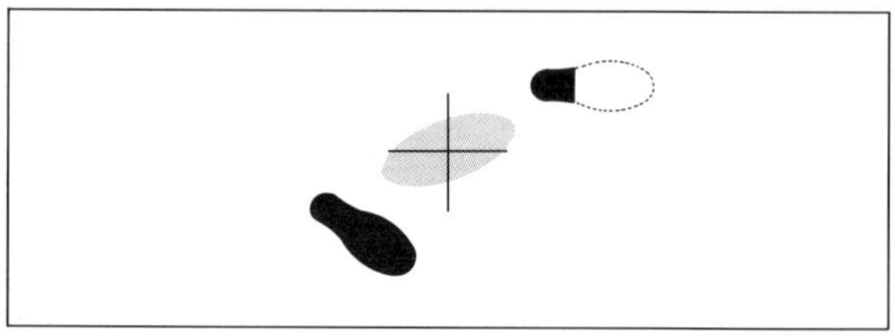

1. Den Rumpf ein wenig nach rechts drehen und das Knie beugen (Loslassen, Sinken). Gleichzeitig den linken Arm senken, dabei Unterarm und Hand im Uhrzeigersinn drehen, bis die Handfläche zum Boden zeigt. Den rechten Arm senken, bis die Hand sich vor der rechten Hüfte befindet, dabei zuerst die Faust öffnen und dann die Hand drehen, bis die Handfläche nach oben zeigt.

2. Das Gewicht bleibt auf dem rechten Fuß. Den Rumpf nach rechts drehen, bis die Vorderseite nach NNW gerichtet ist. Dabei den rechten Arm einem Kreisbogen folgend nach NOO heben. Den linken Arm ein wenig nach vorne (W) ausstrecken.

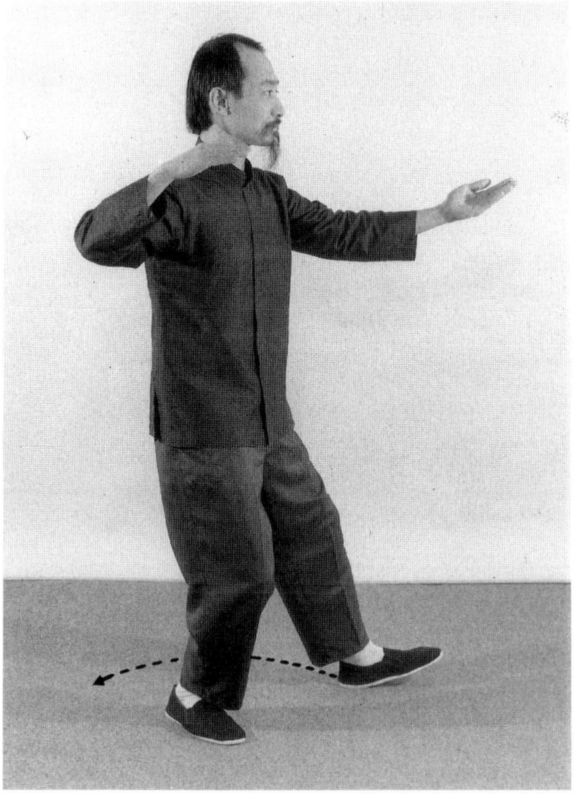

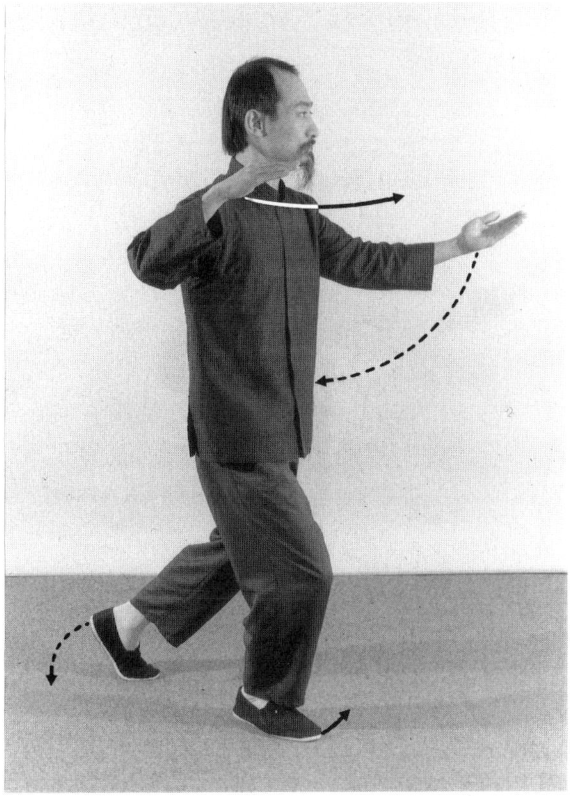

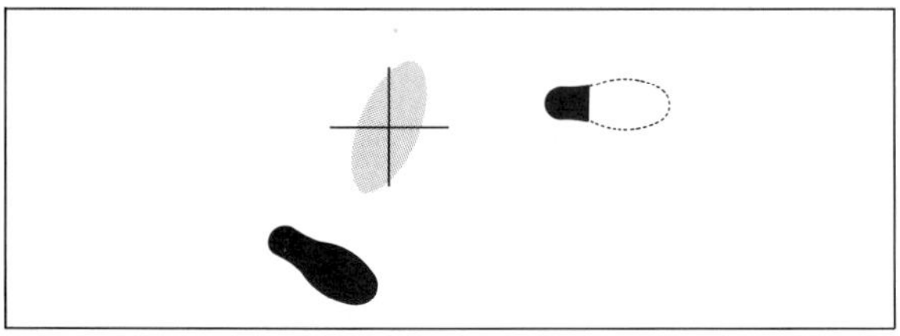

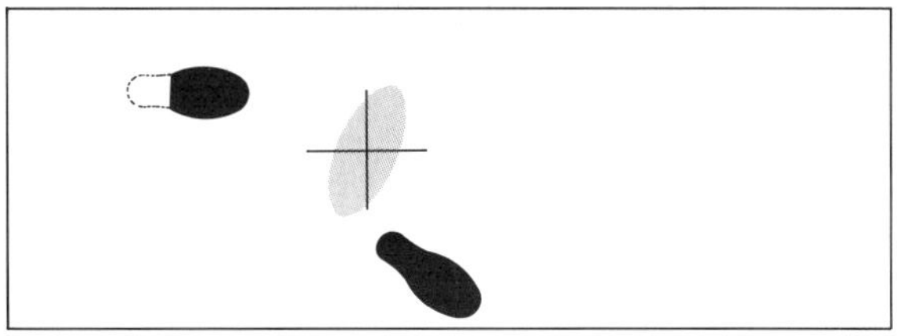

3. Das Gewicht bleibt auf dem rechten Fuß. Den Rumpf nach links drehen, bis die Vorderseite nach NWW gerichtet ist. Dabei Unterarm und Hand des linken Armes gegen den Uhrzeigersinn drehen, bis die Handfläche nach oben zeigt. Den rechten Arm dem Kreisbogen weiter folgend auf Schulterhöhe anheben und durch Anwinkeln des Armes die Hand nach vorne führen (Hand auf der Höhe des Halses).

4. Das linke Bein gerade nach hinten mit dem vorderen Teil des Fußes aufsetzen.

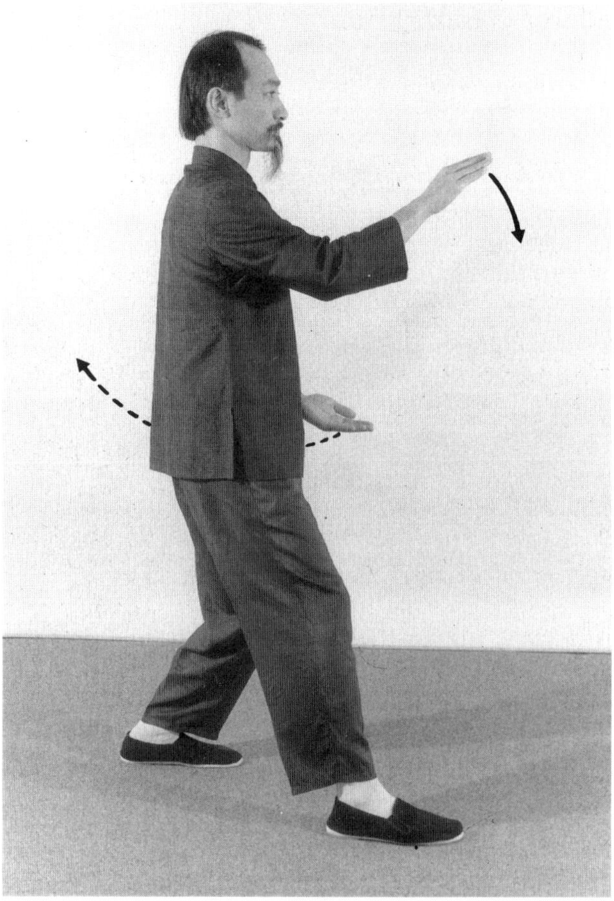

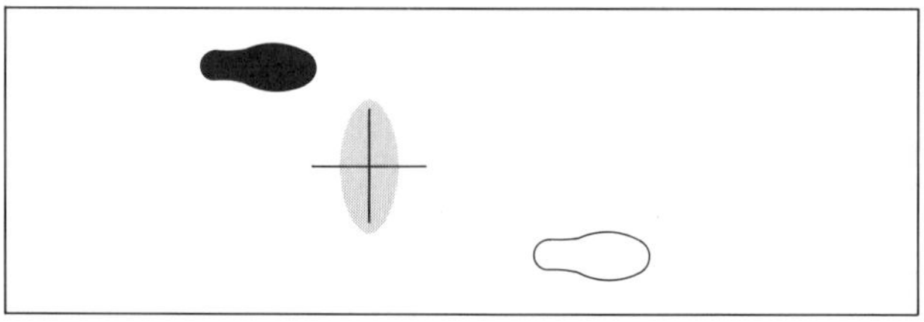

5. Den Rumpf nach links drehen, bis die Vorderseite nach W zeigt. Dabei das Gewicht bis 90% auf den linken Fuß verlagern, den Fuß senken und das Knie beugen (Loslassen im linken Leistenbereich). Zum Ende der Rumpfdrehung hin den rechten Fuß auf der Ferse nach links drehen, bis die Fußspitze nach W zeigt.
Die Arme folgen der Bewegung des Rumpfes. Den rechten Arm nach vorne führen und die Hand zum Ende der Bewegung hin leicht anwinkeln (stehende Hand). Die Hand deutet ein Stoßen an. Den linken Arm zur Körperseite senken, bis die Hand sich vor der linken Hüfte befindet, die Handfläche zeigt nach oben.
Der hintere linke Fuß trägt 90%, der vordere rechte 10% des Gewichts.
Wir befinden uns in der Stellung »Schritt zurück und den Affen abwehren-rechts«.[1]

Beachte: Die Rumpfdrehung muß sehr langsam erfolgen, um die große Bewegung des rechten Armes mit ihr koordinieren zu können.

---

1 Die auf den Fotos 3–5 dargestellten Bewegungen werden bei der Anwendung (Selbstverteidigung) gleichzeitig ausgeführt. Gleiches gilt für das »Affen abwehren-links«.

20. Schritt zurück und den Affen abwehren – links

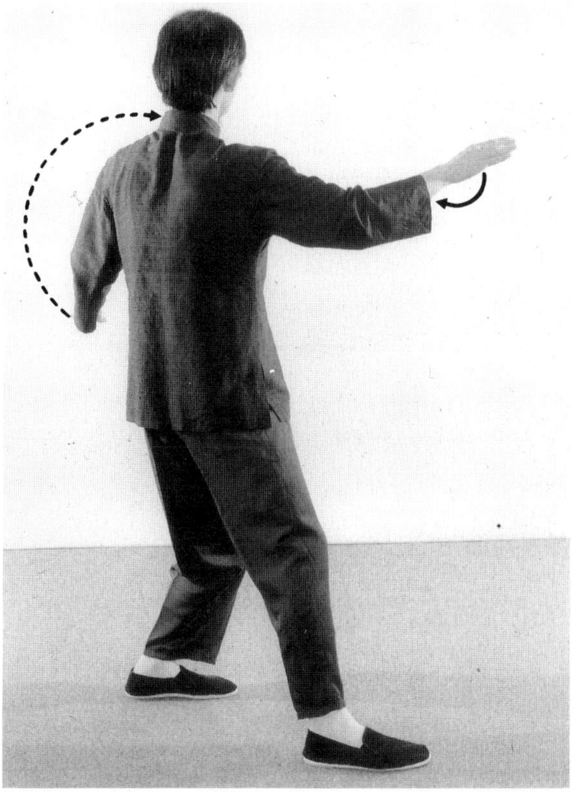

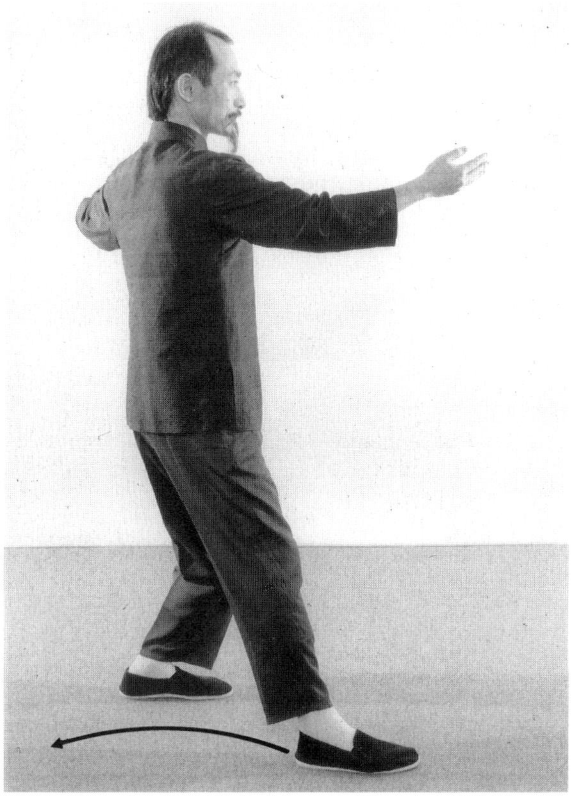

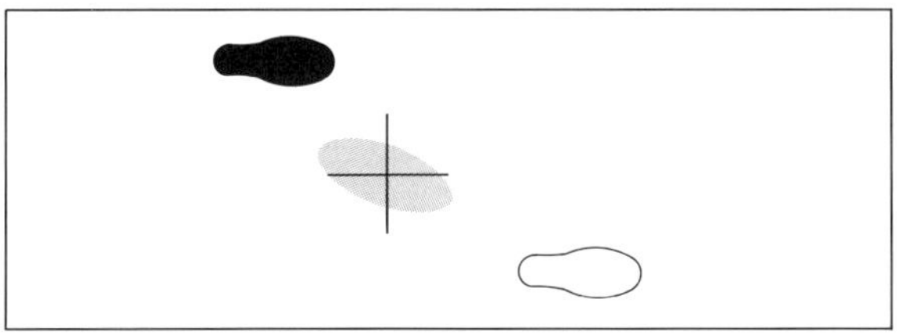

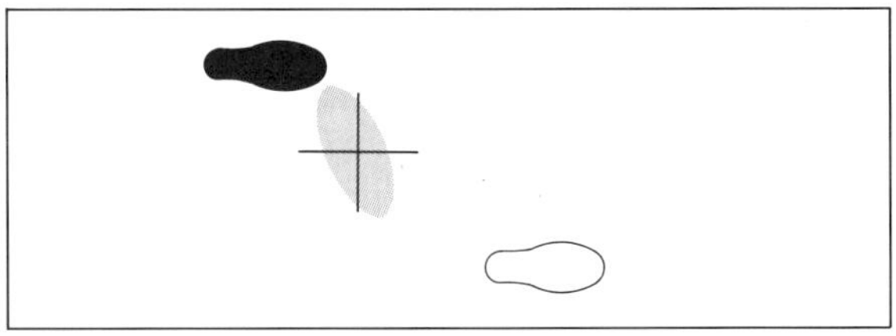

1. Den Rumpf nach links drehen , bis die Vorderseite nach SSW gerichtet ist. Dabei den linken Arm einem Kreisbogen folgend nach SOO heben. Den rechten Arm ein wenig nach vorne (W) ausstrecken (siehe 19., Foto 2).

2. Das Gewicht bleibt auf dem linken Fuß. Den Rumpf nach rechts drehen, bis die Vorderseite nach SWW gerichtet ist. Dabei Unterarm und Hand des rechten Armes im Uhrzeigersinn drehen bis die Handfläche nach oben zeigt. Den linken Arm dem Kreisbogen weiter folgend auf Schulterhöhe anheben und durch Anwinkeln des Armes die Hand nach vorne führen (Hand auf der Höhe des Halses).

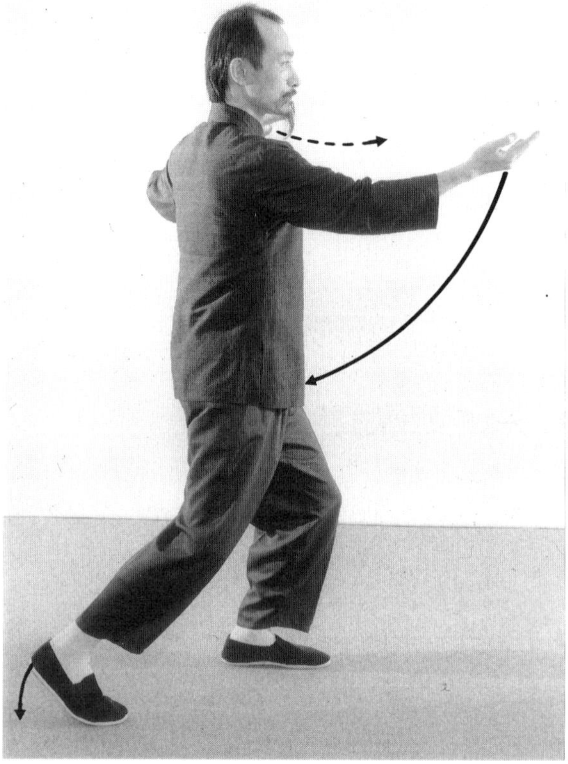

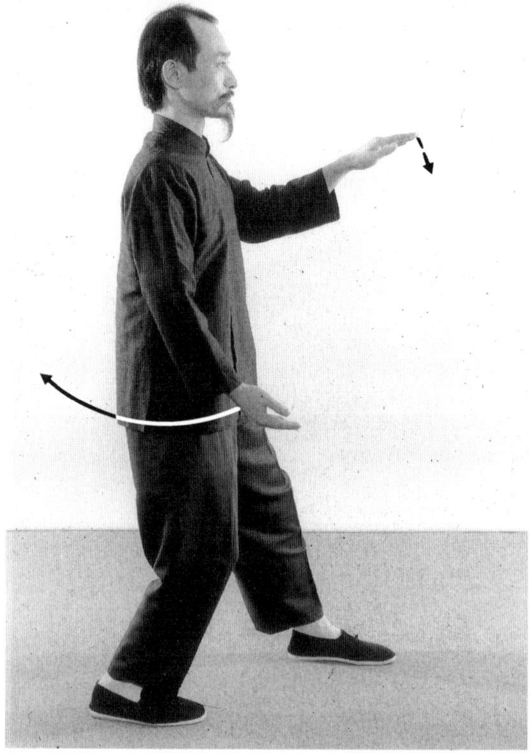

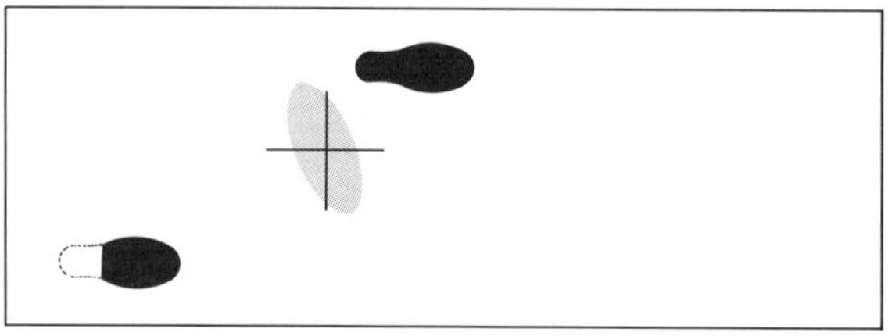

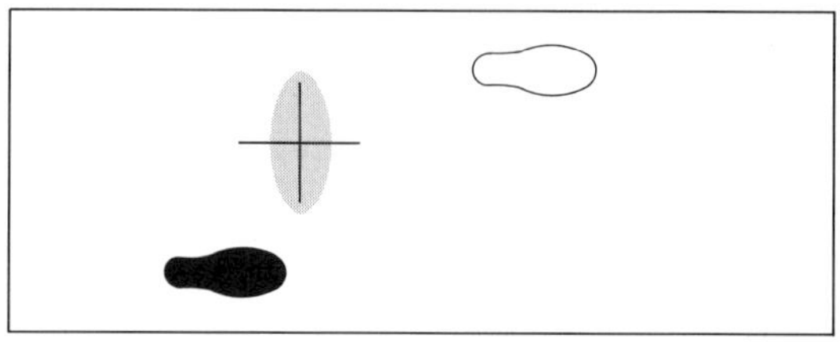

3. Das rechte Bein gerade nach hinten mit dem vorderen Teil des Fußes aufsetzen.[1]

4. Den Rumpf nach rechts drehen, bis die Vorderseite nach W zeigt. Dabei das Gewicht bis 90% auf den rechten Fuß verlagern, den Fuß senken und das Knie beugen (Loslassen im rechten Leistenbereich). Die Arme folgen der Bewegung des Rumpfes.
Den linken Arm nach vorne führen und die Hand zum Ende der Bewegung hin leicht anwinkeln (stehende Hand). Die Hand deutet ein Stoßen an. Den rechten Arm zur Körperseite senken, bis die Hand sich vor der rechten Hüfte befindet, die Handfläche zeigt nach oben.

Der hintere rechte Fuß trägt 90%, der vordere linke 10% des Gewichts.
Wir befinden uns in der Stellung »Schritt zurück und den Affen abwehren-links«.

1 Cheng Man Ch'ing legt großen Wert darauf, daß beim »Affen abwehren« die Füße parallel gesetzt werden. Diese Schrittweise wurde aus dem Chen-Stil übernommen. Im alten Yang-Stil ist beim »Affen abwehren« dagegen eine dem Bogenschritt ähnliche Schrittweise gebräuchlich. Siehe »Der Weg des T'ai Chi Ch'uan«, Seite 144–146

Wiederholung

Schritt zurück und den Affen abwehren – rechts (19.)

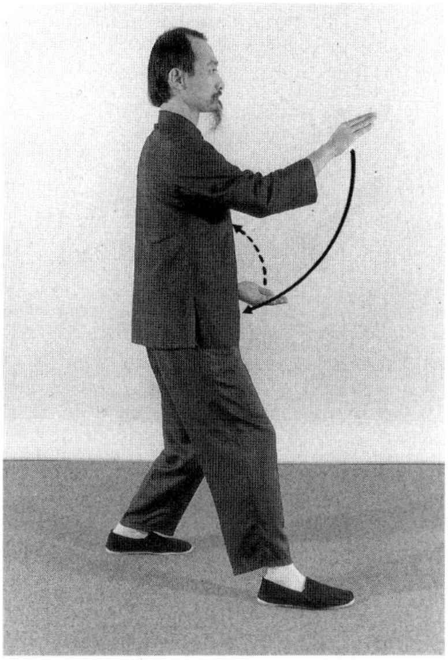

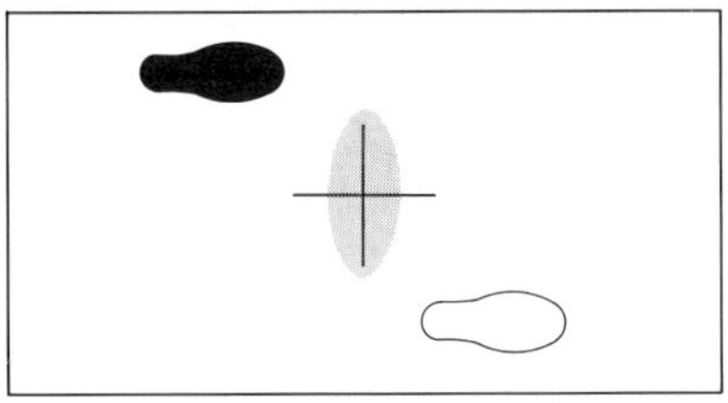

Wir befinden uns in der Stellung »Schritt zurück und den Affen abwehren-rechts«.[1,2]

---

1 Das »Affen abwehren« kann anstatt 3 mal auch 5 mal ausgeführt werden.

2 Das »Affen abwehren« wird speziell gegen Angriffe des Hsing I eingesetzt, das seine Techniken auf geraden Linien vorwärts und rückwärts gehend anwendet.

21. Diagonales Fliegen

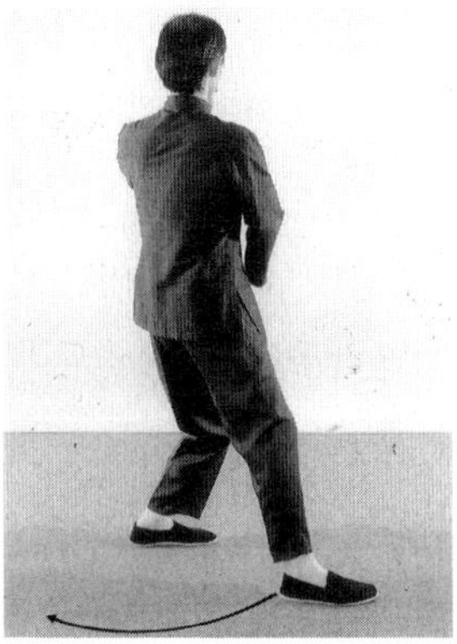

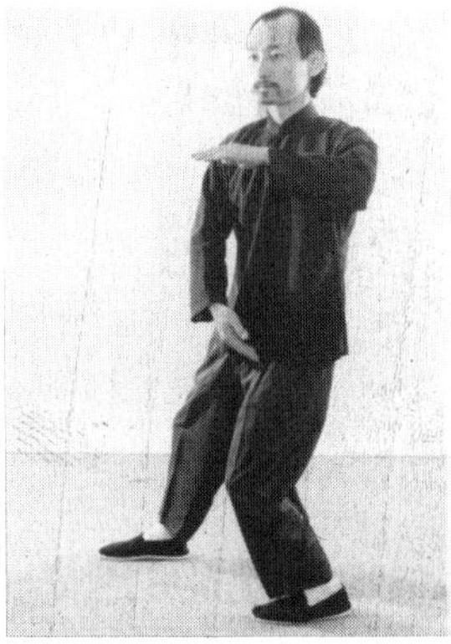

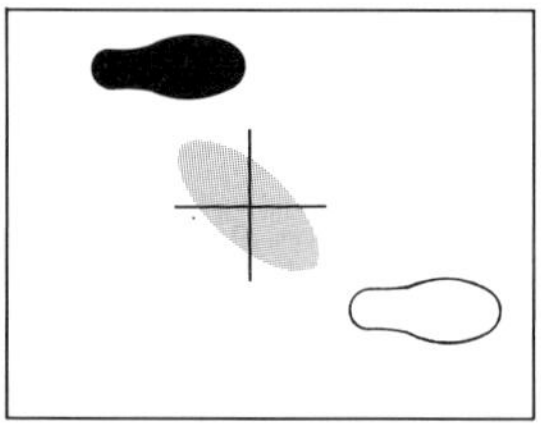

Seitenansicht

1. Den Rumpf nach links drehen, bis die Vorderseite nach SW gerichtet ist. Gleichzeitig den rechten Arm senken, bis die Hand sich vor der linken Hüfte befindet, die Handfläche dabei nach oben drehen. Den linken Arm (Hand vor der Mittelachse) heben, die Hand dabei drehen, bis die Handfläche nach unten zeigt.

ohne Foto: Den Rumpf nach rechts drehen, bis die Vorderseite nach NWW zeigt. Die Arme folgen der Bewegung des Rumpfes in unveränderter Haltung.

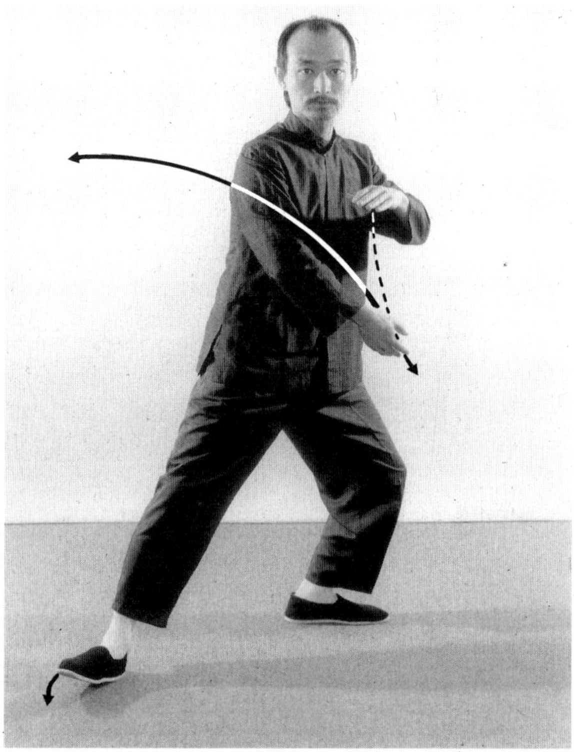

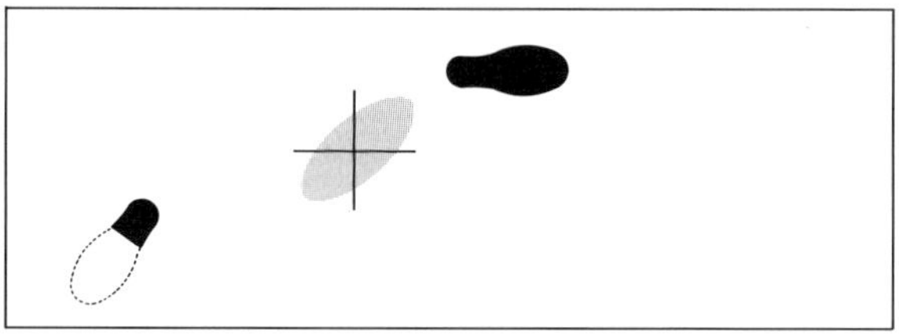

2. Den Rumpf nach rechts drehen, bis die Vorderseite nach NW gerichtet ist. Dabei das rechte Bein mit der Ferse nach NO aufsetzen.

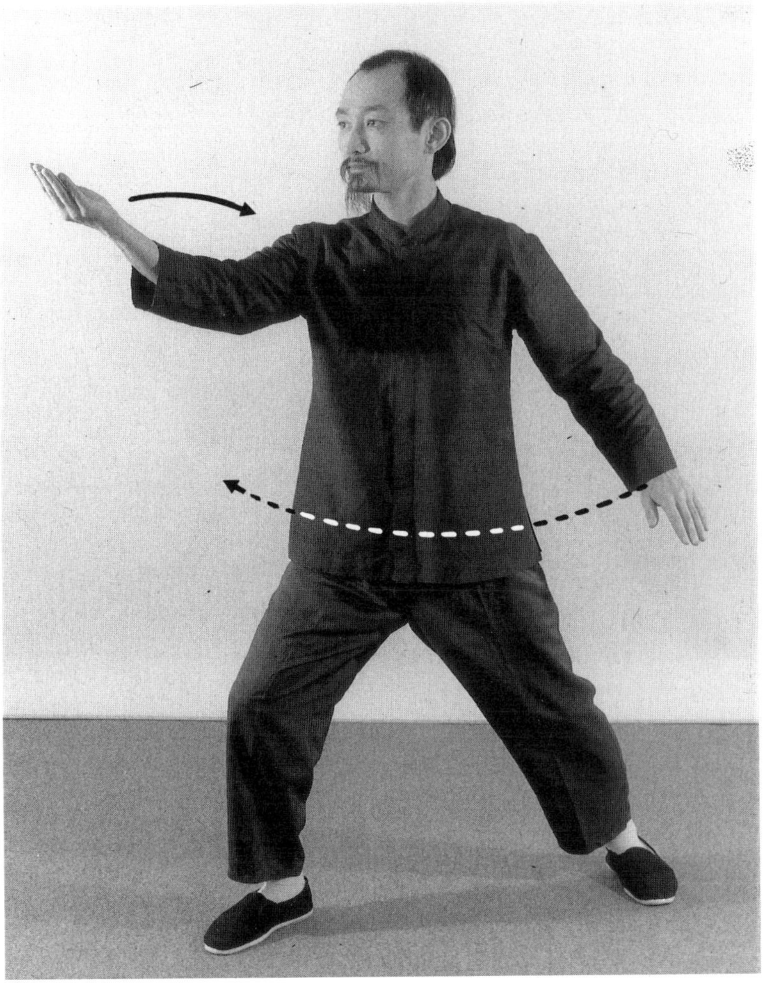

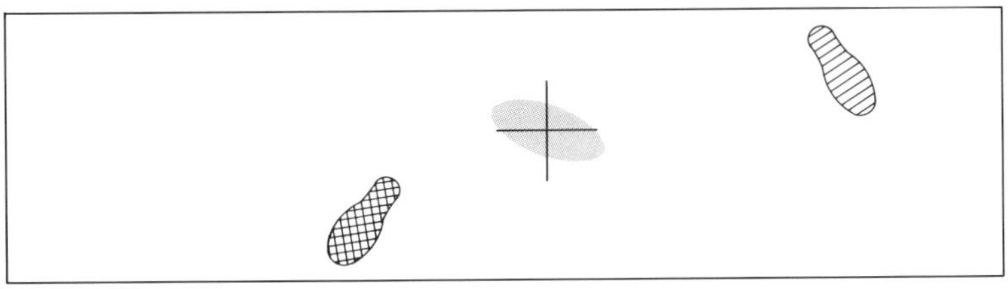

3. Rumpf und linkes Bein auf der Ferse nach rechts drehen, bis die Vorderseite nach NNO und die linke Fußspitze nach NNW zeigen (Mühlstein-Prinzip, Bogenschritt). Dabei das Gewicht bis 70% auf den rechten Fuß verlagern, den Fuß senken[1] und das Knie beugen. Den rechten Arm einem großen Kreisbogen folgend nach vorne oben heben, die Handfläche zeigt dabei nach oben. Den linken Arm an der Körperseite senken und ein wenig nach außen bringen. Zum Ende der Bewegung die Hand anwinkeln (stehende Hand).

Die Vorderseite des Rumpfes ist nach NNO gerichtet. 70% des Gewichts ruhen auf dem vorderen rechten, 30% auf dem hinteren linken Fuß.
Wir befinden uns in der Stellung »Diagonales Fliegen«.

1 Die Fußspitze zeigt 30° nach O.

22. Wolkenhände – links

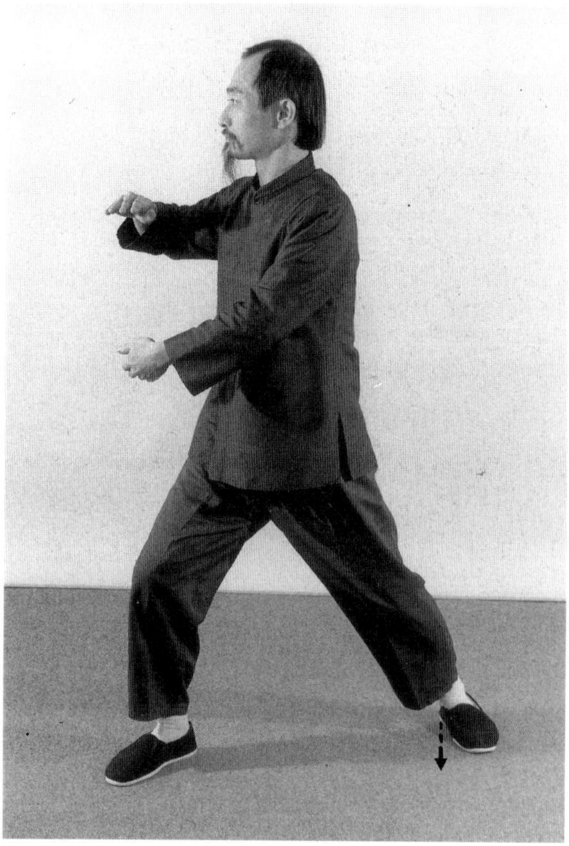

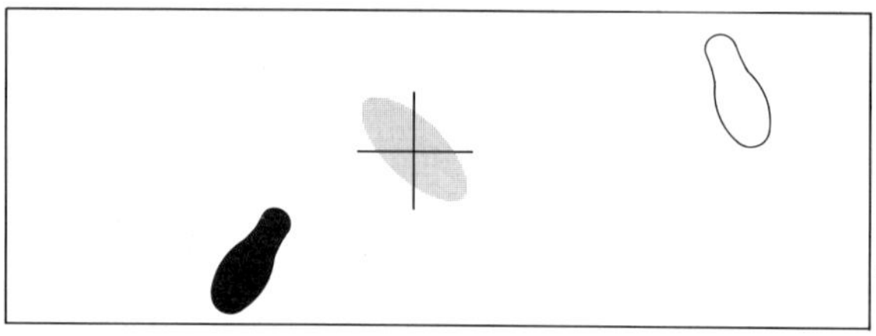

1. Den Rumpf nach rechts drehen, bis die Vorderseite nach NO gerichtet ist. Dabei das Gewicht bis 90% auf den rechten Fuß verlagern (Loslassen im Leistenbereich). Gleichzeitig den rechten Arm zur rechten Körperseite ziehen. Den Arm anwinkeln, dabei Unterarm und Hand gegen den Uhrzeigersinn drehen, bis die Handfläche nach unten zeigt. Den linken Arm nach rechts führen, bis die Hand sich vor der rechten Hüfte befindet, dabei die Handfläche nach oben drehen. Beide Hände befinden sich jetzt in einer Fallinie.

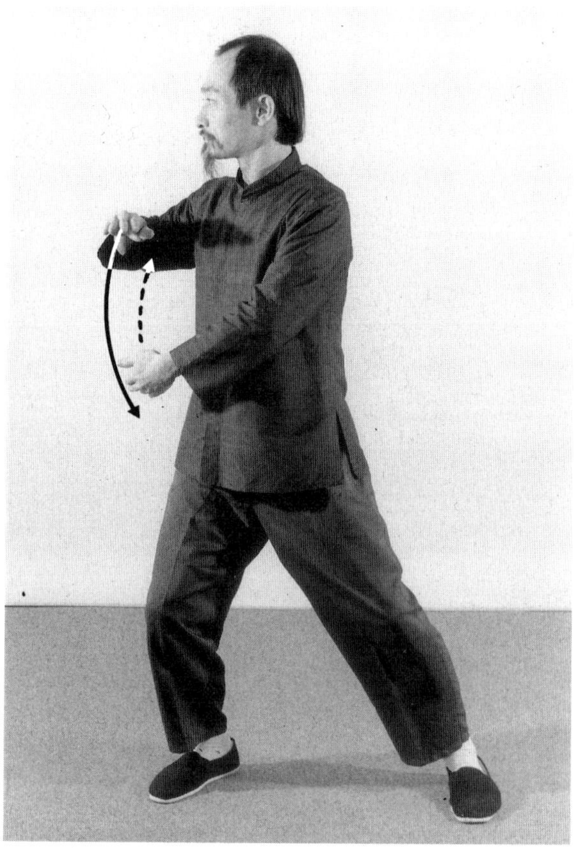

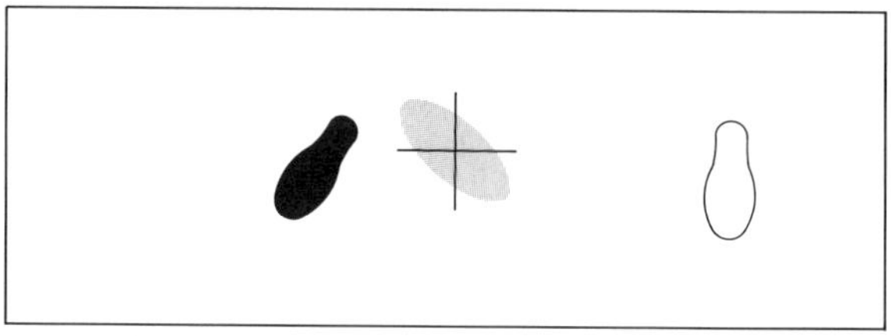

2. Das linke Bein nach vorne (N) setzen, die Ferse zuerst. Die Fußspitze zeigt nach N.

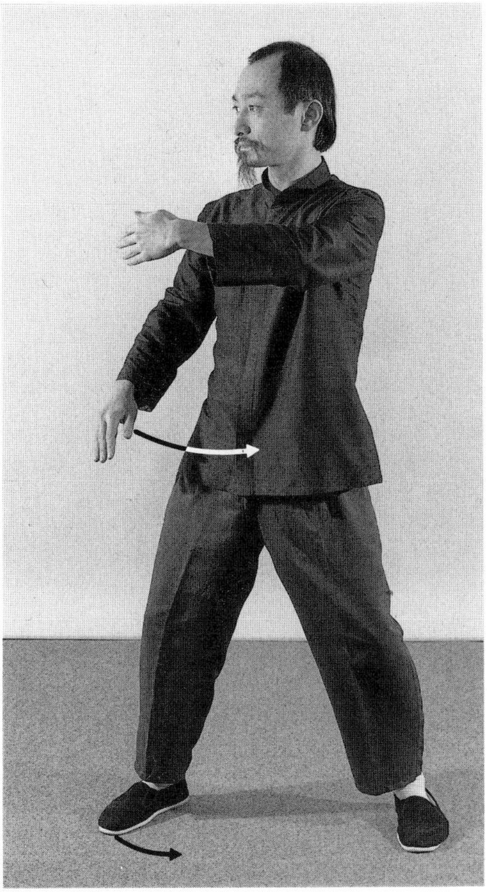

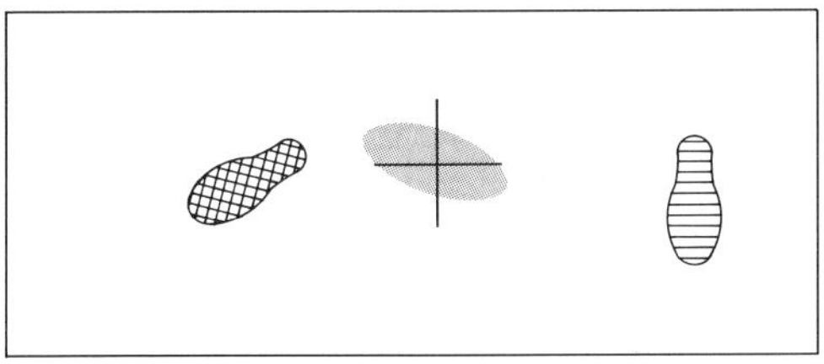

3. Den Rumpf nach links drehen, bis die Vorderseite nach NNO gerichtet ist (Mühlstein-Prinzip). Dabei das Gewicht bis 30% auf den linken Fuß verlagern. Den rechten Arm an der Körperseite senken, Unterarm und Hand dabei drehen, bis die Handfläche zum Körper zeigt. Gleichzeitig den linken Arm vor dem Körper heben, die Handfläche dabei dem Körper zuwenden (Abwehren).

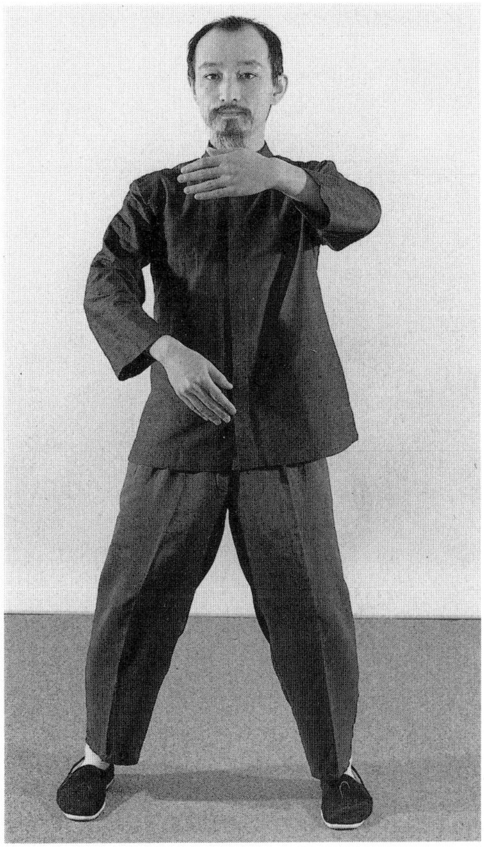

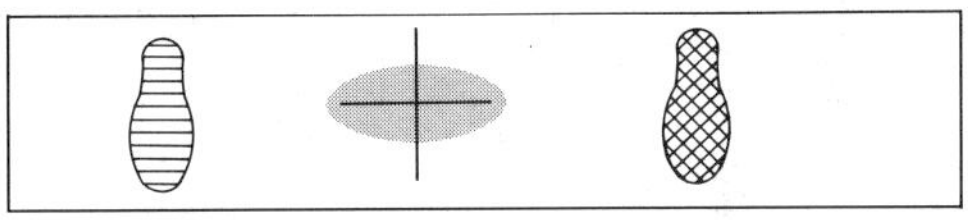

4. Den Rumpf nach links drehen, bis die Vorderseite nach N gerichtet ist. Dabei das Gewicht bis 70% auf den linken Fuß verlagern. Einhergehend mit der Rumpfdrehung den rechten Fuß auf der Ferse nach links drehen, bis die Fußspitze nach N zeigt (großer Parallelstand). Die Arme folgen der Bewegung des Rumpfes. Der rechte Arm wird nach links geführt, bis die Hand sich vor der Mittelachse befindet (Abwehren). Die Haltung des linken Armes bleibt unverändert (Abwehren).

70% des Gewichts ruhen auf dem linken, 30% auf dem rechten Fuß.
Wir befinden uns in der Stellung »Wolkenhände – links«.[1]

---

1 Wolkenhände links: Bewegungsablauf nach links gerichtet, linker Arm oben, 70% des Gewichts auf dem linken Fuß.

23. Wolkenhände – rechts

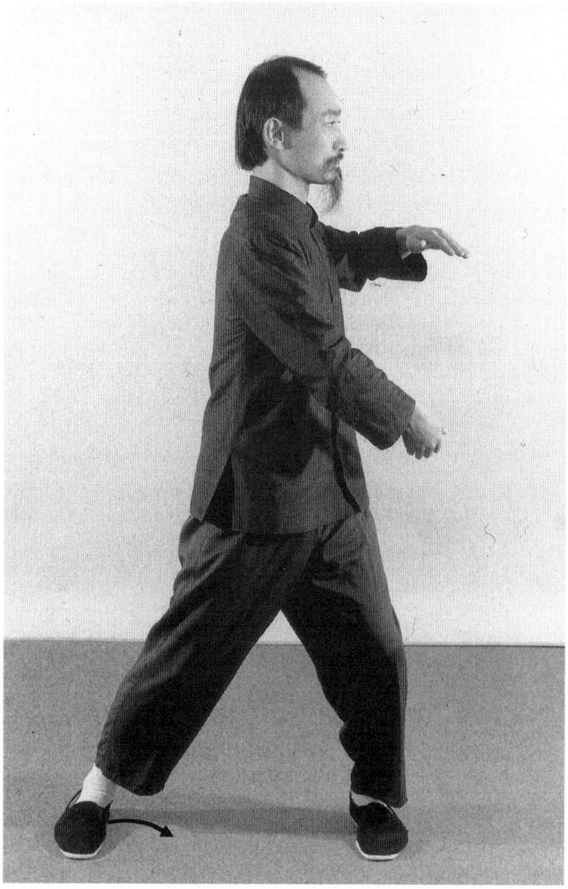

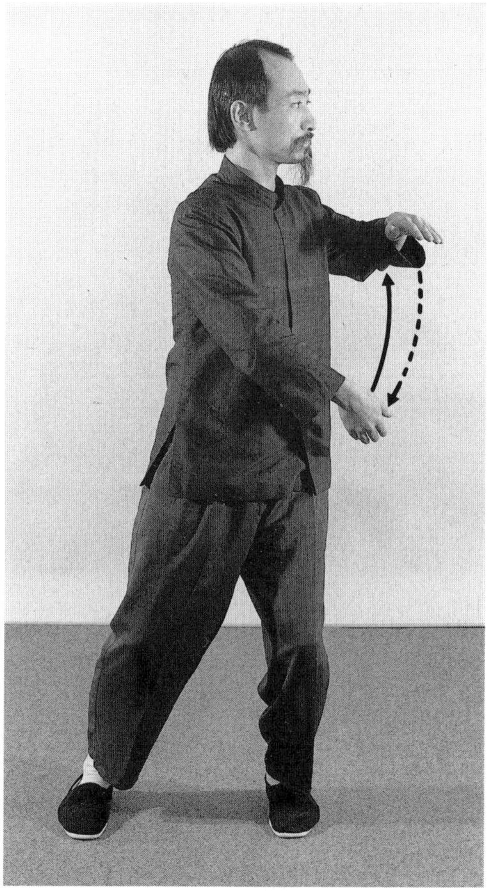

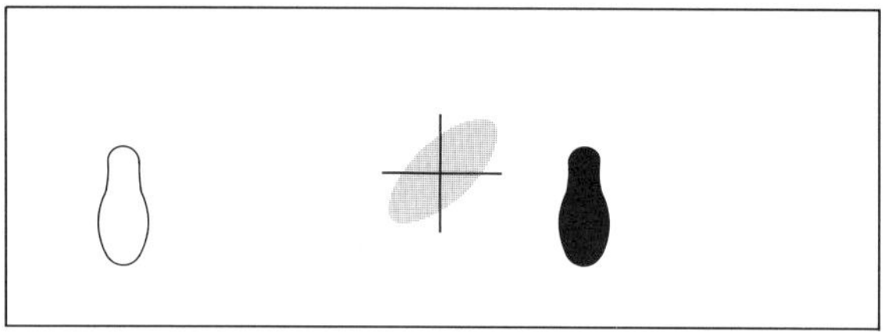

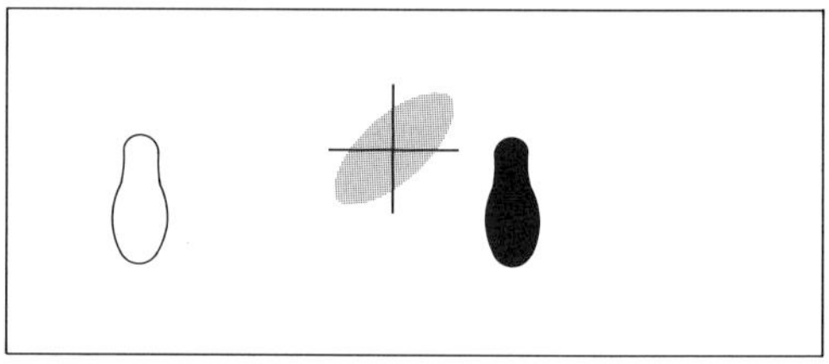

1. Den Rumpf nach links drehen, bis die Vorderseite nach NW gerichtet ist. Dabei das Gewicht bis 90% auf den linken Fuß verlagern. Die Arme folgen der Bewegung des Rumpfes, dabei werden die Handflächen einander zugewandt.

2. Das rechte Bein nach links setzen (Parallelstand). Die Innenkante des Fußes zuerst aufsetzen.

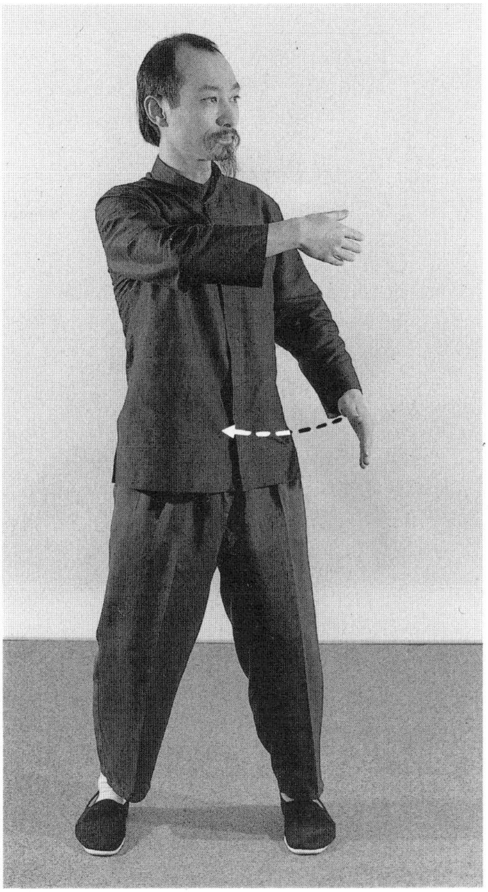

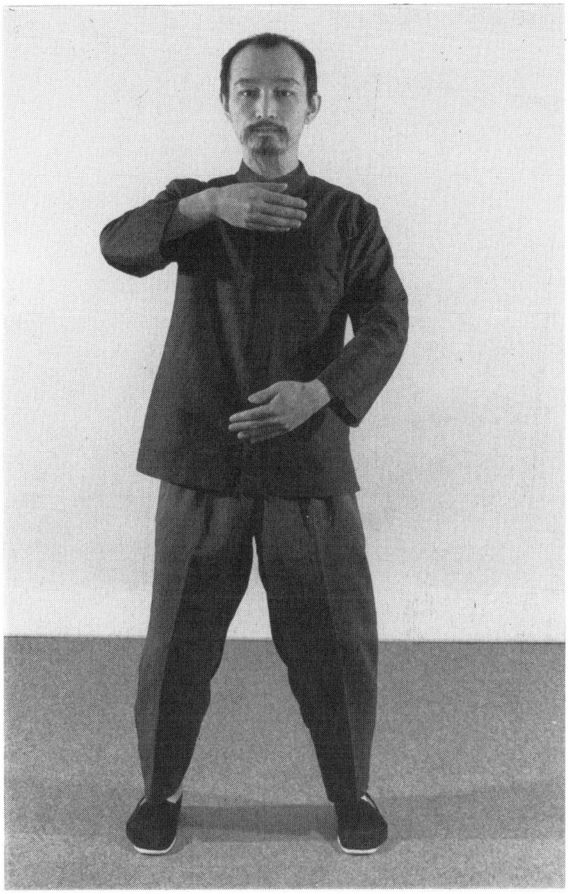

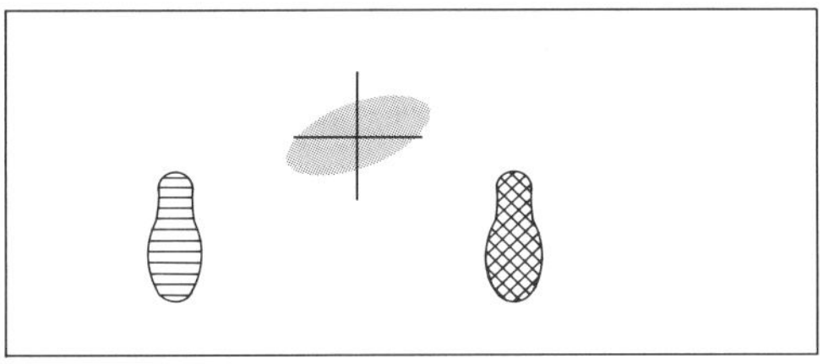

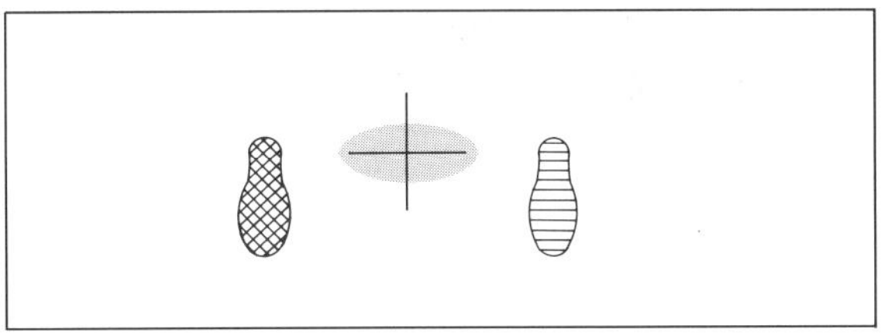

3. Den Rumpf nach rechts drehen, bis die Vorderseite nach NNW gerichtet ist (Mühlstein-Prinzip). Dabei das Gewicht bis 30% auf den rechten Fuß verlagern. Den linken Arm an der Körperseite senken, Unterarm und Hand dabei drehen, bis die Handfläche zum Körper zeigt. Gleichzeitig den rechten Arm vor dem Körper heben, die Handfläche dabei dem Köprer zuwenden (Abwehren).

4. Den Rumpf nach rechts drehen, bis die Vorderseite nach N gerichtet ist. Dabei das Gewicht bis 70% auf den rechten Fuß verlagern. Die Arme folgen der Bewegung des Rumpfes. Der linke Arm wird nach rechts geführt, bis die Hand sich vor der Mittelachse befindet (Abwehren). Die Haltung des rechten Armes bleibt unverändert (Abwehren).

70% des Gewichts ruhen auf dem rechten, 30% auf dem linken Fuß.
Wir befinden uns in der Stellung »Wolkenhände-rechts«.

1. Wolkenhände-links (22.)[1]

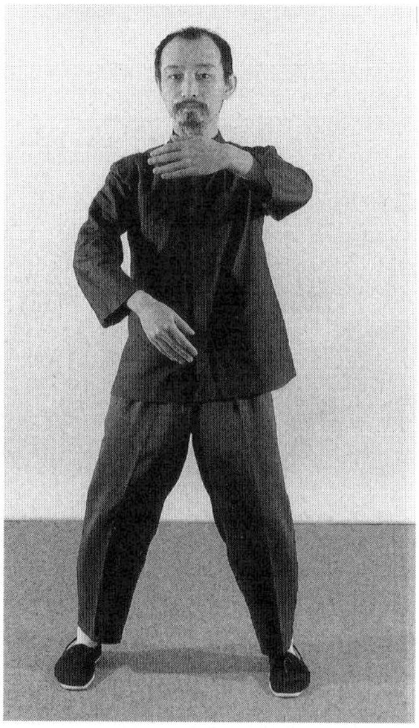

2. Wolkenhände-rechts (23.)

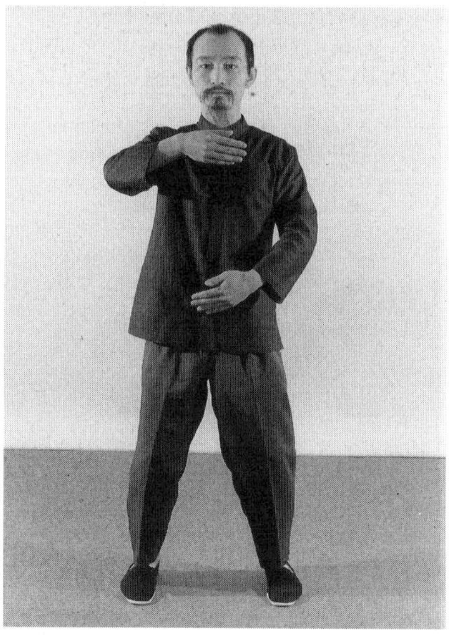

3. Wolkenhände-links (22.)[2]

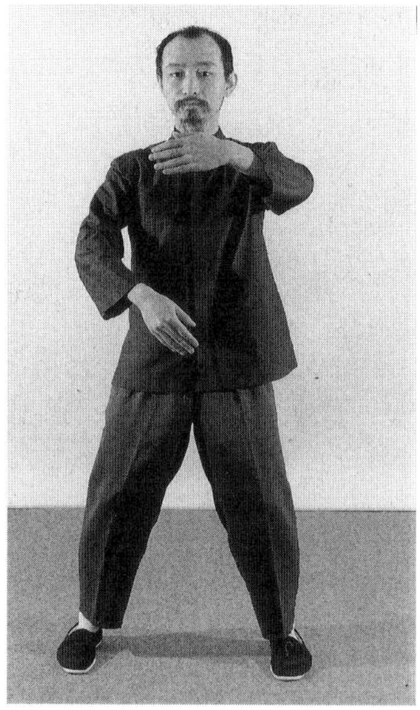

Wir befinden uns in der Stellung »Wolkenhände-links«.

1, 2 mit Schritt ohne Fußdrehung, Parallelstand

Peitsche (8.)

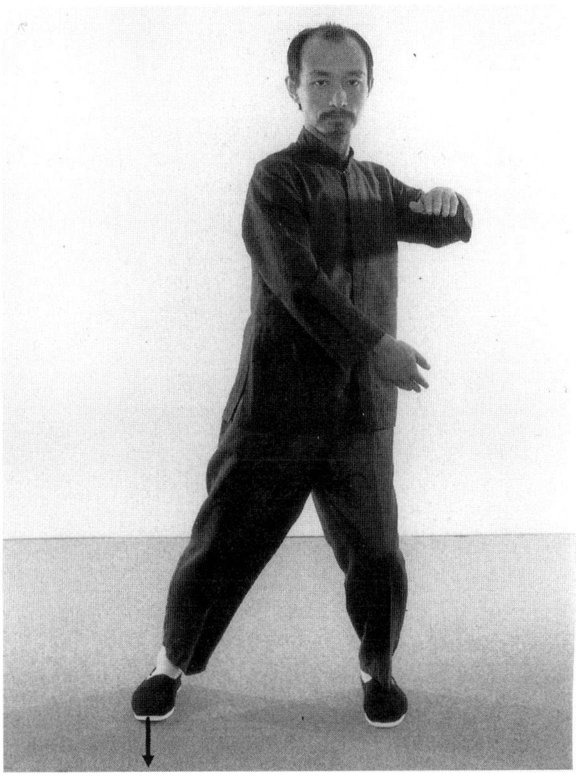

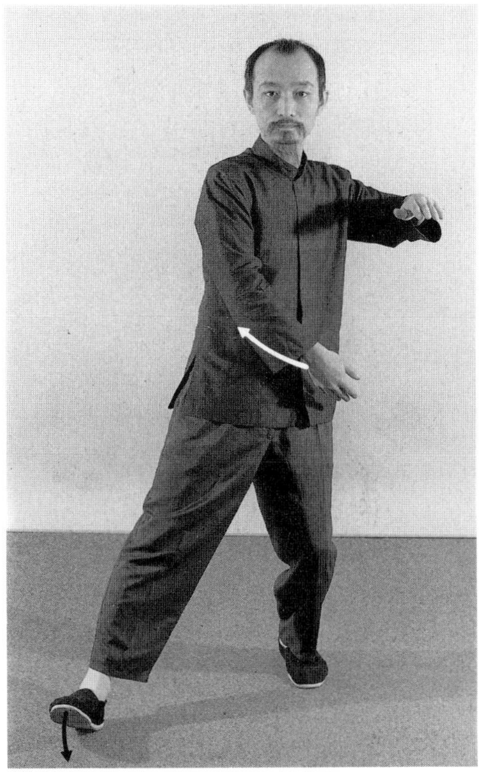

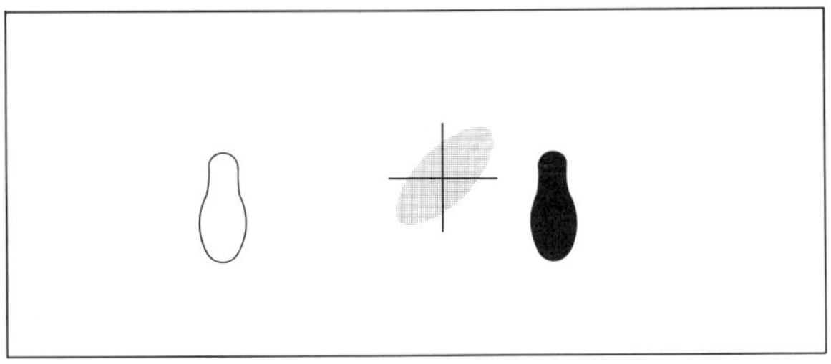

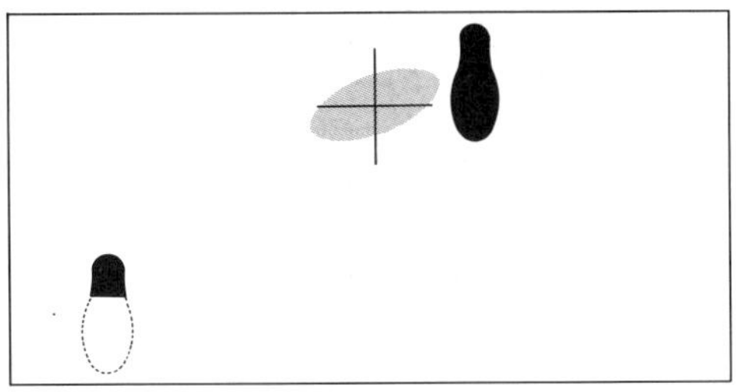

1. Den Rumpf nach links drehen, bis die Vorderseite nach NW gerichtet ist. Dabei das Gewicht bis 90% auf den linken Fuß verlagern. Gleichzeitig den linken Arm zur linken Körperseite ziehen. Den Arm anwinkeln, dabei Unterarm und Hand im Uhrzeigersinn drehen, bis die Handfläche nach unten zeigt. Den rechten Arm nach links führen, bis die Hand sich vor der linken Hüfte befindet, dabei die Handfläche nach oben drehen. Beide Hände befinden sich jetzt in einer Fallinie. Wir sehen nach vorne.

2. Den Rumpf nach rechts drehen, bis die Vorderseite nach NNW gerichtet ist. Dabei das rechte Bein nach vorne (N) mit der Ferse aufsetzen, die Fußspitze zeigt nach N.
Die Arme folgen der Bewegung des Rumpfes in unveränderter Haltung.

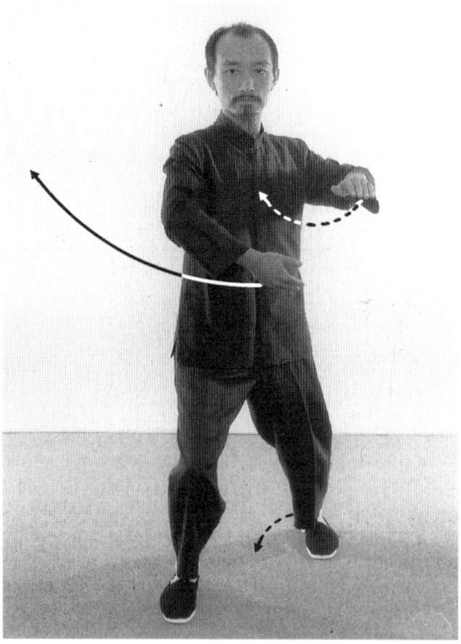

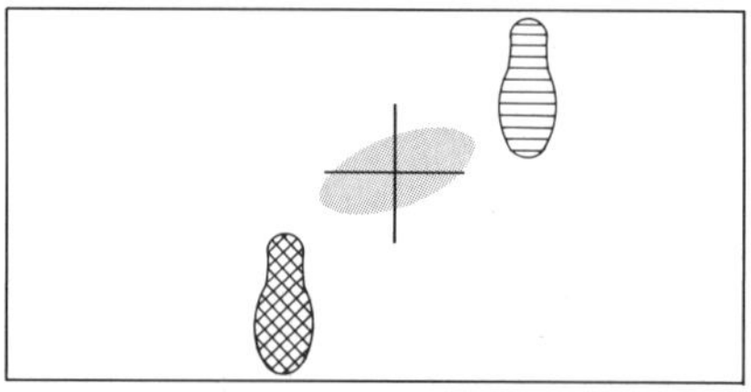

3. Das Gewicht bis 70% auf den rechten Fuß verlagern, den Fuß senken und das Knie beugen. Gleichzeitig den rechten Arm anwinkeln und, Ellenbogen zuerst, nach NO heben (Ellenbogenstoß). Den linken Arm etwas senken.

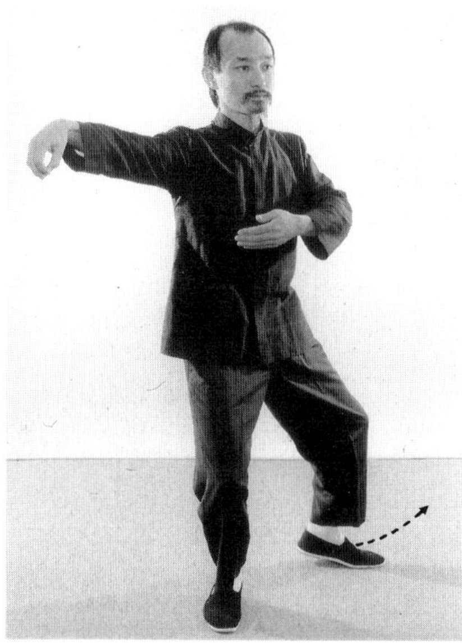

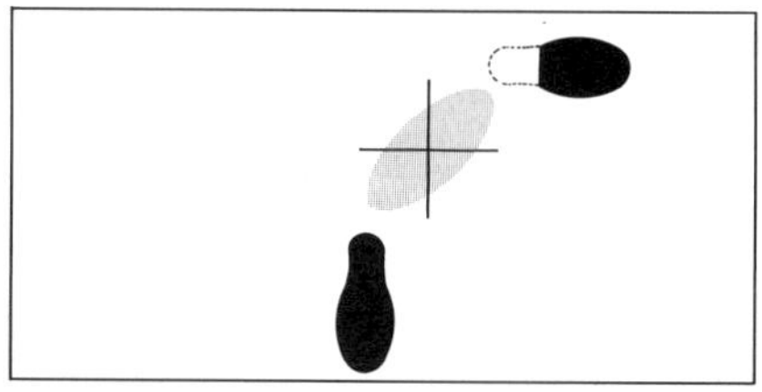

4. Den Rumpf nach links drehen, bis die Vorderseite nach NW zeigt. Dabei das Gewicht bis 90% auf den rechten Fuß verlagern. Das linke Bein folgt der Rumpfdrehung mit angehobener Ferse, bis die Fußspitze nach W zeigt. Einhergehend mit der Rumpfdrehung den rechten Arm nach NO ausstrecken (Arm nicht ganz durchstrecken), dabei die rechte Hand abwinkeln und die Finger zum »Vogelkopf« schließen. Den linken Arm etwas senken und näher zum Körper bringen. Die Handfläche dabei dem Körper zuwenden (Abwehren).

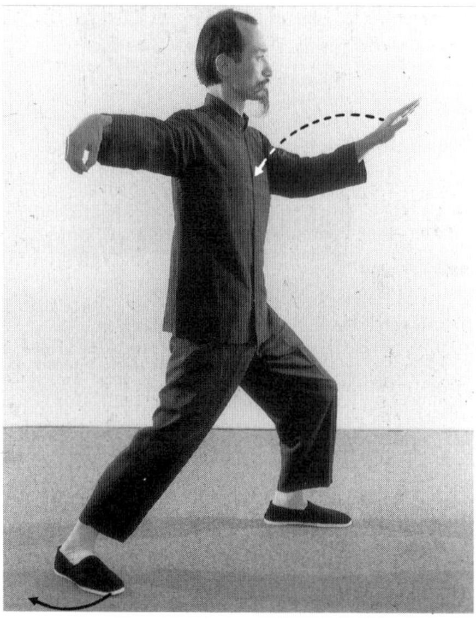

Wir wiederholen die Stellung »Peitsche« siehe 8., Fotos 5–7)

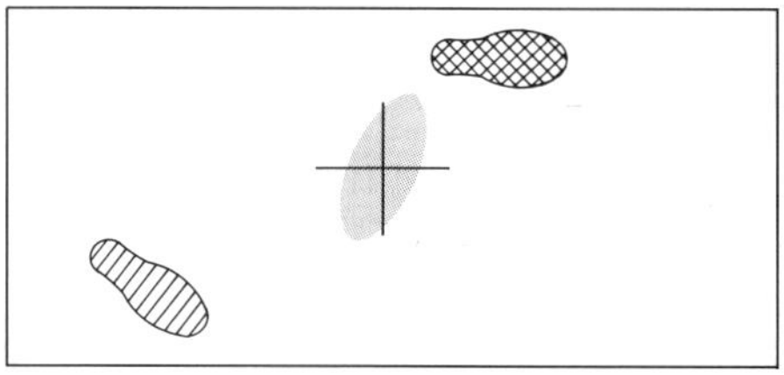

24. Gehockte Peitsche

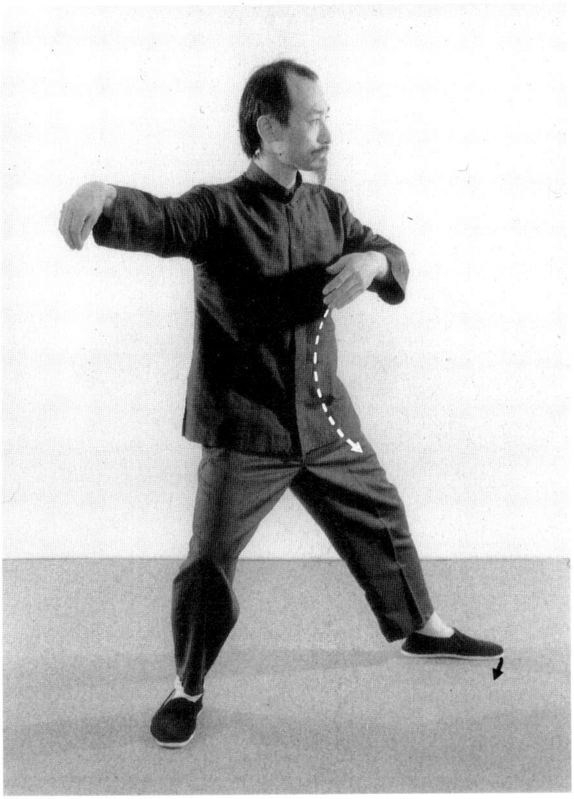

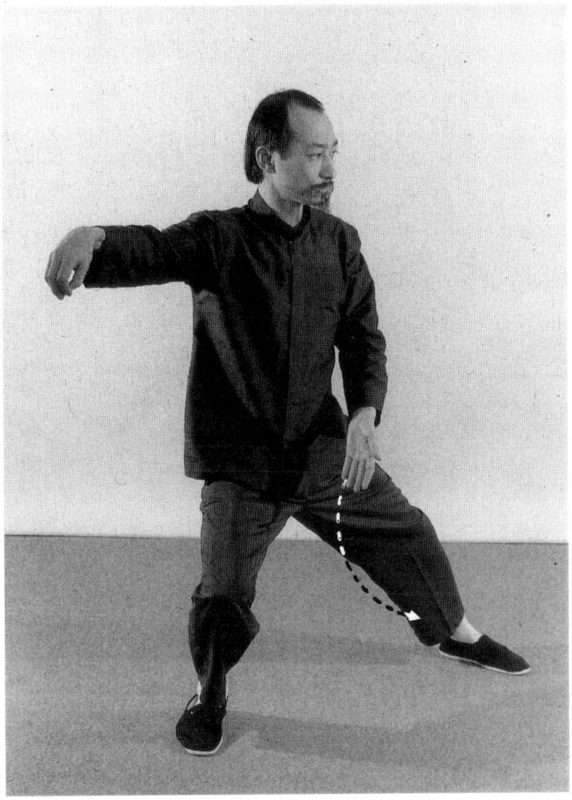

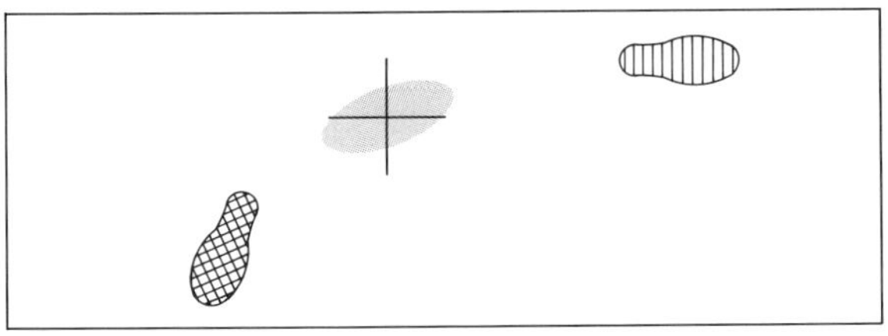

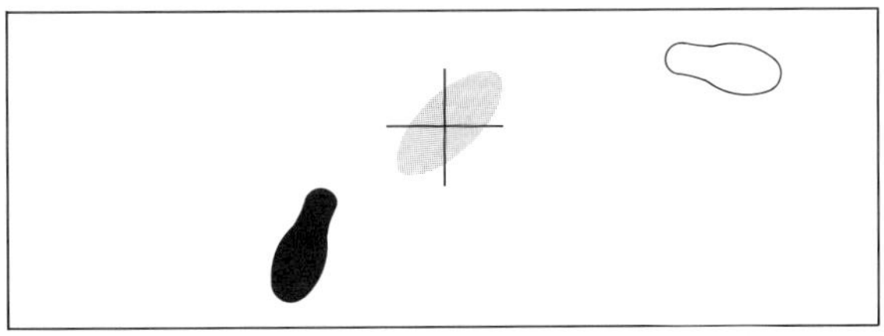

1. Den Rumpf nach rechts drehen, bis die Vorderseite nach NNW gerichtet ist. Dabei das Gewicht bis 70% auf den rechten Fuß verlagern. Das rechte Bein einhergehend mit der Bewegung des Rumpfes auf der Ferse nach rechts drehen, bis die Fußspitze nach NNO gerichtet ist. Gleichzeitig Unterarm und Hand des linken Armes als Einheit vor den Körper führen, bis die Hand sich vor dem Brustbein befindet. Die Handfläche dabei dem Körper zuwenden (Abwehren).

2. Den Rumpf nach links drehen, bis die Vorderseite nach NW zeigt. Dabei das Gewicht bis 90% auf den rechten Fuß verlagern und das Knie beugen. Einhergehend mit der Gewichtsverlagerung den linken Fuß auf der Ferse ein wenig einwärts drehen, bis die Fußspitze nach NWW zeigt. Gleichzeitig den linken Arm auf einem dem Uhrzeigersinn folgenden Kreisbogen vor dem Körper senken. Die Haltung des rechten Armes bleibt unverändert.

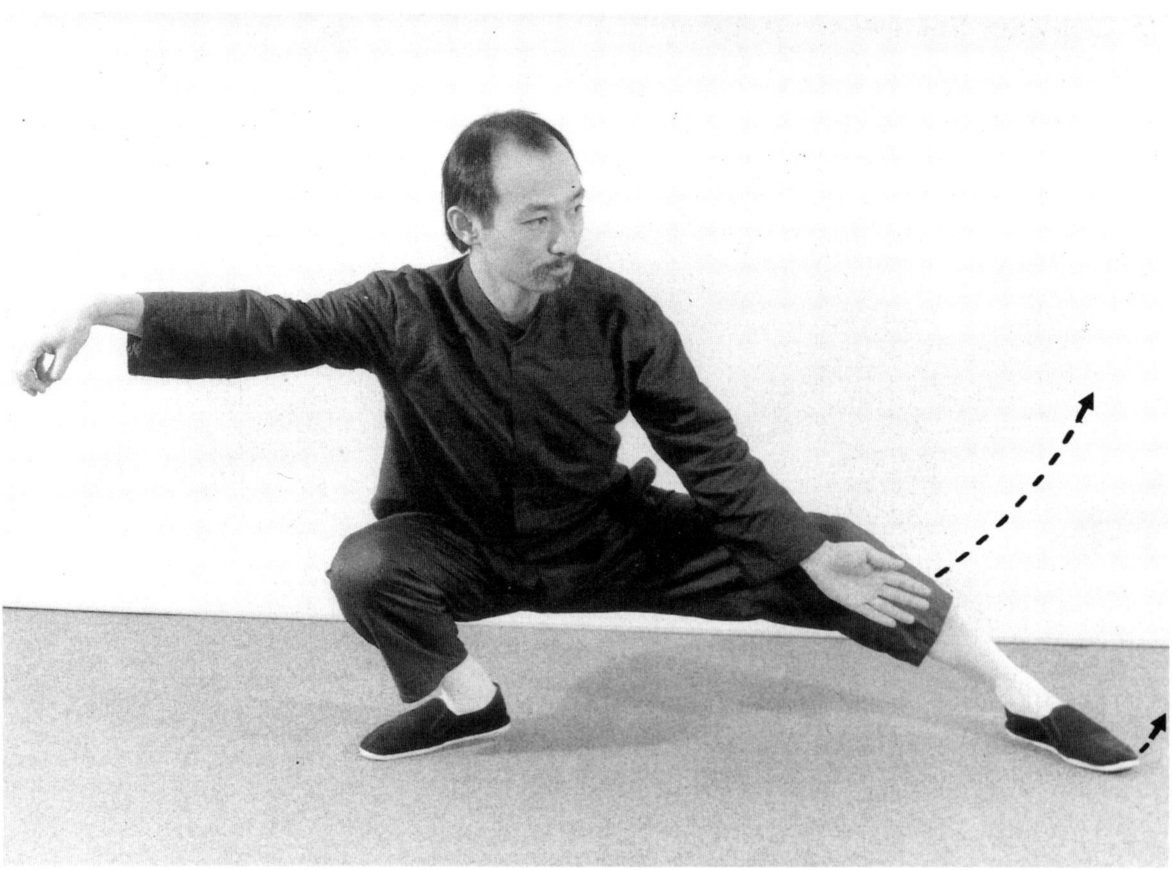

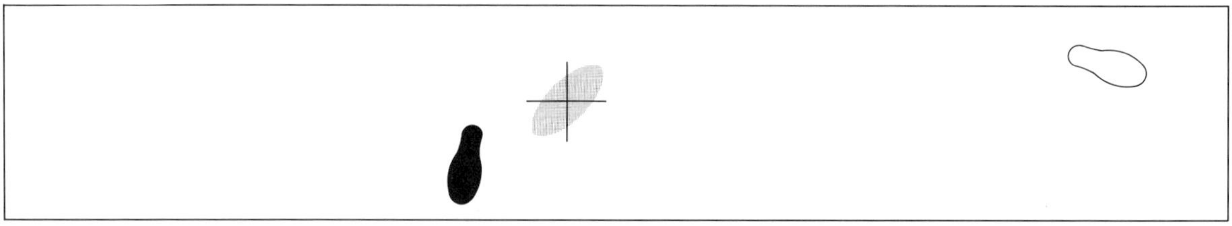

3. In die Hocke gehen, dabei die aufrechte Haltung soweit wie möglich beibehalten. Einhergehend mit dieser Bewegung den linken Arm einem Kreisbogen folgend nach vorne führen. Die Haltung des rechten Armes bleibt unverändert.

Die Vorderseite des Rumpfes ist nach NW gerichtet. Wir sehen nach W. 90% des Gewichts ruhen auf dem hinteren rechten, 10% auf dem vorderen linken Fuß.

Wir befinden uns in der Stellung »Gehockte Peitsche«.

Beachte: Die Bewegung läßt sich leichter ausführen wenn der Bogenschritt länger als sonst eingenommen wird.

25. Goldener Hahn steht auf einem Bein – rechts

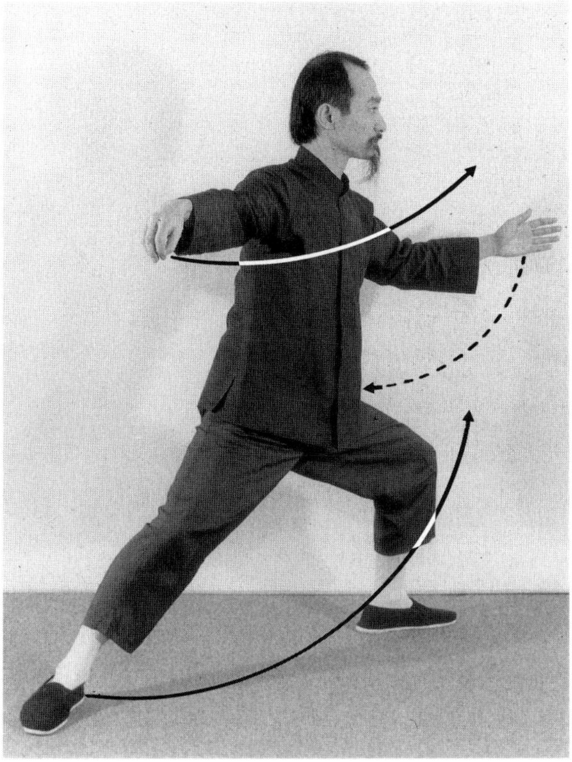

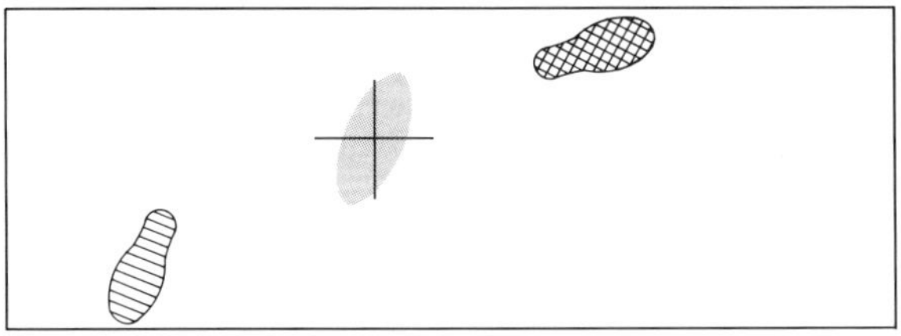

1. Den Rumpf nach links drehen, bis die Vorderseite nach NWW gerichtet ist. Dabei das Gewicht bis 70% auf den vorderen linken Fuß verlagern. Einhergehend mit der Rumpfdrehung den linken Fuß, ohne ihn anzuheben, nach links drehen (die Fußspitze zeigt 30° nach S). Gleichzeitig den linken Arm einem Kreisbogen folgend nach vorne oben heben und den rechten Arm etwas senken.

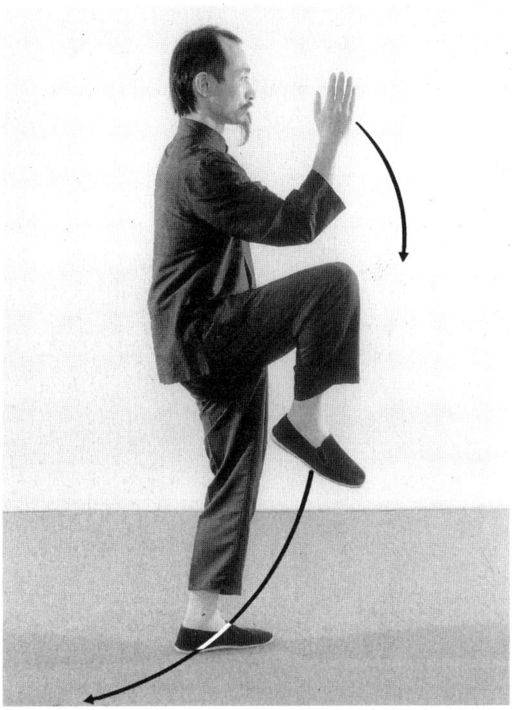

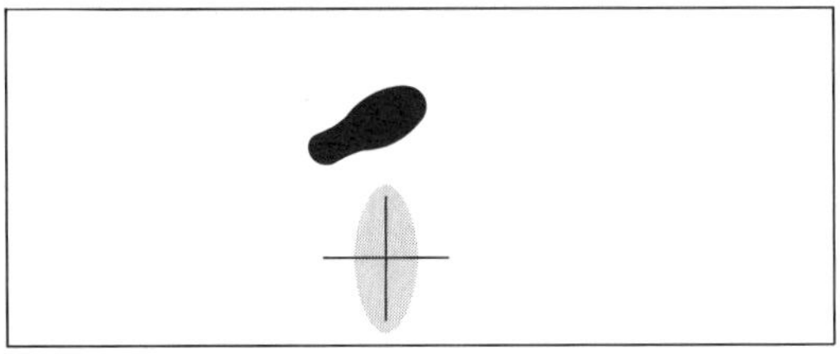

2. a) Den Rumpf nach links drehen, bis die Vorderseite nach W gerichtet ist. Dabei das ganze Gewicht auf den linken Fuß verlagern. Das rechte Bein nach vorne ziehen und anwinkeln. Gleichzeitig den rechten Arm einem Kreisbogen folgend nach vorne oben führen, dabei zuerst die Hand im Uhrzeigersinn drehen und den »Vogelkopf« öffnen. Die Haltung des linken Armes bleibt unverändert.
b) Das linke Bein etwas strecken, dabei das rechte Bein angewinkelt vor dem Körper anheben (Unterschenkel und Fuß entspannt hängen lassen). Gleichzeitig den rechten Arm anwinkeln, bis die Fingerspitzen nach oben zeigen. Den linken Arm an der Körperseite senken. Zum Ende der Bewegung hin die Hand leicht anwinkeln (stehende Hand).
Seitenansicht, siehe Seite 148.

Das Gewicht ruht auf dem linken Fuß.
Wir befinden uns in der Stellung »Goldener Hahn steht auf einem Bein-rechts«.

26. Goldener Hahn steht auf einem Bein – links

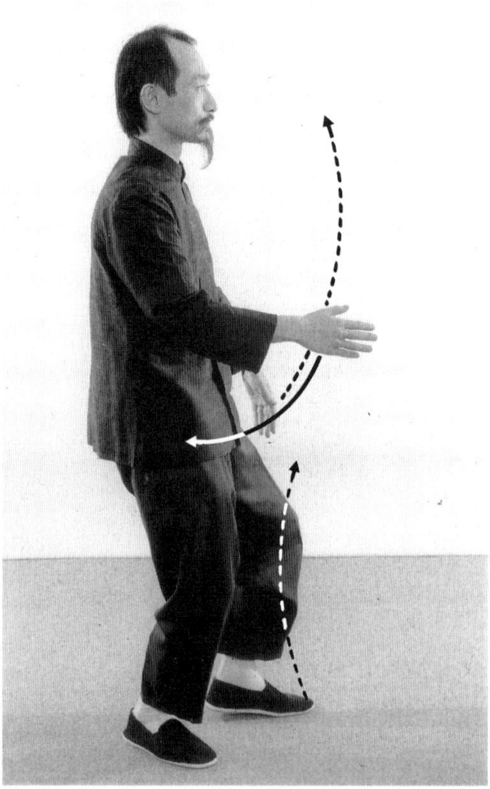

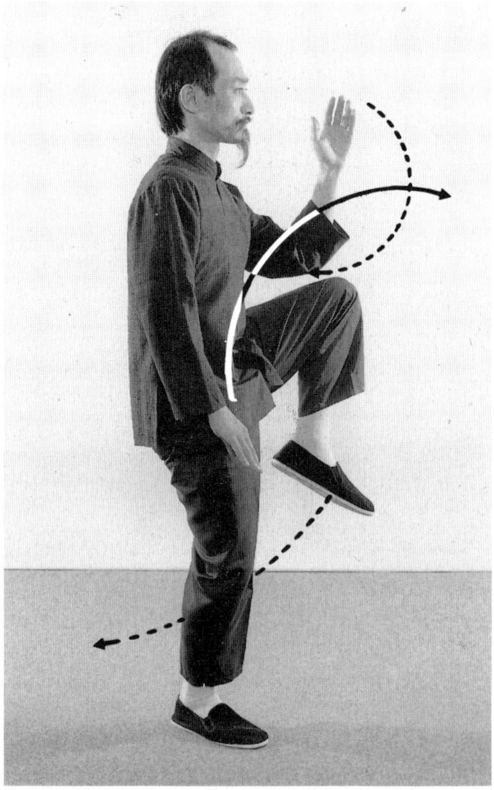

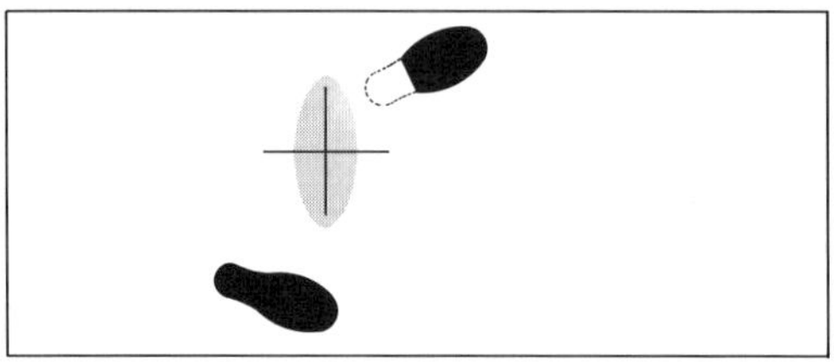

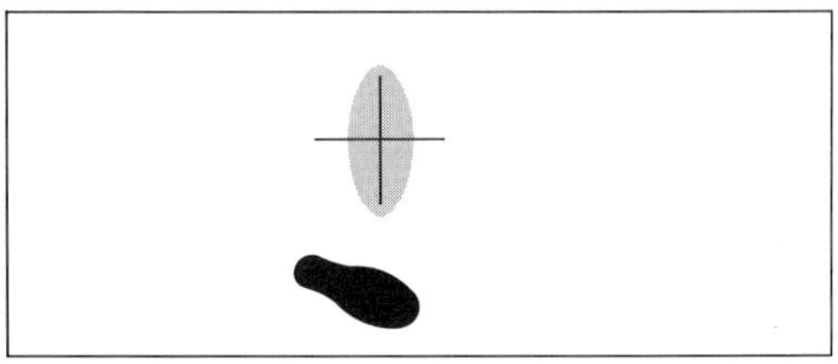

(ohne Foto): Das linke Knie etwas beugen. Das rechte Bein senken und mit dem vorderen Teil des Fußes zuerst nach hinten setzen. Die Fußspitze zeigt 30° nach N.

1. Das Gewicht bis 90% auf den rechten Fuß verlagern, das Knie beugen. Die Ferse des linken Fußes dabei ein wenig anheben. Gleichzeitig den rechten Arm an der Körperseite senken und den linken Arm ein wenig heben.

2. Das rechte Bein etwas strecken, dabei das linke Bein und den linken Arm anheben. Beim Heben des linken Armes wird die Hand (Handfläche dem Körper zugewandt) erst vor der Mittelachse angehoben und dann nach links oben gebracht, bis die Fingerspitzen nach oben weisen. Den rechten Arm zur Körperseite senken, die Hand zum Ende der Bewegung hin leicht anwinkeln (stehende Hand).

Das Gewicht ruht auf dem rechten Fuß.
Wir befinden uns in der Stellung »Goldener Hahn steht auf einem Bein-links«.

27. Rechten Fuß heben

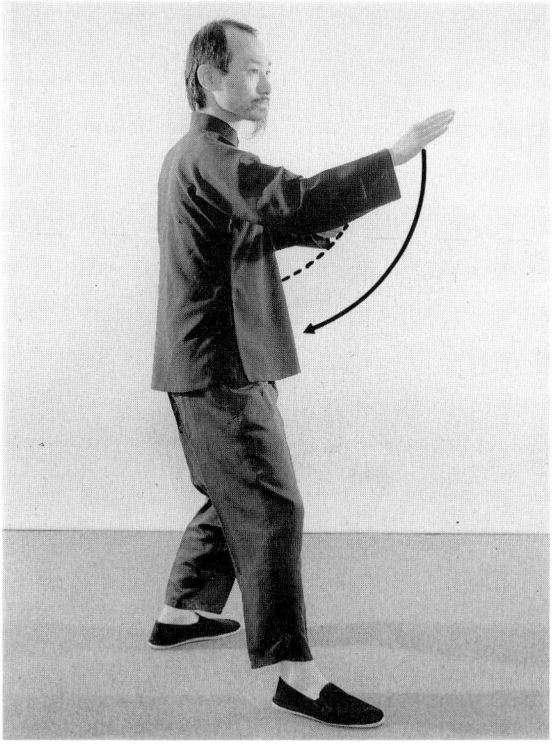

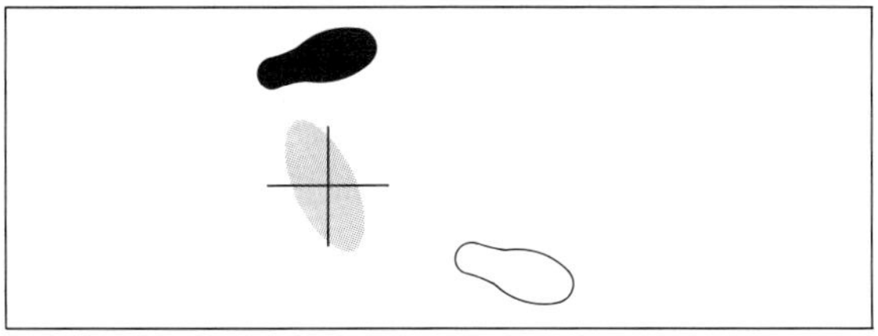

1. a) Das rechte Knie etwas beugen. Dabei den Rumpf nach SWW drehen und das linke Bein nach hinten setzen, mit der Innenkante des Fußes zuerst. Die Fußspitze zeigt 30° nach S.
b) Das Gewicht bis 90% auf den linken Fuß verlagern und das Knie beugen. Einhergehend mit Rumpfdrehung und Gewichtsverlagerung den rechten Arm heben. Dabei zuerst die Hand, Handfläche dem Körper zugewandt, einem Kreisbogen folgend vor der Mittelachse heben und dann, Fingerspitzen zuerst, nach vorne oben (NW) bringen. Gleichzeitig den linken Arm, Hand vor der Mittelachse, senken. Dabei Unterarm und Hand gegen den Uhrzeigersinn drehen, bis die Handfläche nach oben zeigt.[1]

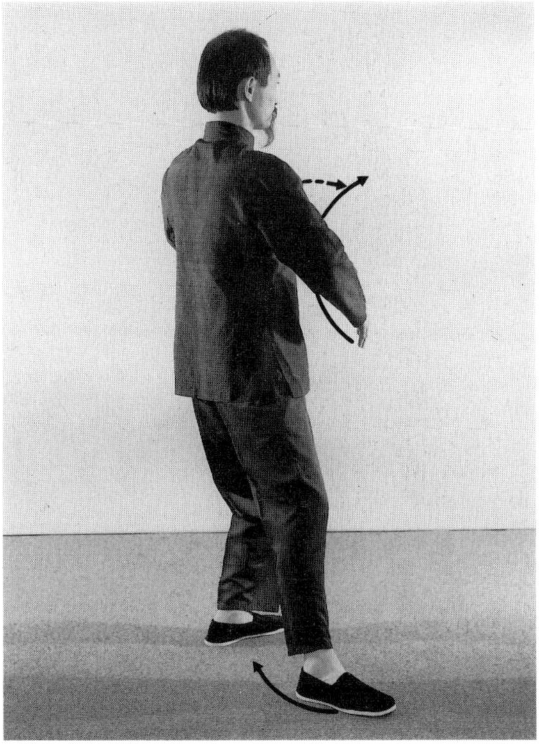

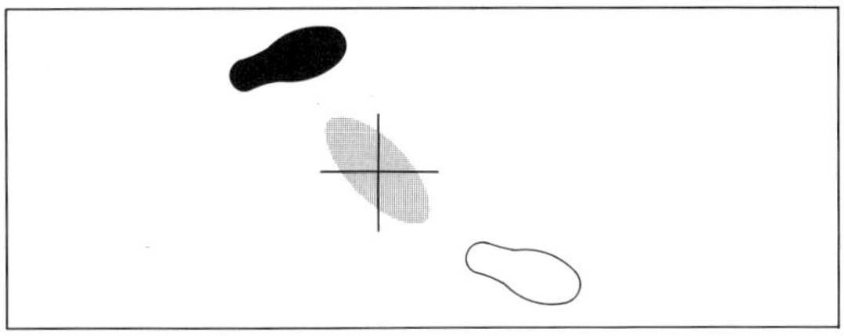

2. Den Rumpf nach links drehen, bis die Vorderseite nach SW gerichtet ist (Loslassen, Sinken). Beide Arme folgen der Bewegung des Rumpfes nach links und werden dabei Kreisbögen folgend gesenkt.

1 In diesem Bewegungsablauf ist die Technik »Das Pferd am Hals tätscheln« (Lange Form) enthalten.

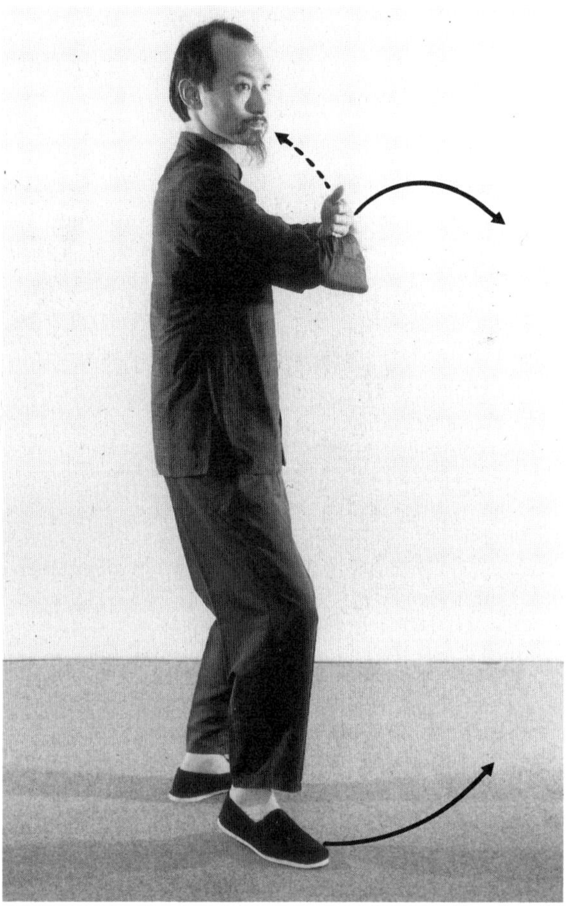

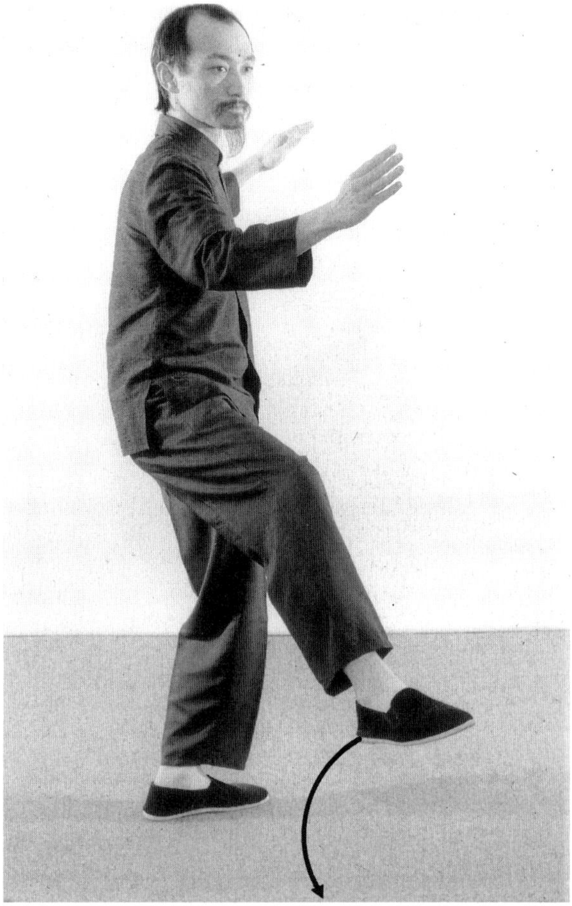

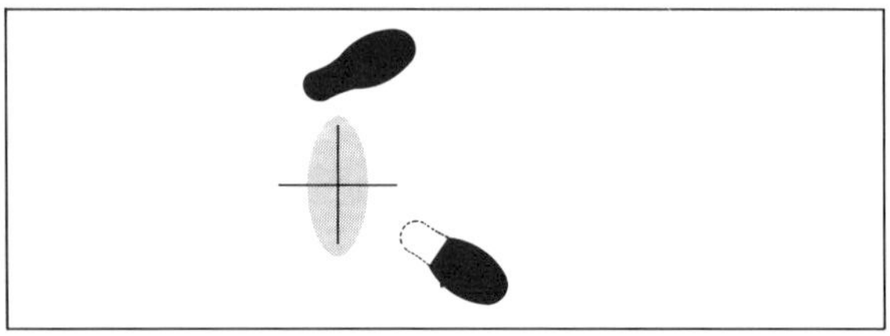

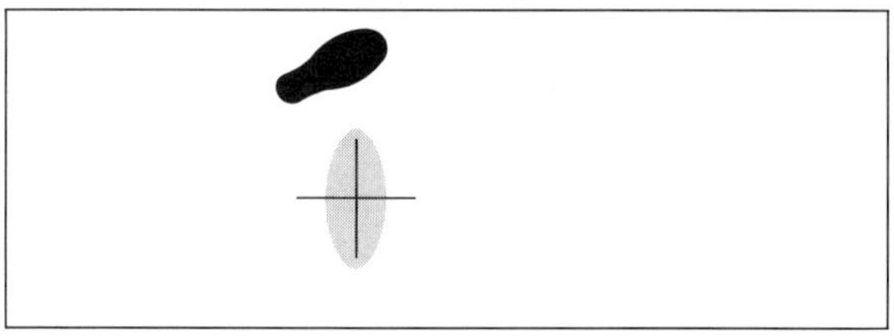

3. Den Rumpf nach rechts drehen, bis die Vorderseite nach W gerichtet ist. Dabei die Arme den Kreisbögen weiter folgend heben und vor dem Körper (Brustbein) zusammenführen, bis die Handgelenke sich überkreuzen. Die Handflächen sind dem Körper zugewandt, die rechte Hand ist außen. Einhergehend mit der Rumpfdrehung nach W das rechte Bein anheben und in der gleichen Linie, etwas näher zum Körper, mit dem vorderen Teil des Fußes aufsetzen. Die Fußspitze zeigt nach NW.

4. Das linke Bein etwas strecken. Dabei das rechte Bein nach NW anheben und einen Stoß mit den Zehen andeuten.
Gleichzeitig die Arme auseinandernehmen. Dabei Unterarme und Hände als Einheit nach außen drehen. Zum Ende der Bewegung hin beide Hände leicht anwinkeln (stehende Hand)[1].
Die Vorderseite des Rumpfes zeigt nach W. Wir sehen nach NW. Das Gewicht ruht auf dem linken Fuß.
Wir befinden uns in der Stellung »Rechten Fuß heben«.

1 Das Anwinkeln der linken Hand dient der Stabilisierung des Gleichgewichts.

28. Linken Fuß heben

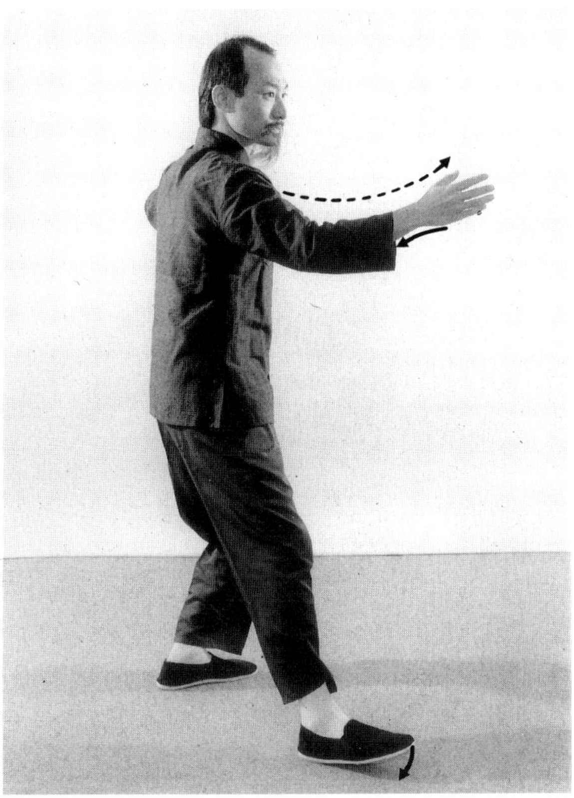

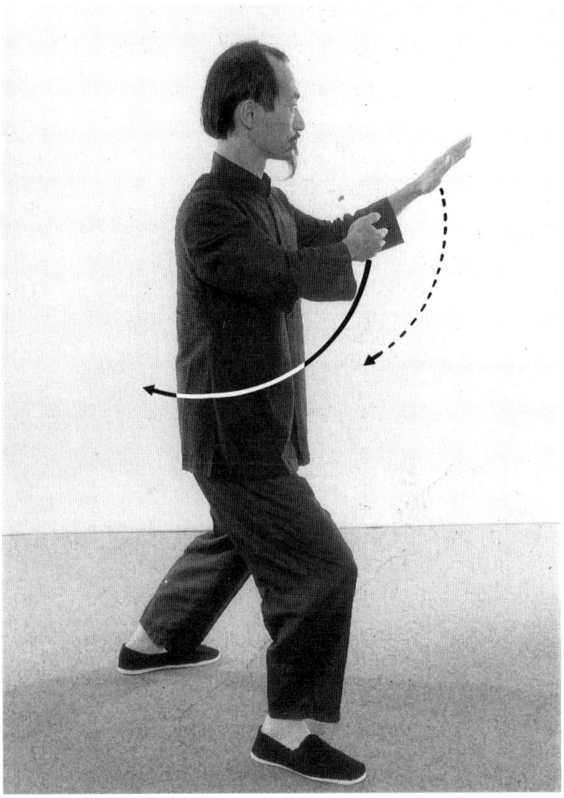

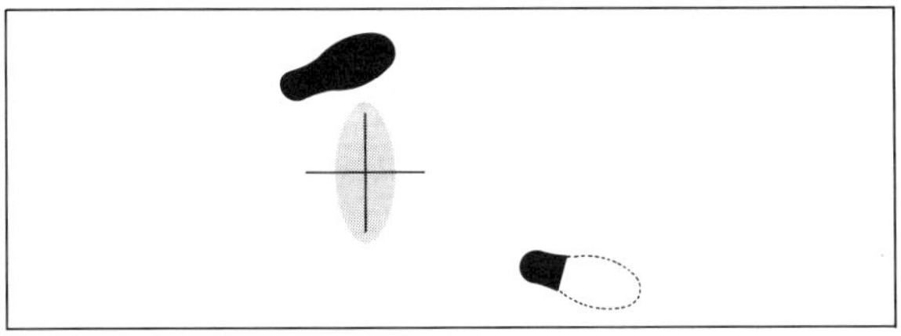

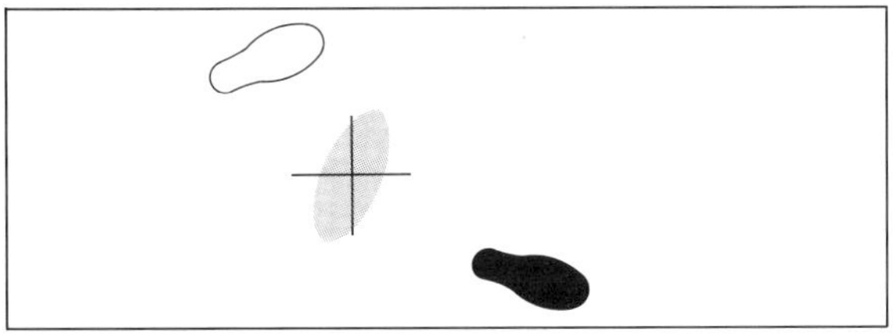

(ohne Foto): Unterschenkel und Fuß des rechten Beines senken.

1. Das linke Knie beugen. Dabei das rechte Bein nach NW mit der Ferse aufsetzen, die Fußspitze zeigt 30 Grad nach N.

2. Den Rumpf nach rechts drehen, bis die Vorderseite nach NWW gerichtet ist. Dabei das Gewicht bis 90% auf den rechten Fuß verlagern, den Fuß senken und das Knie beugen. Die Arme folgen der Bewegung des Rumpfes. Unterarm und Hand des rechten Armes durch Loslassen im Ellenbogen vor den Körper führen. Dabei Unterarm und Hand im Uhrzeigersinn drehen, bis die Hand sich vor der Mittelachse befindet, die Handfläche zeigt nach oben. Gleichzeitig den linken Arm einem einwärts gerichteten Kreisbogen folgend, Fingerspitzen zuerst, nach SW ausstrecken (»Pferd am Hals tätscheln«).

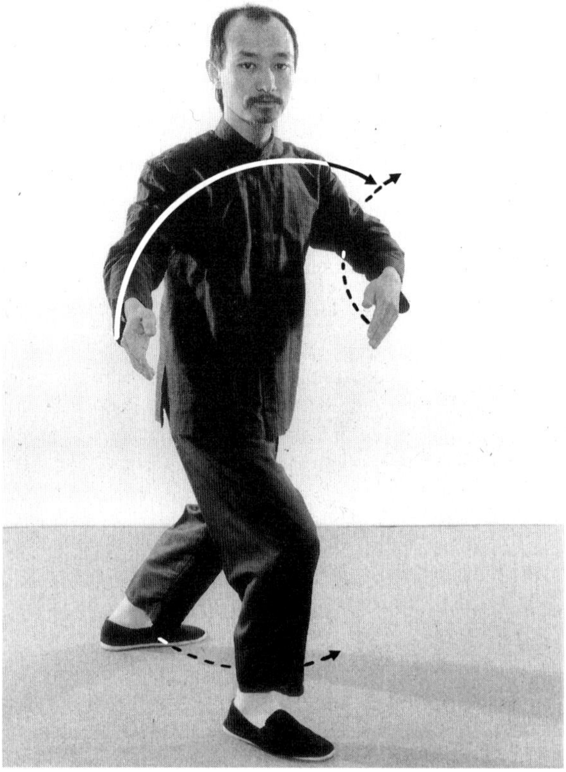

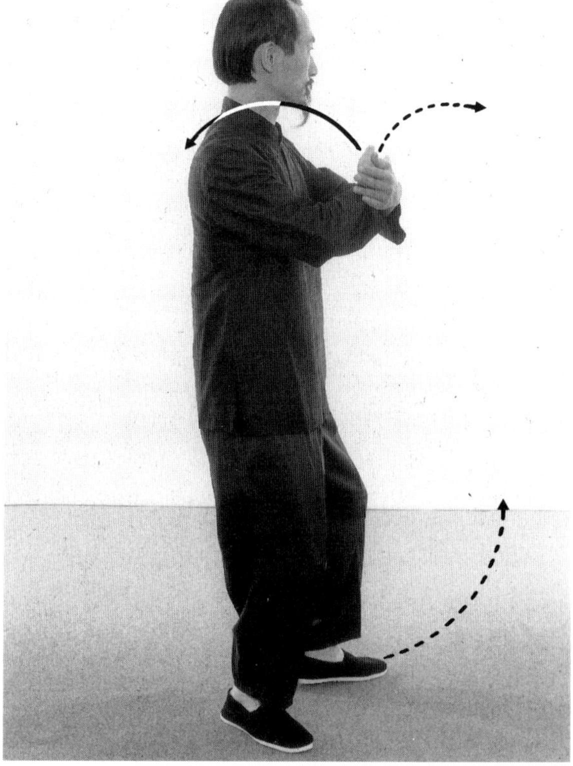

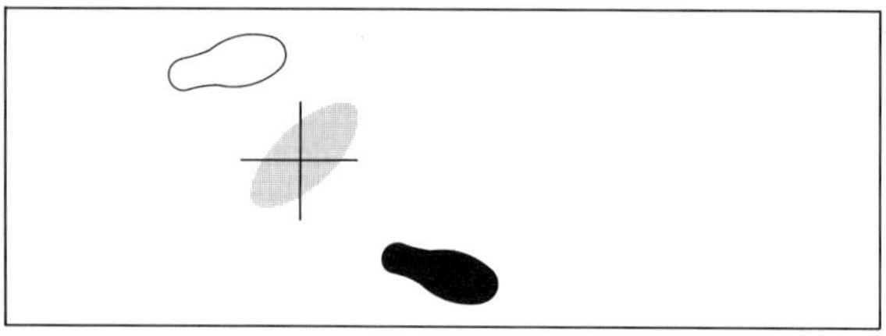

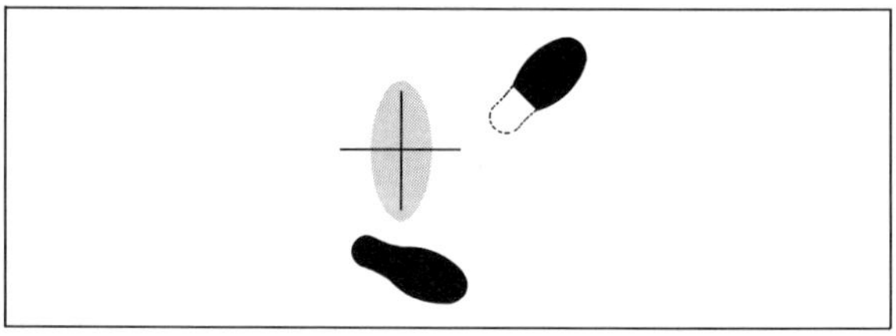

3. Den Rumpf nach rechts drehen, bis die Vorderseite nach NW gerichtet ist (Loslassen, Sinken). Beide Arme folgen der Bewegung des Rumpfes nach rechts und werden dabei Kreisbögen folgend gesenkt.

4. Den Rumpf nach links drehen, bis die Vorderseite nach W gerichtet ist. Dabei die Arme den Kreisbögen weiter folgend heben und vor dem Körper (Brustbein) zusammenführen, bis die Handgelenke sich überkreuzen. Die Handflächen sind dem Körper zugewandt, die linke Hand ist außen. Einhergehend mit der Rumpfdrehung nach W das linke Bein anheben und nach vorne mit dem vorderen Teil des Fußes aufsetzen. Die Fußspitze zeigt nach SW.

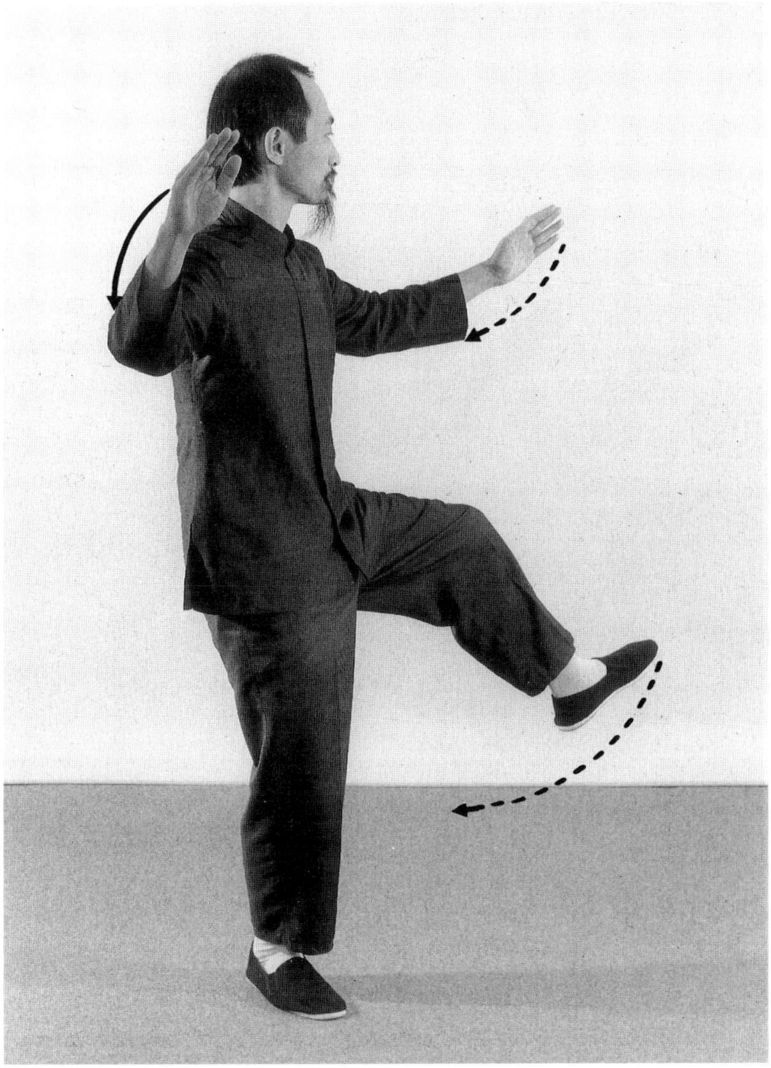

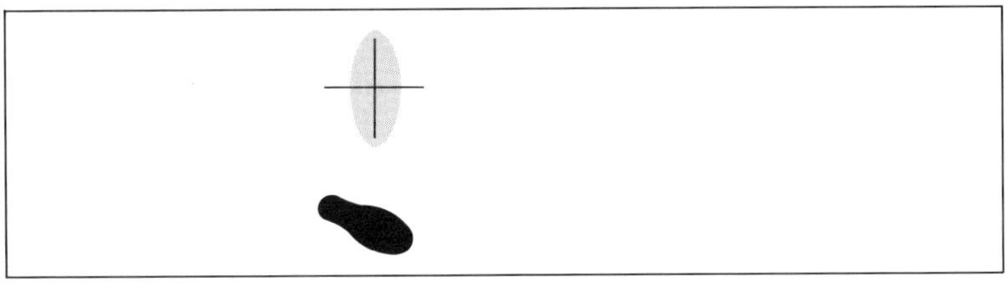

5. Das rechte Bein etwas strecken. Dabei das linke Bein nach SW anheben und einen Stoß mit den Zehen andeuten. Gleichzeitig die Arme auseinandernehmen. Dabei Unterarme und Hände als Einheit nach außen drehen. Zum Ende der Bewegung hin beide Hände leicht anwinkeln (stehende Hand)[1].

Die Vorderseite des Rumpfes zeigt nach W. Wir sehen nach SW. Das Gewicht ruht auf dem rechten Fuß. Wir befinden uns in der Stellung »Linken Fuß heben«.

---

1 Das Anwinkeln der rechten Hand dient der Stabilisierung des Gleichgewichts.

29. Drehung und Stoß mit der linken Ferse

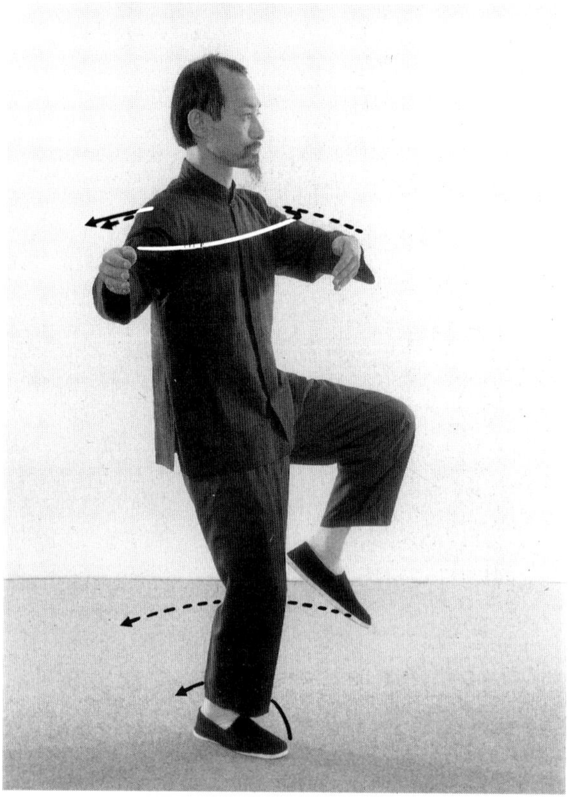

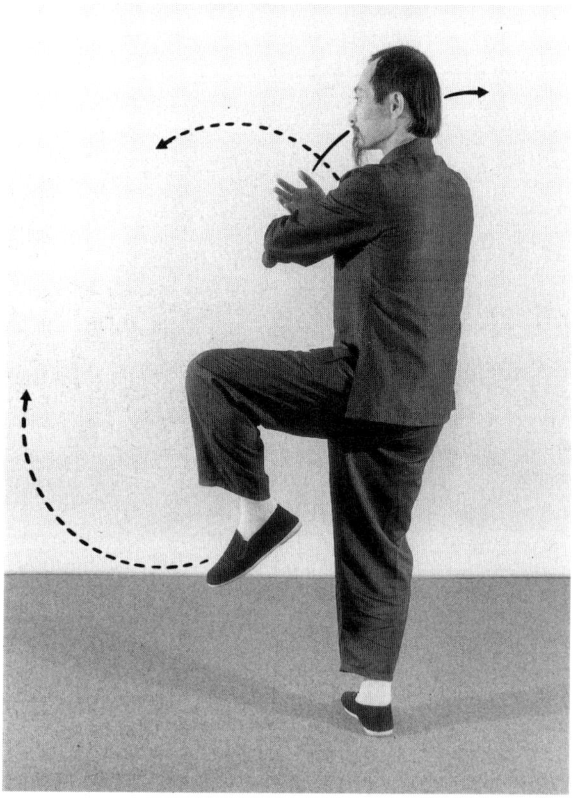

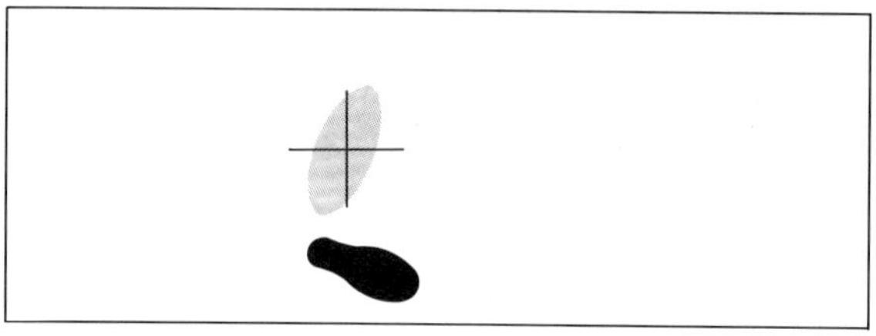

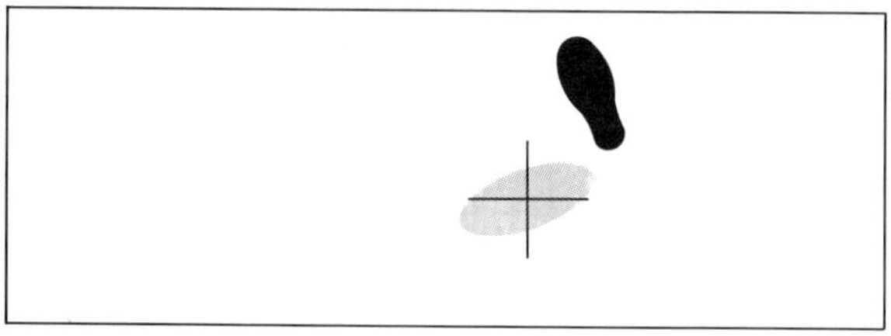

1. a) Unterschenkel und Fuß des linken Beines senken. b) Den Rumpf nach rechts drehen, bis die Vorderseite nach NWW zeigt. Das linke Bein folgt der Bewegung des Rumpfes, bis das Knie nach W gerichtet ist.
Die Arme folgen der Bewegung des Rumpfes. Unterarm und Hand des linken Armes vor den Körper führen, bis die Handfläche dem Körper zugewandt ist. Gleichzeitig Unterarm und Hand des rechten Armes senken, dabei die Hand ein wenig im Uhrzeigersinn drehen.

2. Den Rumpf auf der rechten Ferse um 180° nach links drehen, bis die Vorderseite nach SSO gerichtet ist. Die Fußspitze zeigt ein wenig über S hinaus. Das linke Bein folgt der Rumpfdrehung, bis das Knie nach O zeigt. Den linken Arm bei der Rumpfdrehung vor dem Körper lassen. Den rechten Arm anwinkeln und nach innen hinter den linken führen, bis die Handgelenke sich überkreuzen. Die Handflächen sind dem Körper zugewandt.

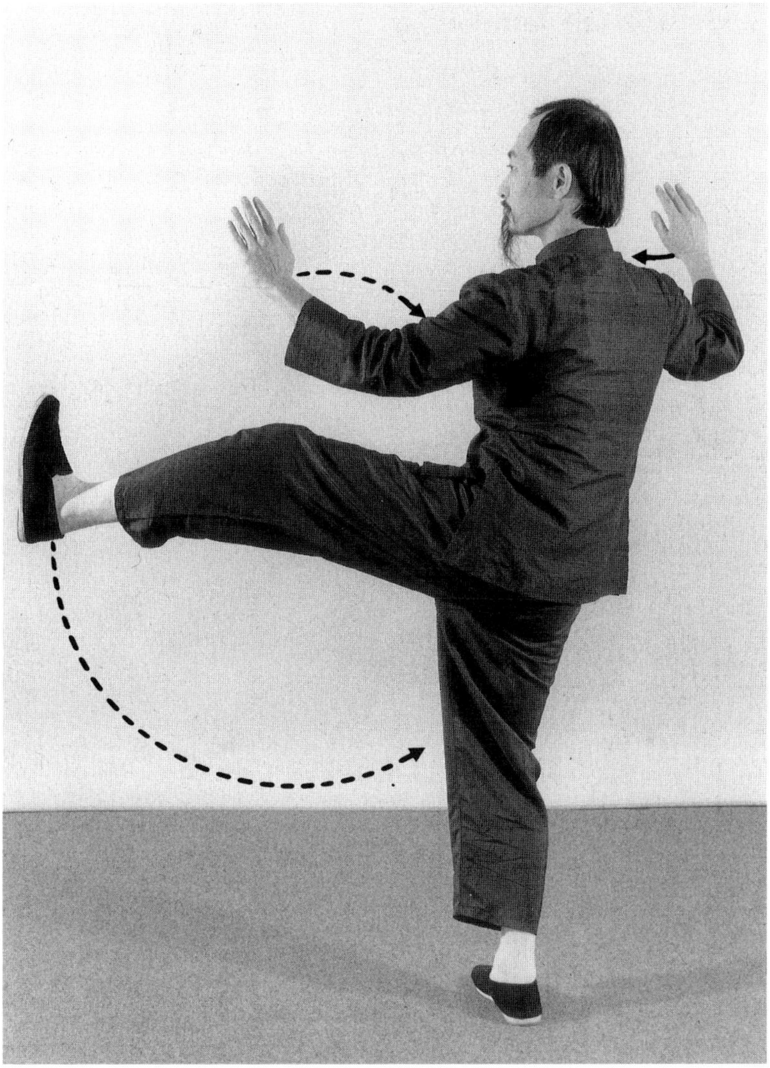

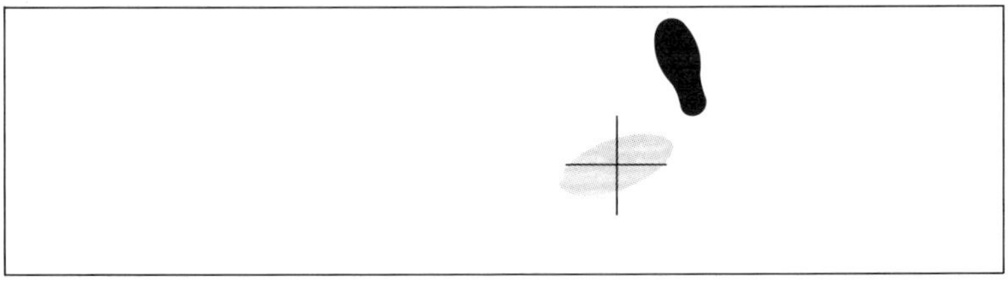

3. Das rechte Bein etwas strecken. Dabei den Oberschenkel des linken Beines ein wenig anheben und dann mit der Ferse einen Stoß nach O andeuten. Gleichzeitig die Arme auseinandernehmen. Dabei Unterarme und Hände als Einheit nach außen drehen. Zum Ende der Bewegung hin beide Hände leicht anwinkeln (stehende Hand).

Das Gewicht ruht auf dem rechten Fuß. Die Vorderseite des Rumpfes ist nach SOO gerichtet. Wir sehen nach O.

Wir befinden uns in der Stellung »Drehung und Stoß mit der linken Ferse«.

Linkes Knie streifen (12.)

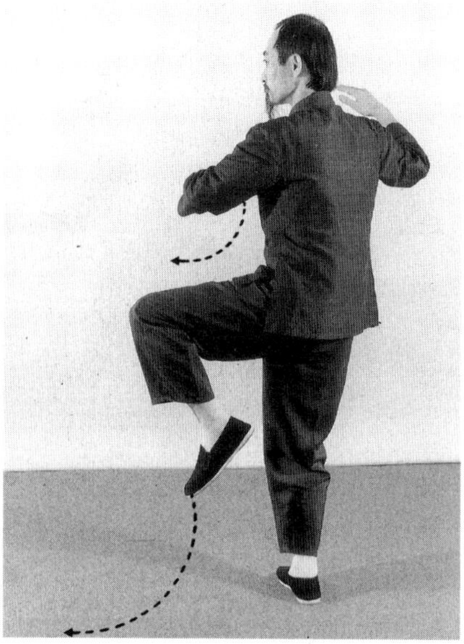

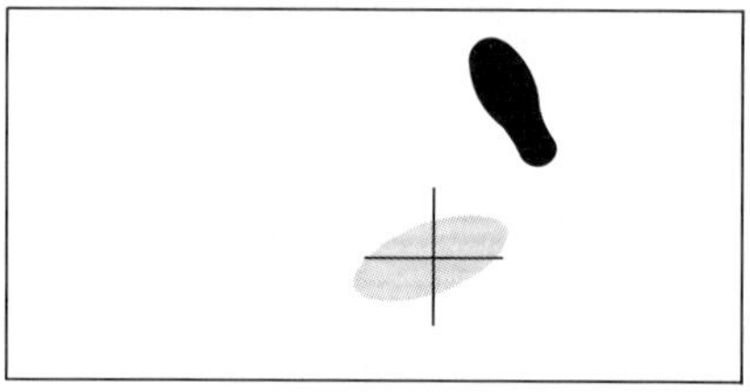

1. Das rechte Knie etwas beugen. Dabei Unterschenkel und Fuß des linken Beines senken. Gleichzeitig Unterarm und Hand des linken Armes, einem Kreisbogen im Uhrzeigersinn folgend vor den Körper führen, die Handfläche dem Boden zuwenden. Die rechte Hand nähert sich dem Kopf durch Loslassen im Ellenbogen.

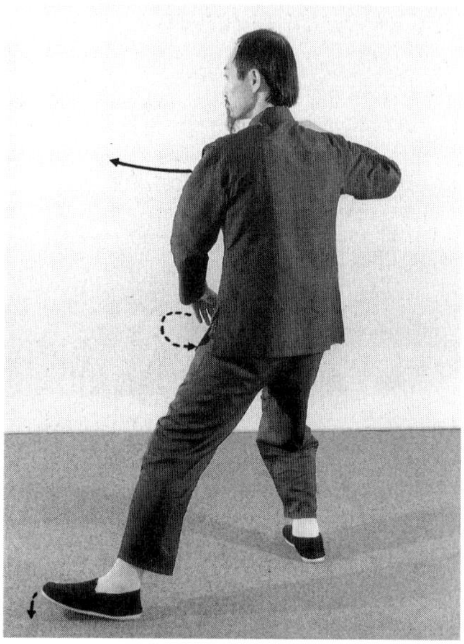

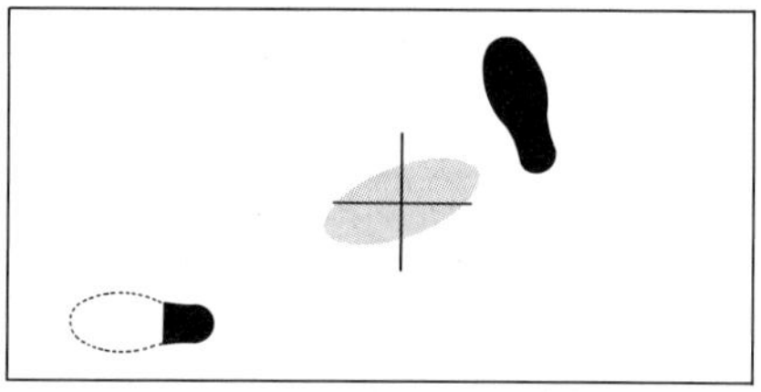

2. Das rechte Knie weiter beugen und dabei das linke Bein mit der Ferse nach NO aufsetzen. Gleichzeitig den linken Arm etwas senken.

3. Wir wiederholen die Stellung »Linkes Knie streifen« (siehe 12., Foto 3)

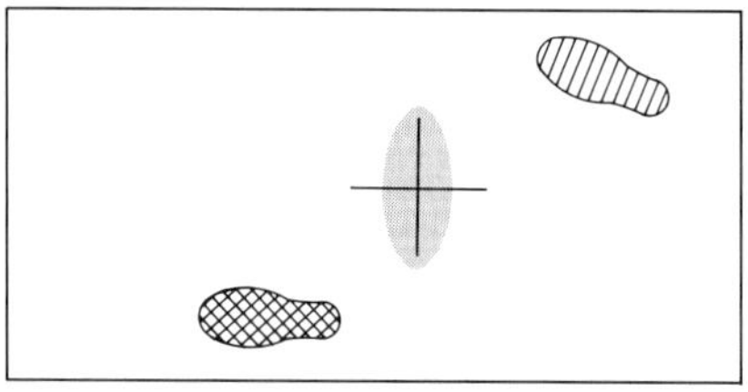

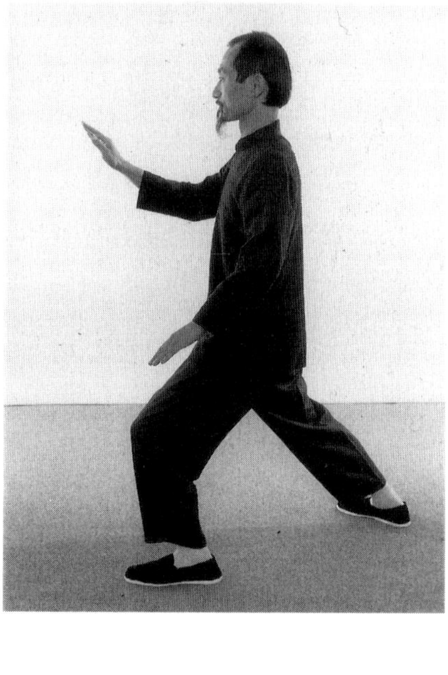

30. Rechtes Knie streifen

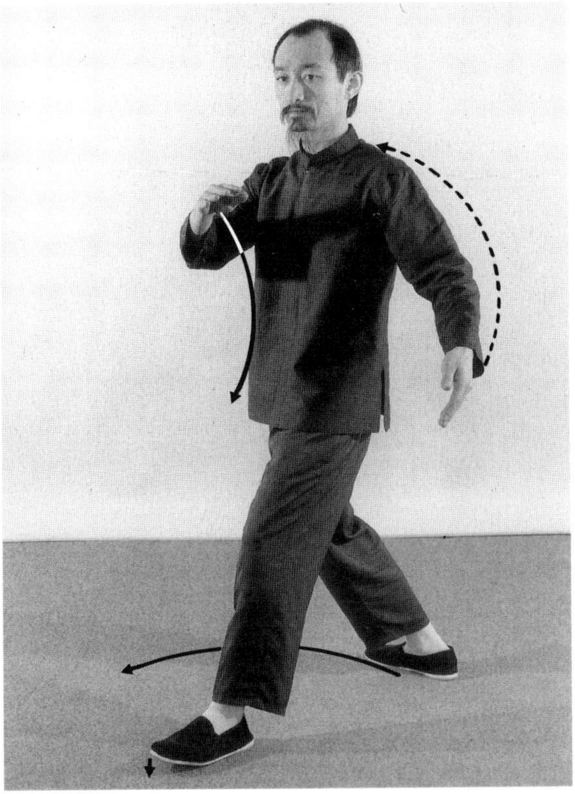

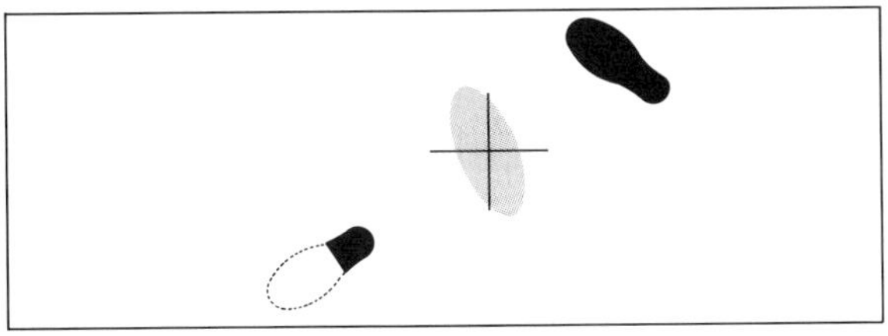

ohne Foto: Das Gewicht bis 90% auf den rechten Fuß verlagern. Die Haltung der Arme bleibt unverändert.[1]

1. Den Rumpf nach links drehen, bis die Vorderseite nach NOO gerichtet ist. Dabei den linken Fuß auf der Ferse nach links drehen, bis die Fußspitze nach NO zeigt. Gleichzeitig die linke Hand ein wenig gegen den Uhrzeigersinn drehen. Unterarm und Hand des rechten Armes vor dem Körper etwas senken.[2]

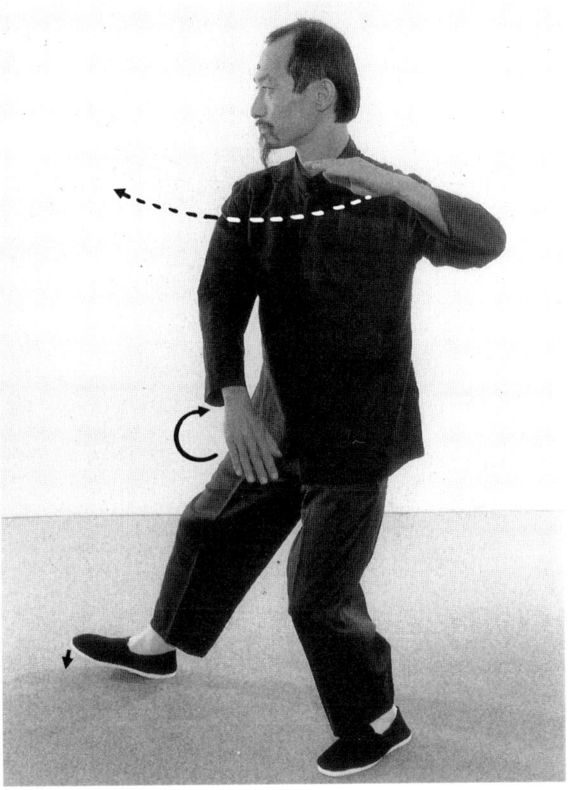

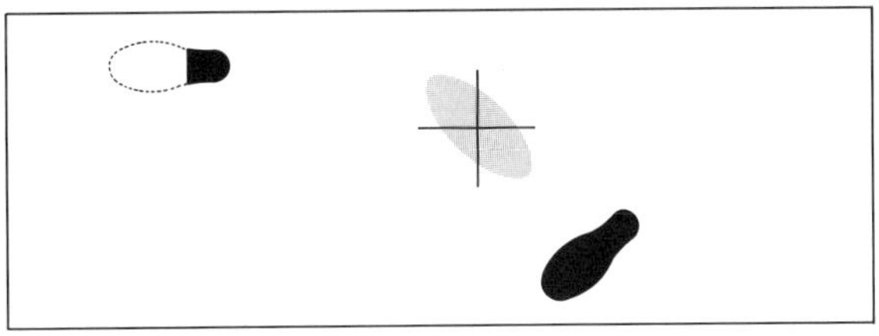

ohne Foto: Das Gewicht auf den linken Fuß verlagern. Den Fuß senken und das Knie beugen. Dabei den rechten Arm vor dem Körper etwas senken, die Handfläche zeigt nach unten. Gleichzeitig den linken Arm nach NNW auf Brusthöhe anheben.

2. Den Rumpf ein wenig nach links drehen bis die Vorderseite nach NO zeigt, dabei das rechte Bein nach vorne (O) mit der Ferse aufsetzen. Gleichzeitig den rechten Arm senken (Hand auf Hüfthöhe). Den linken Arm auf Schulterhöhe anheben und durch Anwinkeln des Armes die Hand nach vorne führen (Hand auf der Höhe des Halses).

1, 2 Bei der Anwendung (Selbstverteidigung) werden diese Bewegungen gleichzeitig ausgeführt.

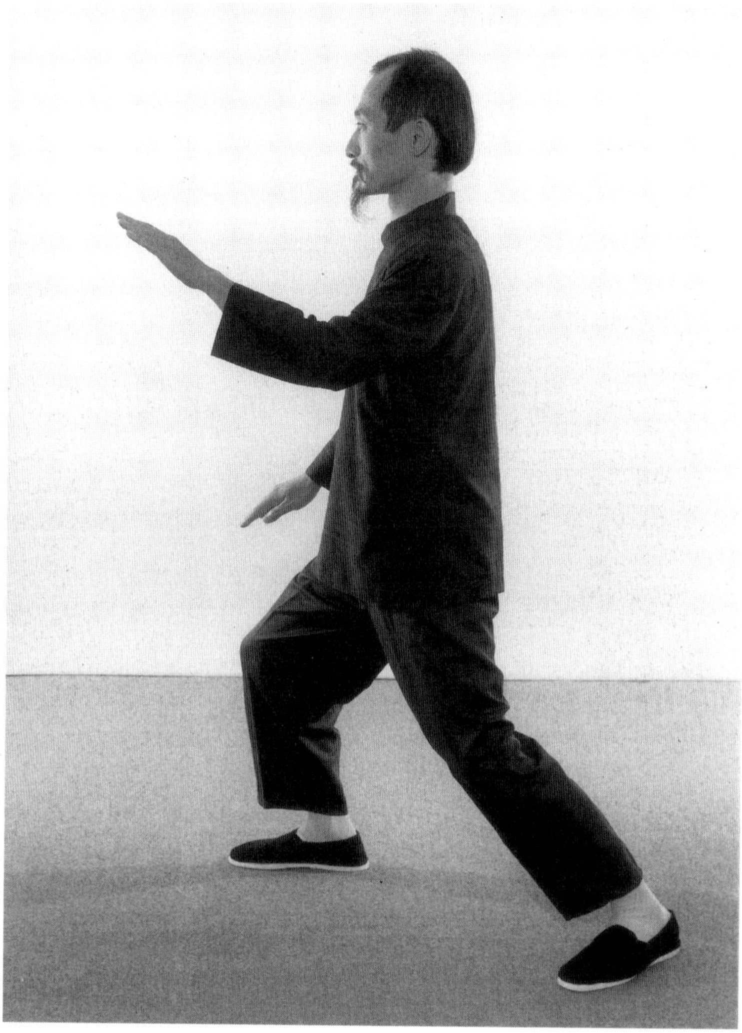

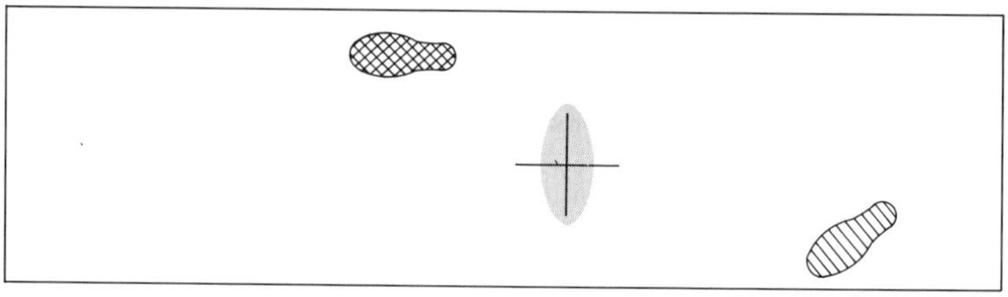

3. Den Rumpf nach rechts drehen, bis die Vorderseite nach O gerichtet ist (Mühlstein-Prinzip). Dabei das Gewicht bis 70% auf den rechten Fuß verlagern, den Fuß senken und das Knie beugen. Die Arme folgen der Bewegung des Rumpfes. Den linken Arm nach vorne bringen. Zum Ende der Bewegung hin die Hand leicht anwinkeln (stehende Hand) und ein Stoßen andeuten. Den rechten Arm vor dem Körper, Handfläche dem Körper zugewandt, nach rechts zur Körperseite führen. Abschließend die Hand leicht anwinkeln (stehende Hand).

Der vordere rechte Fuß trägt 70% des Gewichts, der hintere linke 30%.
Wir befinden uns in der Stellung »Rechtes Knie streifen«.

31. Schritt vor und tiefer Fauststoß

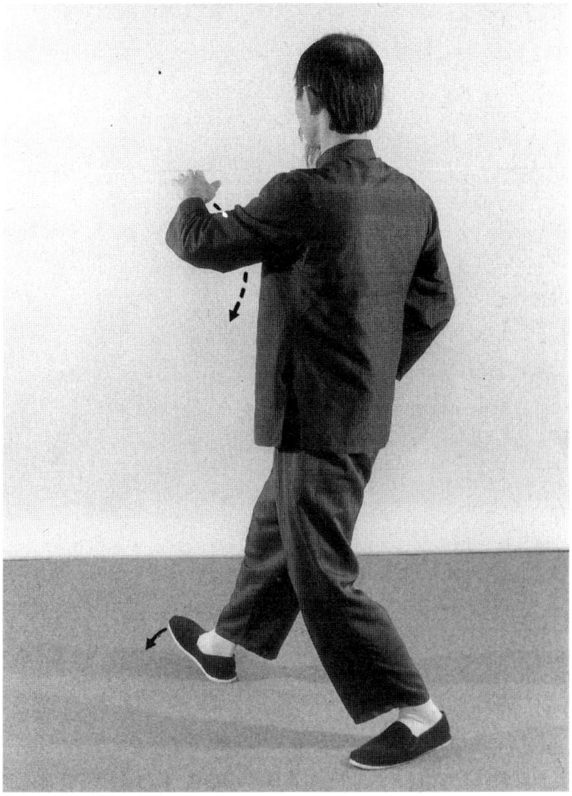

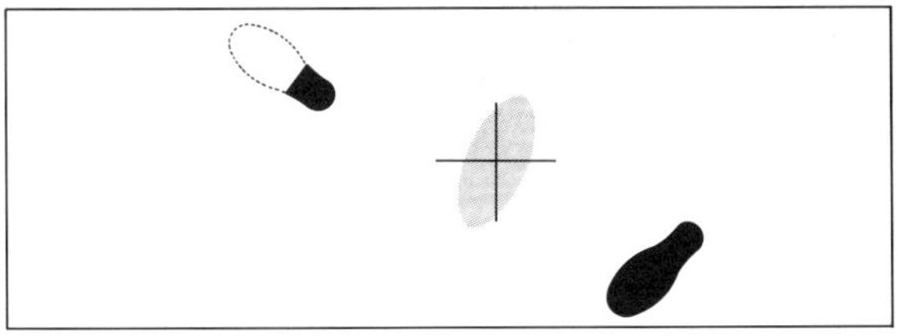

1. Rumpf und rechtes Bein auf der Ferse nach rechts drehen, bis die Vorderseite des Rumpfes nach SOO und die Fußspitze nach SO zeigen. Dabei das Gewicht bis 90% auf den linken Fuß verlagern und das Knie beugen. Gleichzeitig die rechte Hand, Handfläche dem Körper zugewandt, zur rechten Hüfte führen. Unterarm und Hand des linken Armes etwas vor dem Körper senken.

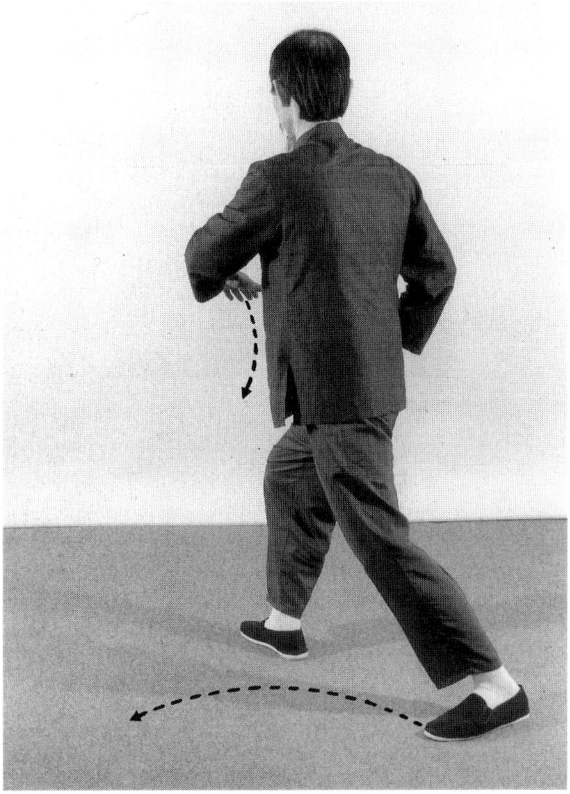

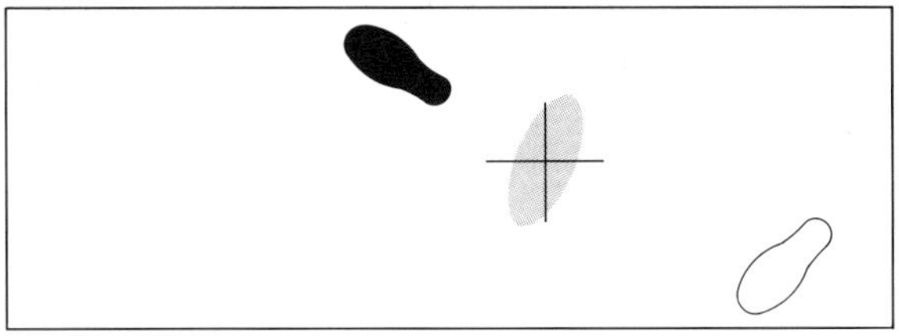

2. Das Gewicht bis 90% auf den rechten Fuß verlagern, den Fuß senken und das Knie beugen. Gleichzeitig den linken Arm etwas vor dem Körper senken, die Handfläche zeigt nach unten.

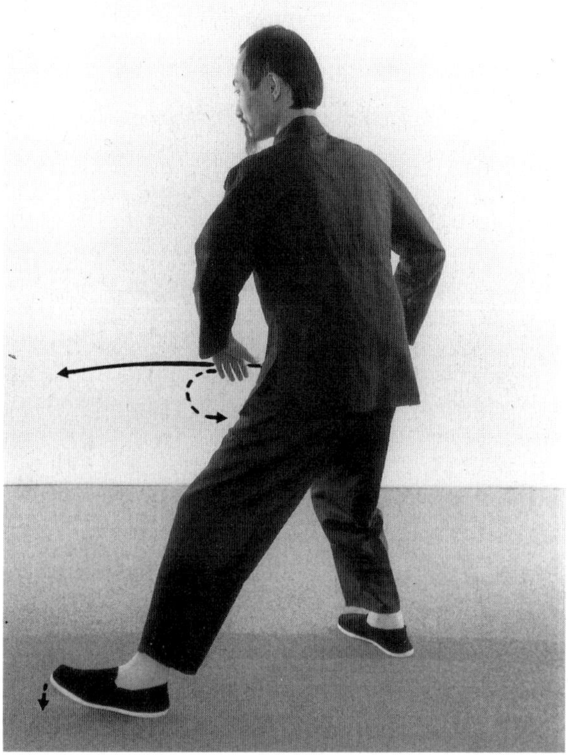

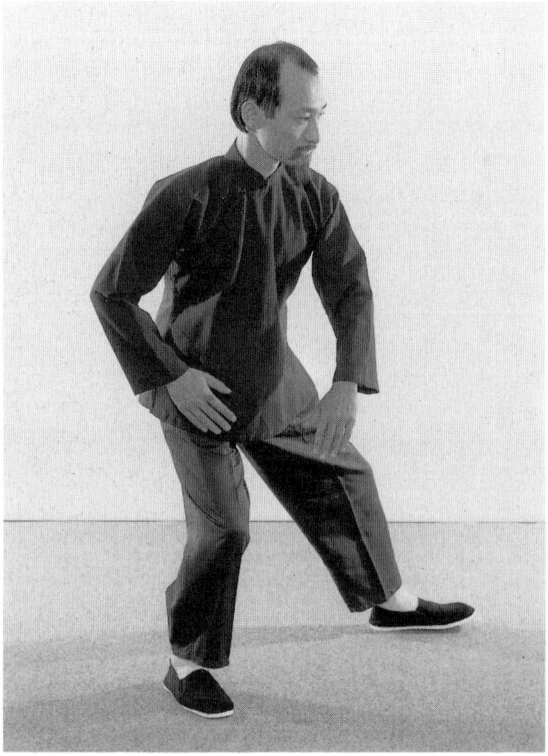

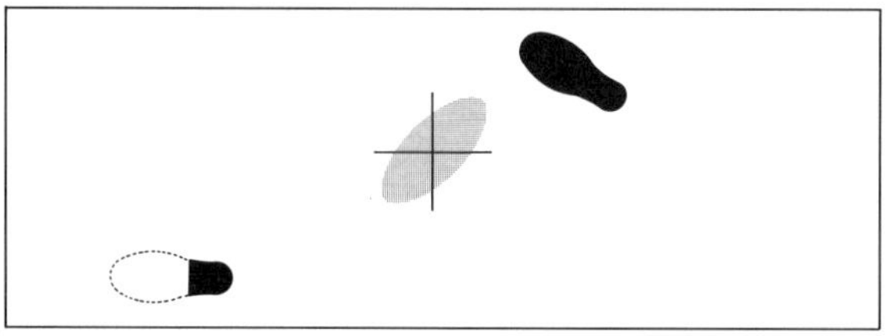

Seitenansicht

3. Den Rumpf nach rechts drehen, bis die Vorderseite nach SO gerichtet ist. Dabei das linke Bein nach vorne (O) mit der Ferse aufsetzen. Den linken Arm weiter vor dem Körper senken.

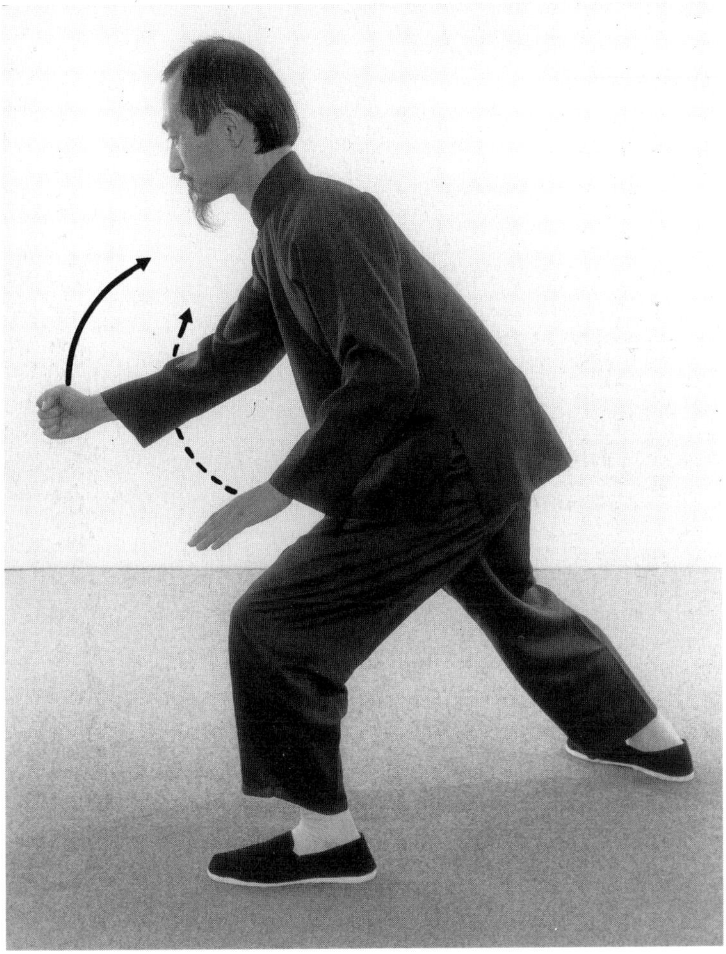

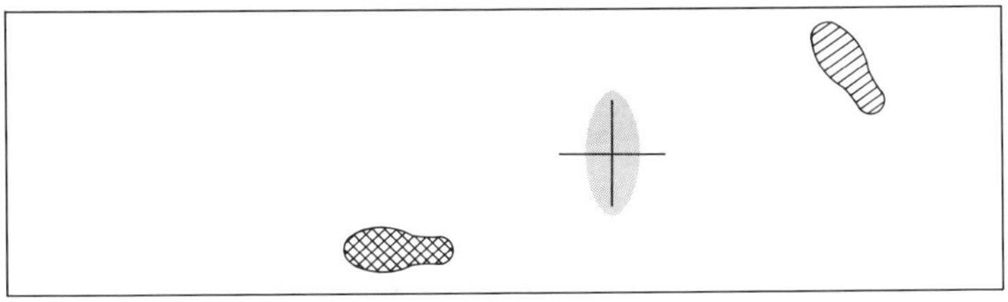

4. Den Rumpf nach links drehen, bis die Vorderseite nach O gerichtet ist (Mühlstein-Prinzip). Dabei das Gewicht bis 70% auf den linken Fuß verlagern, den Fuß senken und das Knie beugen. Gleichzeitig den linken Arm, Hand am Knie vorbei, nach links zur Körperseite führen. Zum Ende der Bewegung hin die Hand leicht anwinkeln (stehende Hand). Den rechten Arm auf Hüfthöhe gerade nach vorne führen und die Hand dabei zur Faust schließen. Einhergehend mit der Rumpfdrehung und Gewichtsverlagerung nach vorne lehnen.

70% des Gewichts ruhen auf dem vorderen linken Fuß, 30% auf dem hinteren rechten.
Wir befinden uns in der Stellung »Schritt vor und tiefer Fauststoß«.

Beachte: Die Bewegung läßt sich leichter ausführen, wenn der Bogenschritt etwas länger als sonst eingenommen wird.

Abwehren nach rechts (4.)

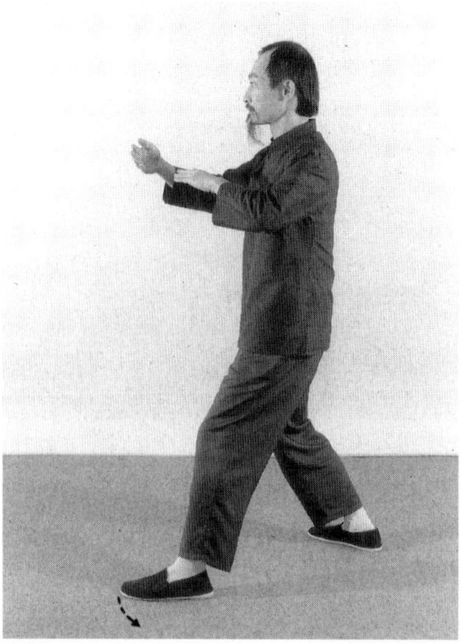

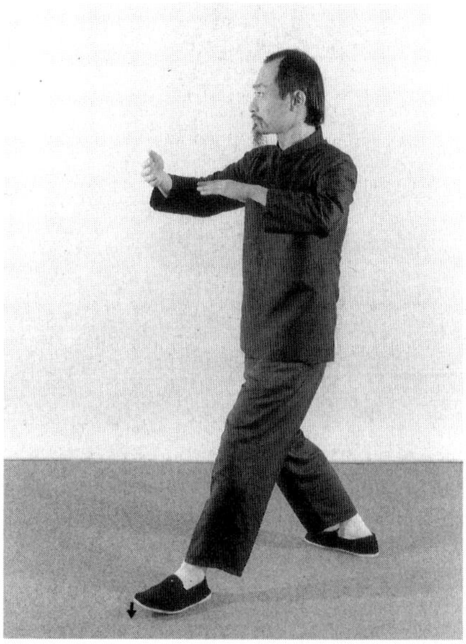

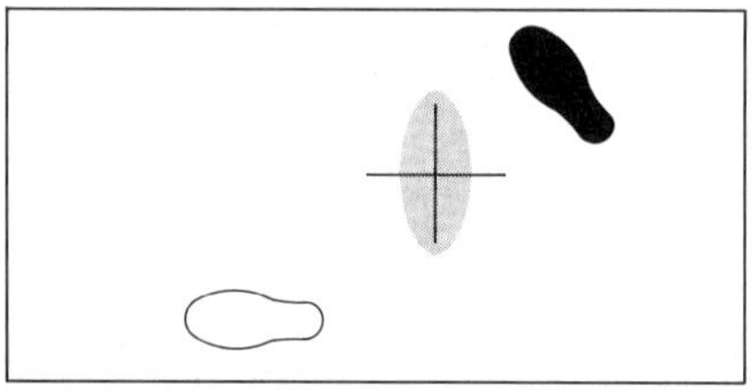

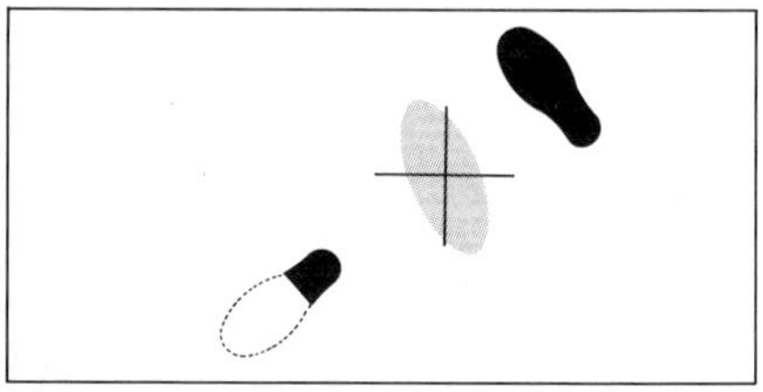

1. Das Gewicht bis 90% auf den hinteren rechten Fuß verlagern. Das Knie beugen und den Rumpf aufrichten. Gleichzeitig beide Arme vor dem Körper heben und wie beim »Abwehren nach rechts« zusammenführen. Die Faust dabei öffnen.

2. Den Rumpf nach links drehen, bis die Vorderseite nach NOO gerichtet ist. Das linke Bein dabei auf der Ferse drehen, bis die Fußspitze nach NO zeigt. Die Arme folgen der Rumpfdrehung in unveränderter Haltung.

3. ohne Foto: Das Gewicht bis 90% auf den linken Fuß verlagern, den Fuß senken und das Knie beugen. Die Haltung der Arme bleibt unverändert.

4. ohne Foto: Das rechte Bein nach vorne (O) mit der Ferse aufsetzen.

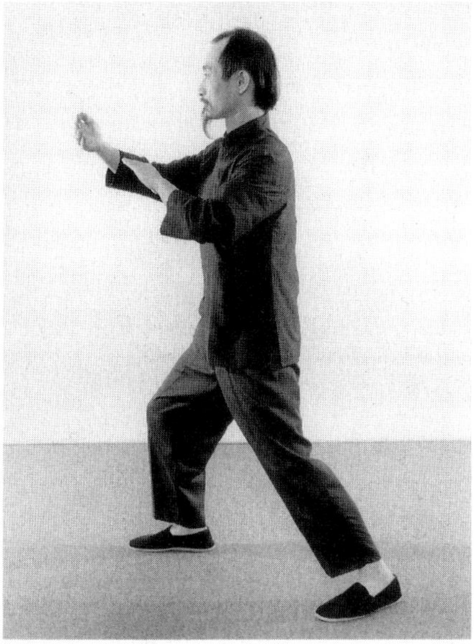

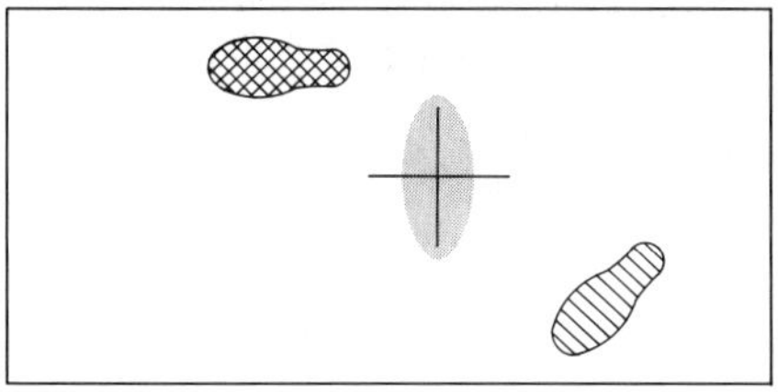

5. Wir wiederholen die Stellung »Abwehren nach rechts«.

Es folgt eine Wiederholung der Stellungen:

Zurückrollen (5.)

Drücken (6.)

Stoßen (7.)

Peitsche (8.)

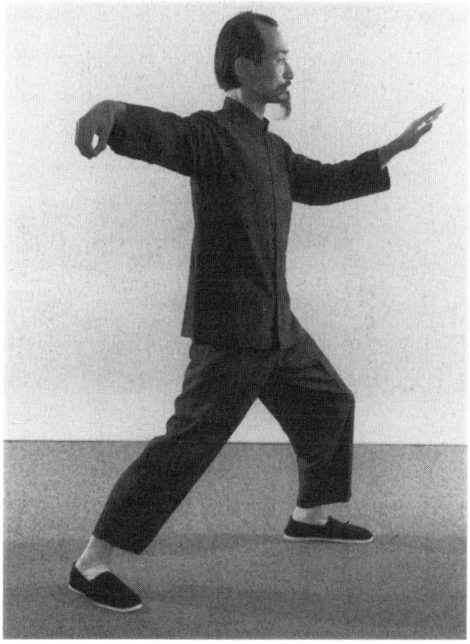

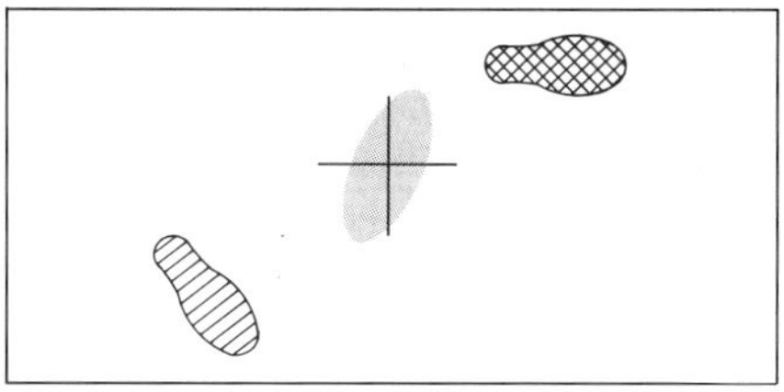

Wir befinden uns in der Stellung »Peitsche«.

32. Schöne Dame am Webstuhl – links

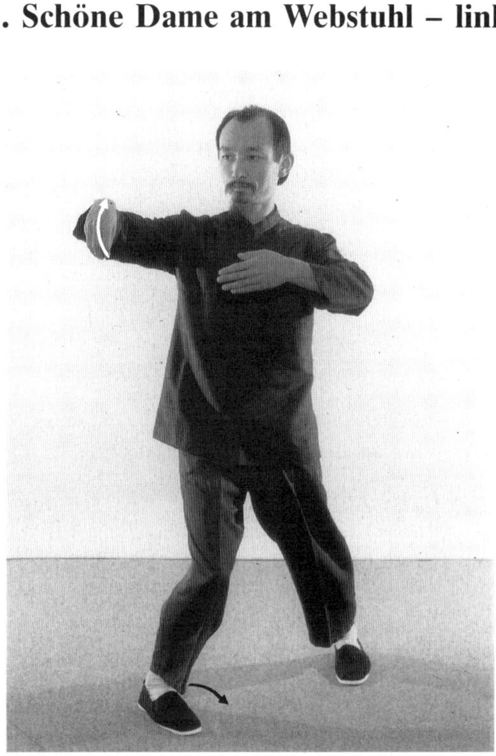

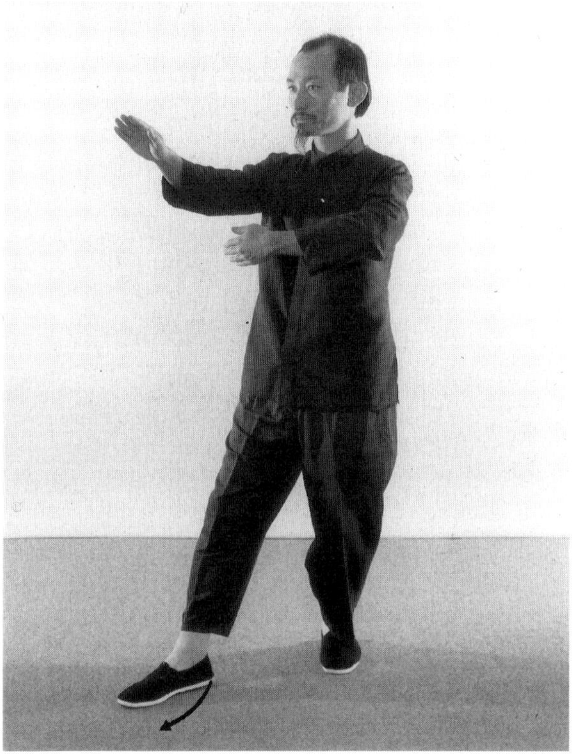

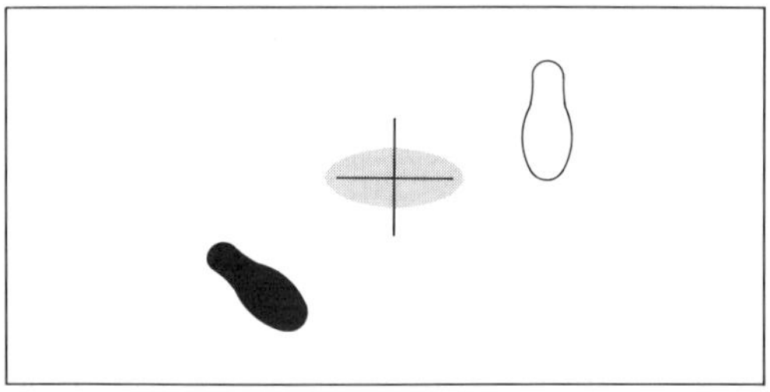

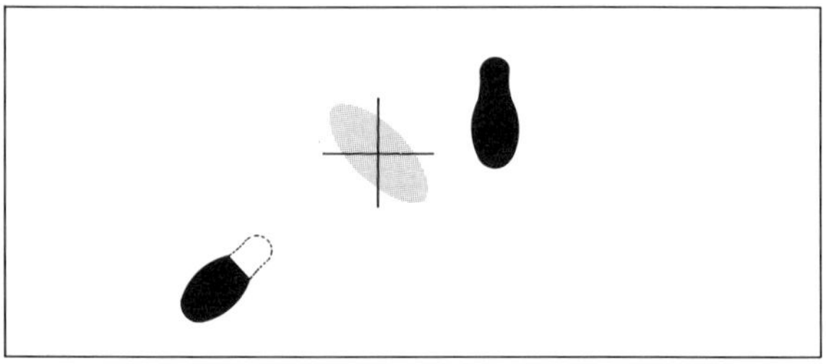

ohne Foto: Das Gewicht bis 90% auf den rechten Fuß verlagern und das Knie beugen. Den rechten Arm durch Loslassen im Ellenbogen ein wenig senken. Den linken Arm etwas nach vorne strecken, bis die Handfläche zum Boden zeigt.

1. Rumpf und linkes Bein auf der Ferse nach rechts drehen, bis die Vorderseite des Rumpfes und die Fußspitze nach N zeigen. Der linke Arm folgt der Bewegung des Rumpfes. Unterarm und Hand (als Einheit) vor den Körper führen, bis die Hand sich vor dem Brustbein befindet (Abwehren). Die Handfläche dabei dem Körper zuwenden. Die Haltung des rechten Armes bleibt unverändert. Er zeigt nach NO.

2. Den Rumpf nach rechts drehen, bis die Vorderseite nach NO gerichtet ist. Dabei das Gewicht bis 90% auf den linken Fuß verlagern. Das Bein folgt der Bewegung des Rumpfes mit angehobener Ferse, bis die Fußspitze nach NO zeigt. Gleichzeitig den rechten Arm durch Loslassen im Ellenbogen etwas senken und den »Vogelkopf« nach oben öffnen. Der linke Arm folgt der Bewegung des Rumpfes.

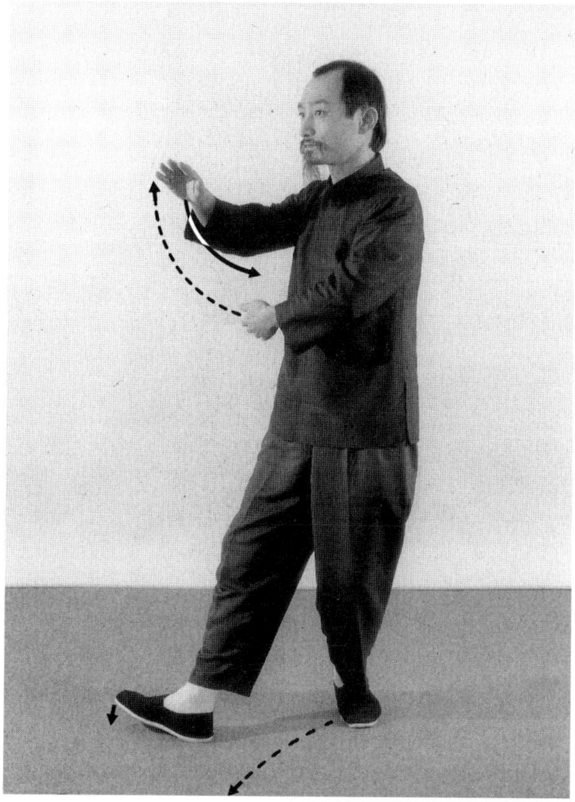

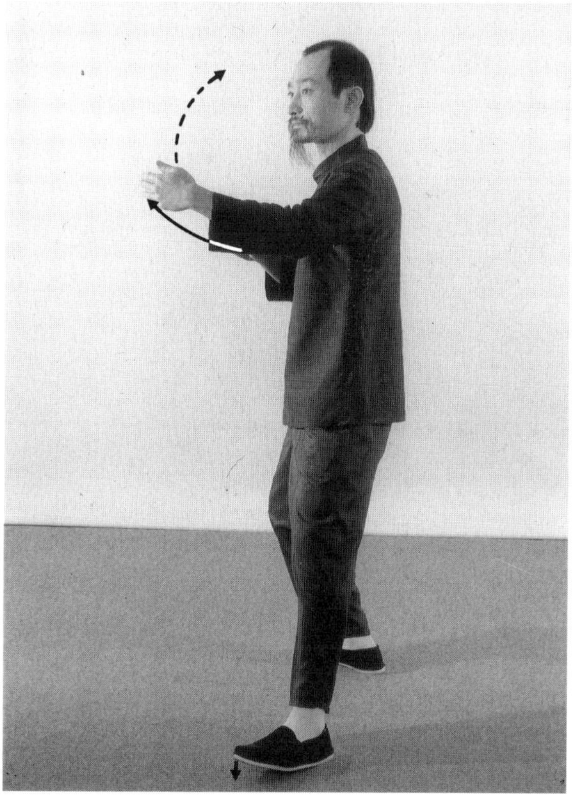

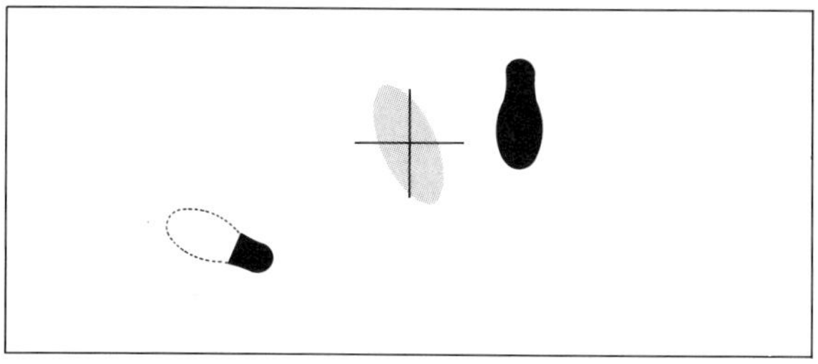

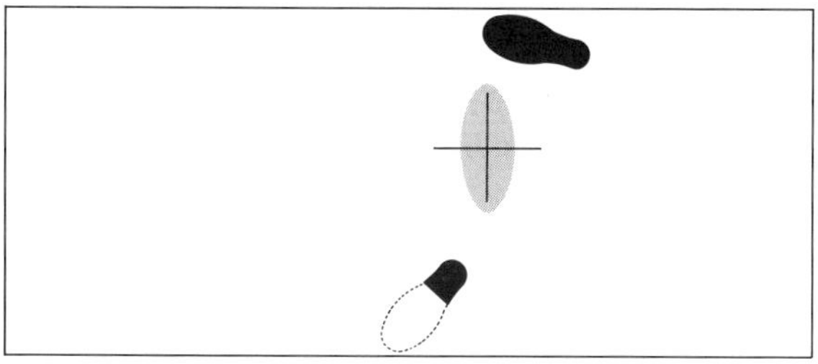

3. Den Rumpf nach rechts drehen bis die Vorderseite nach NOO gerichtet ist. Dabei das rechte Bein ein wenig nach vorne (NO) mit der Ferse aufsetzen, die Fußspitze zeigt nach SOO. Die Arme folgen der Bewegung des Rumpfes. Den linken Arm etwas senken.

4. Den Rumpf nach rechts drehen, bis die Vorderseite nach O gerichtet ist. Dabei das Gewicht vollständig auf den rechten Fuß verlagern, den Fuß senken und das Knie beugen. Einhergehend mit der Gewichtsverlagerung das linke Bein nach vorne (NO) mit der Ferse aufsetzen. Gleichzeitig den linken Arm nach vorne oben heben und den rechten vor dem Körper senken (Handfläche zeigt nach unten). Die Haltung der Arme ähnelt dem »Abwehren nach rechts« (seitenverkehrt).

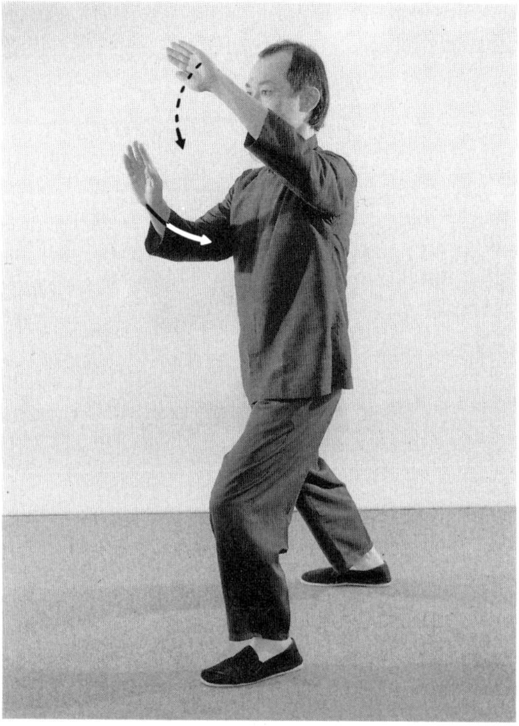

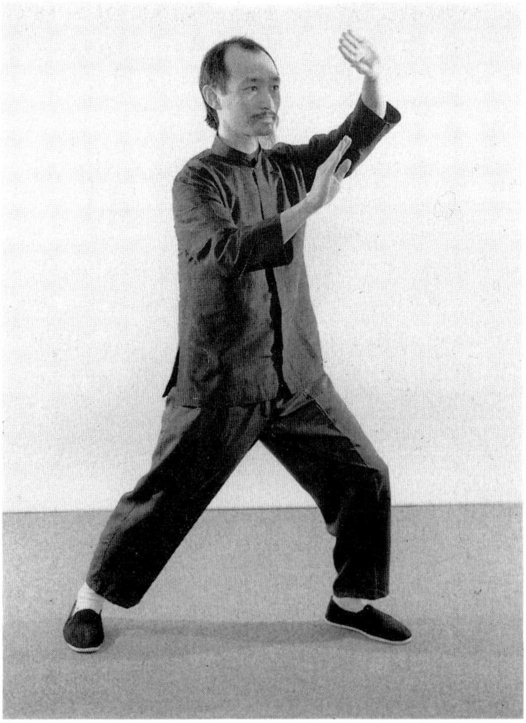

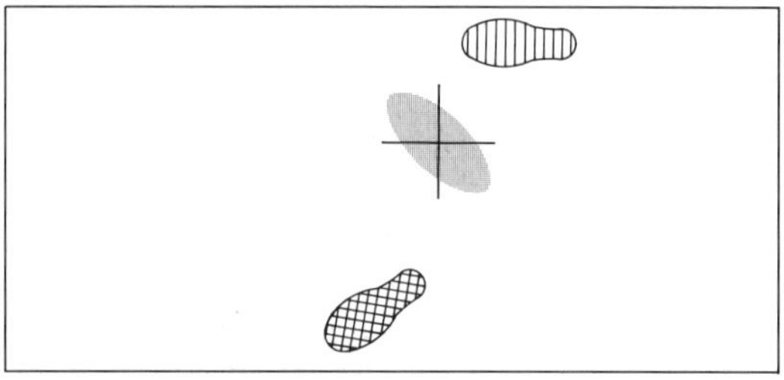

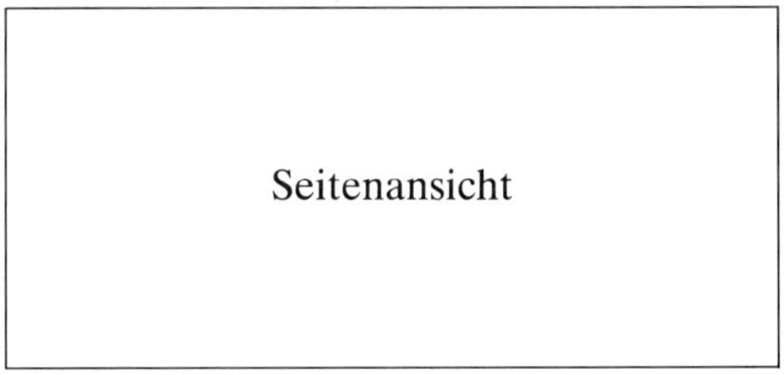

5. Rumpf und rechtes Bein auf der Ferse nach links drehen, bis die Vorderseite des Rumpfes nach NO und die Fußspitze nach O zeigen (Mühlstein-Prinzip, Bogenschritt). Dabei das Gewicht bis 70% auf den vorderen linken Fuß verlagern, den Fuß senken und das Knie beugen. Die Arme folgen der Bewegung des Rumpfes. Den linken Arm einem Kreisbogen folgend nach vorne oben heben, dabei Unterarm und Hand im Uhrzeigersinn drehen, bis die Handfläche nach vorne oben zeigt. Den rechten Arm einem Kreisbogen folgend ein wenig anheben und nach vorne (NO) führen, die Hand deutet dabei ein Stoßen an. Beide Hände zum Ende der Bewegung hin leicht anwinkeln (stehende Hand).

70% des Gewichts ruhen auf dem vorderen linken, 30% auf dem hinteren rechten Fuß.
Wir befinden uns in der Stellung »Schöne Dame am Webstuhl – links«.

33. Schöne Dame am Webstuhl – rechts

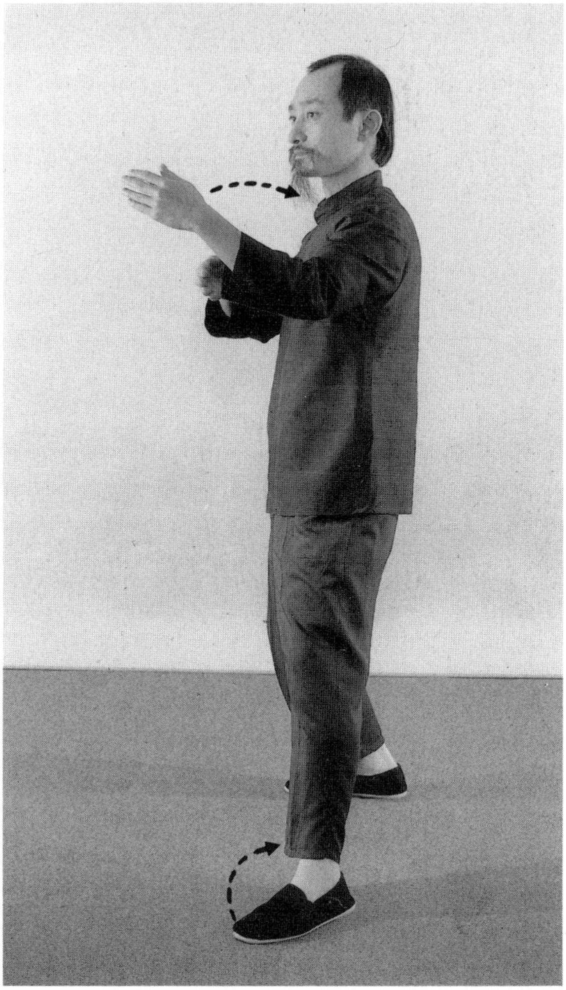

1. Den Rumpf nach rechts drehen, bis die Vorderseite nach NOO gerichtet ist (Mühlstein-Prinzip). Dabei das Gewicht bis 90% auf den hinteren rechten Fuß verlagern und das Knie beugen. Gleichzeitig beide Arme senken und wie beim »Zurückrollen« (seitenverkehrt!) zusammenführen.

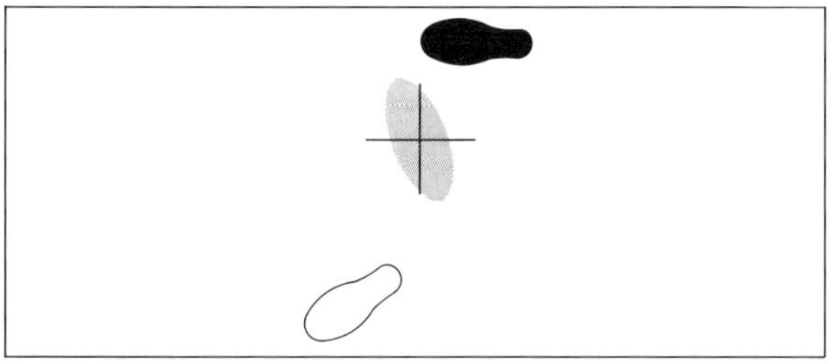

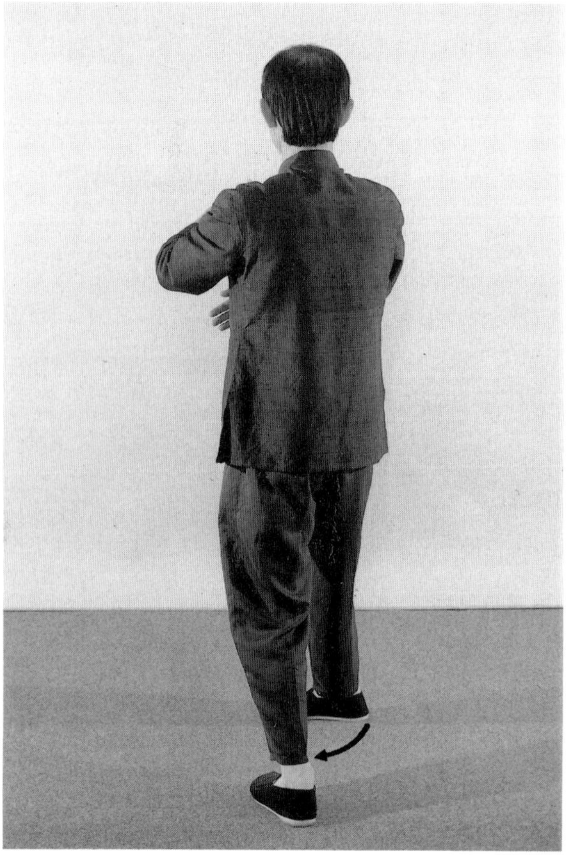

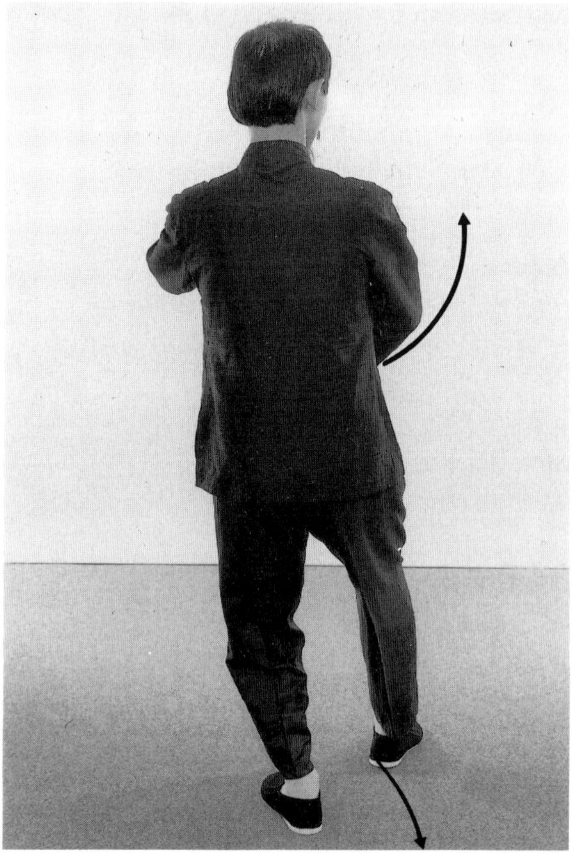

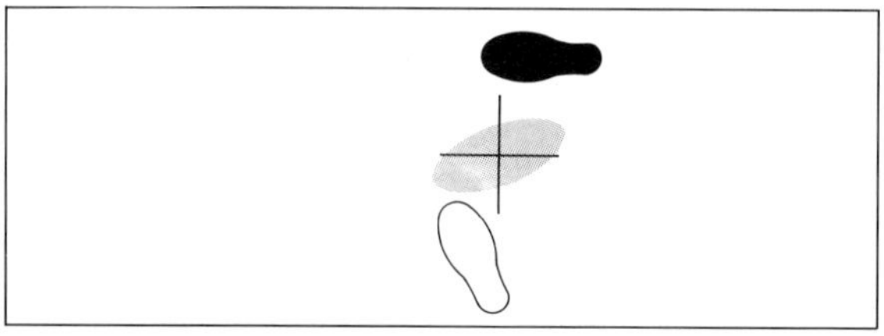

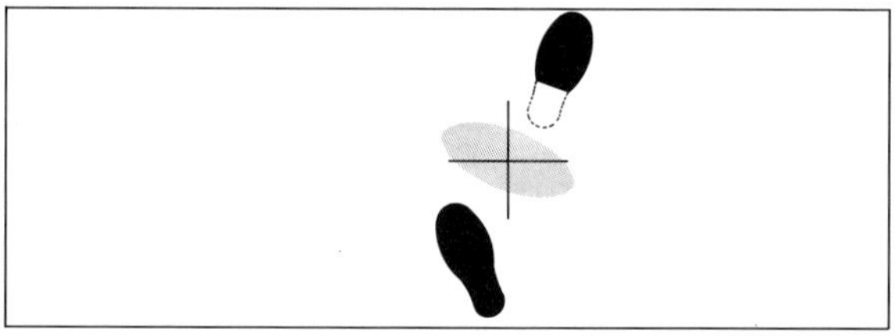

2. Rumpf und linkes Bein auf der Ferse nach rechts drehen, bis die Vorderseite des Rumpfes und die Fußspitze nach SSO zeigen. Dabei Unterarm und Hand des linken Armes (als Einheit) vor den Körper führen, bis die Hand sich vor der Mittelachse befindet. Den rechten Arm ein wenig vor dem Körper senken. Der linke Arm ist oberhalb des rechten, beide Handflächen sind dem Körper zugewandt. (Vorderansicht, siehe Seite 171)

3. Den Rumpf nach rechts drehen, bis die Vorderseite nach SSW gerichtet ist. Dabei das Gewicht bis 90% auf den linken Fuß verlagern und das Knie beugen. Das rechte Bein folgt der Bewegung des Rumpfes mit angehobener Ferse, bis die Fußspitze nach SSW zeigt.[1] Gleichzeitig beide Arme ein wenig vor dem Körper senken. Dabei die linke Handfläche ein wenig nach unten und die rechte ein wenig nach oben drehen. (Vorderansicht, siehe Seite 172).

1 Es kann auch auf der Ferse gedreht werden.

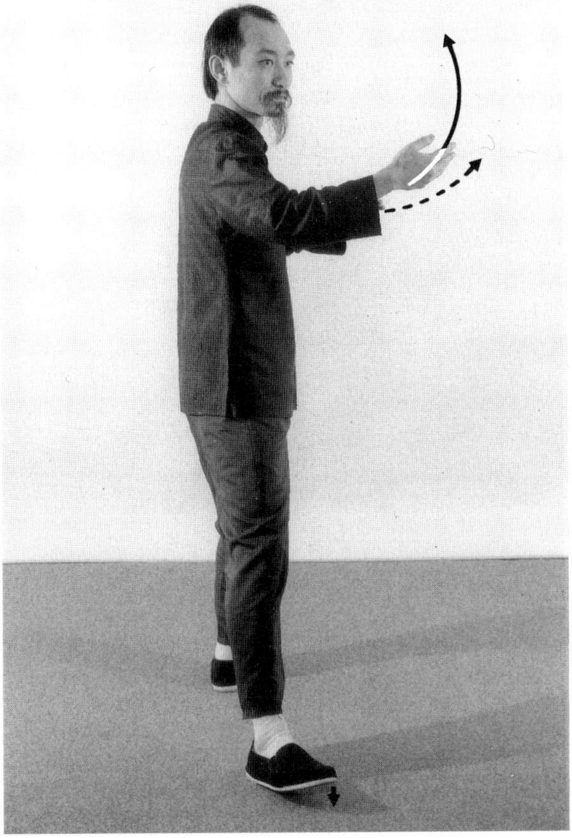

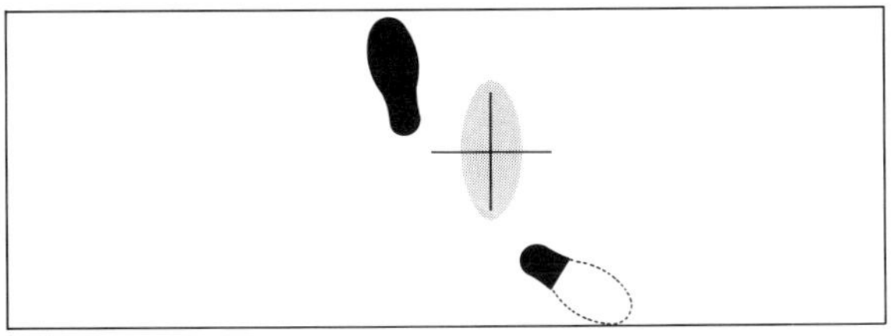

4. Den Rumpf nach rechts drehen, bis die Vorderseite nach W gerichtet ist. Einhergehend mit der Rumpfdrehung das rechte Bein mit der Ferse nach NW aufsetzen. Gleichzeitig den rechten Arm nach rechts führen, bis er nach NW gerichtet ist, die Handfläche zeigt nach oben. Den linken Arm vor dem Körper senken. Unterarm und Hand dabei im Uhrzeigersinn drehen, bis die Handfläche nach unten zeigt. Die Haltung der Arme ähnelt dem »Abwehren nach rechts«.

70%des Gewichts ruhen auf dem vorderen rechten, 30% auf dem hinteren linken Fuß.
Wir befinden uns in der Stellung »Schöne Dame am Webstuhl – rechts«.

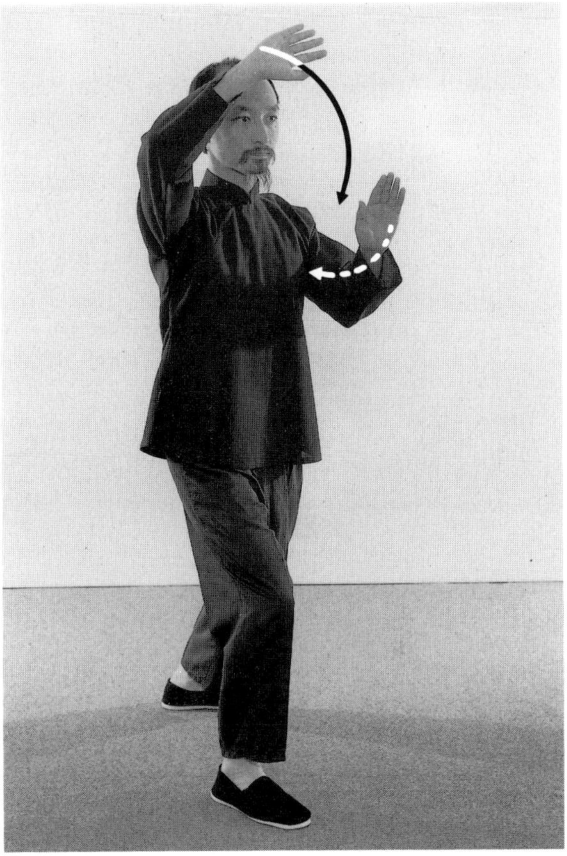

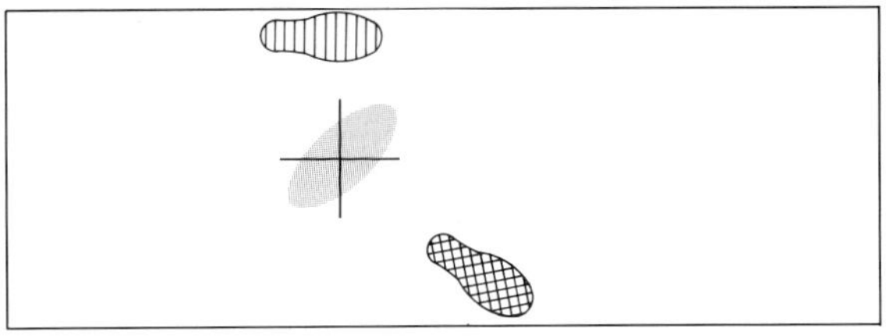

5. Rumpf und linkes Bein auf der Ferse nach rechts drehen, bis die Vorderseite nach NW und die Fußspitze nach W zeigen (Mühlstein-Prinzip, Bogenschritt). Dabei das Gewicht bis 70% auf den vorderen rechten Fuß verlagern, den Fuß senken und das Knie beugen. Die Arme folgen der Bewegung des Rumpfes. Den rechten Arm einem Kreisbogen folgend nach vorne oben heben, dabei Unterarm und Hand gegen den Uhrzeigersinn drehen, bis die Handfläche nach vorne oben zeigt. Den linken Arm einem Kreisbogen folgend ein wenig anheben und nach vorne (NW) führen, die Hand deutet dabei ein Stoßen an. Beide Hände zum Ende der Bewegung hin leicht anwinkeln (stehende Hand).

Schöne Dame am Webstuhl – links (32.)

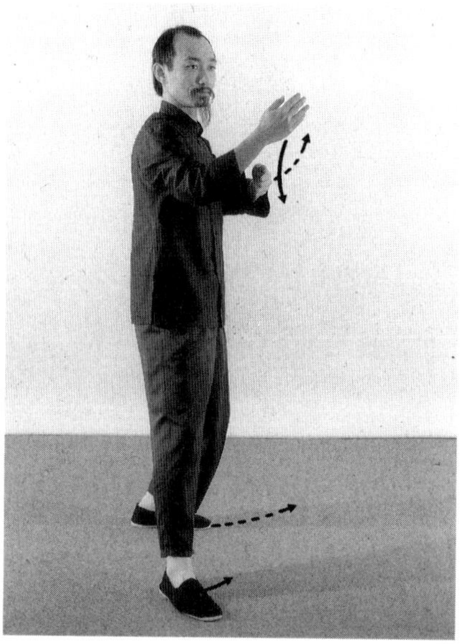

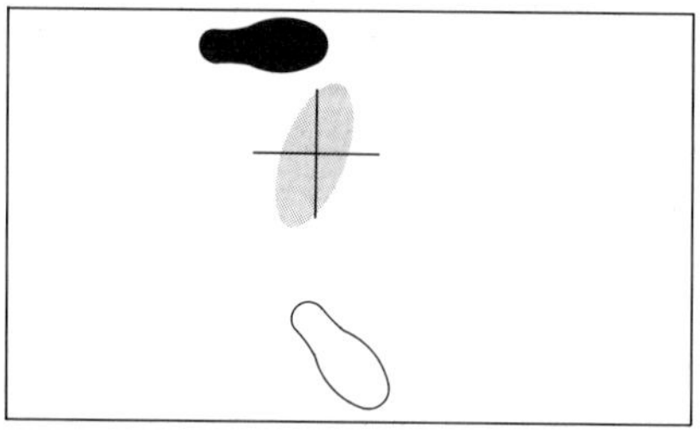

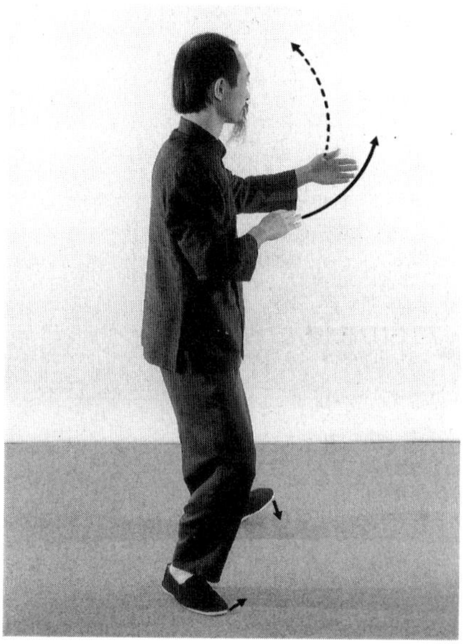

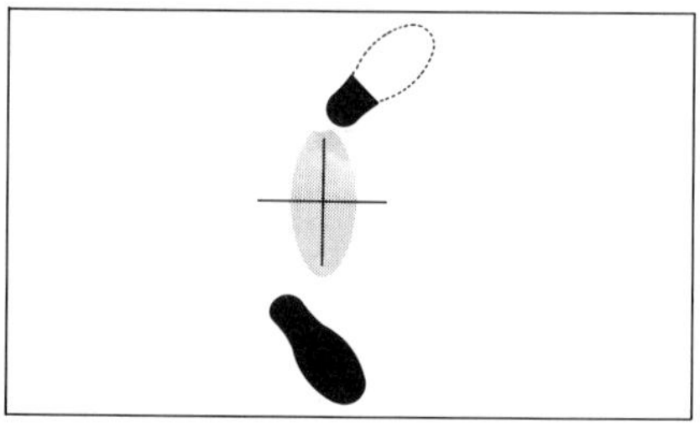

1. Den Rumpf nach links drehen, bis die Vorderseite nach NWW gerichtet ist (Mühlstein-Prinzip). Dabei das Gewicht bis 90% auf den hinteren linken Fuß verlagern und das Knie beugen. Gleichzeitig beide Arme senken und sie wie beim »Zurückrollen« zusammenführen.

(ohne Foto): Das rechte Bein eine Fußbreite nach links setzen. Die Ferse zuerst aufsetzen. Die Fußspitze zeigt nach NW.

2. Den Rumpf nach links drehen, bis die Vorderseite nach W zeigt. Dabei das Gewicht vollständig auf den rechten Fuß verlagern. Einhergehend mit Rumpfdrehung und Gewichtsverlagerung das linke Bein nach SW mit der Ferse aufsetzen. Gleichzeitig den linken Arm nach SW heben (Handfläche zeigt nach oben) sowie den rechten Arm senken (Handfläche zeigt nach unten).

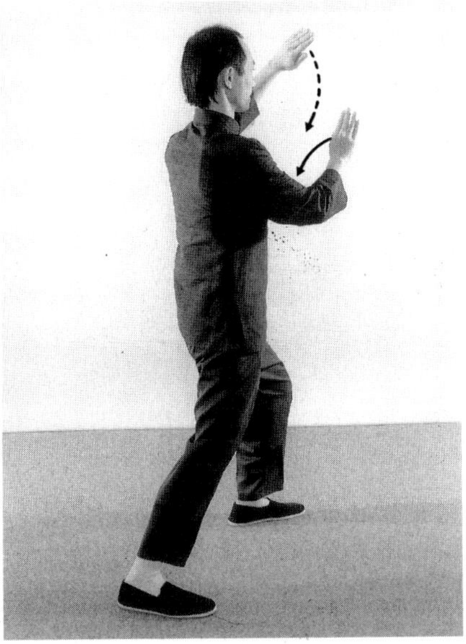

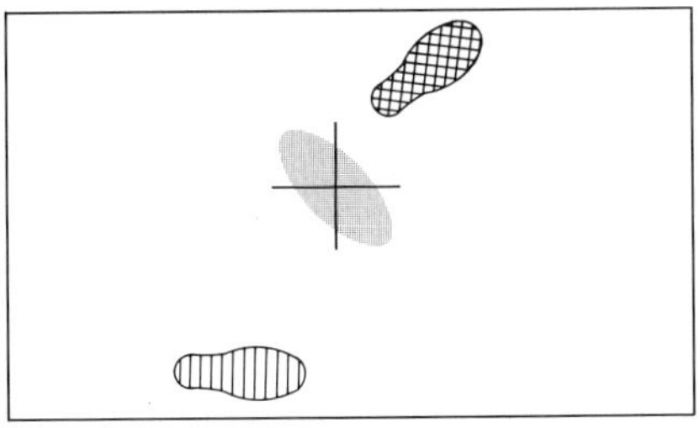

3. Rumpf und rechtes Bein auf der Ferse nach links drehen, bis die Vorderseite des Rumpfes nach SW und die Fußspitze nach W zeigen (Mühlstein-Prinzip, Bogenschritt). Dabei das Gewicht bis 70% auf den vorderen linken Fuß verlagern, den Fuß senken und das Knie beugen. Das Heben der Arme nach vorne oben erfolgt wie beschrieben.

Wir befinden uns in der Stellung »Schöne Dame am Webstuhl – links«.

Schöne Dame am Webstuhl – rechts (33.)

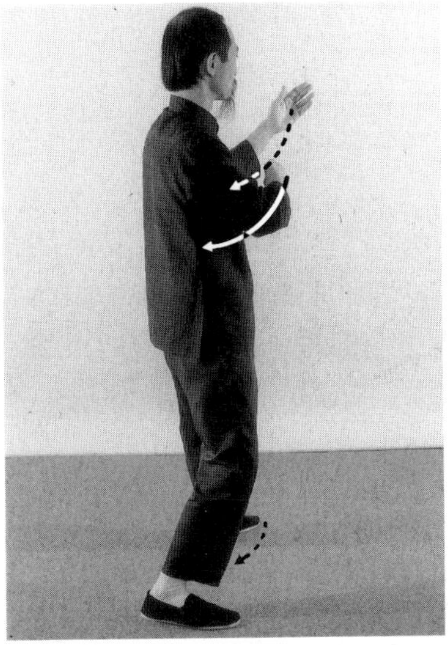

1. Den Rumpf nach rechts drehen, bis die Vorderseite nach SWW gerichtet ist (Mühlstein-Prinzip). Dabei das Gewicht bis 90% auf den hinteren rechten Fuß verlagern und das Knie beugen. Gleichzeitig beide Arme senken und wie beim »Zurückrollen« (seitenverkehrt) zusammenführen.

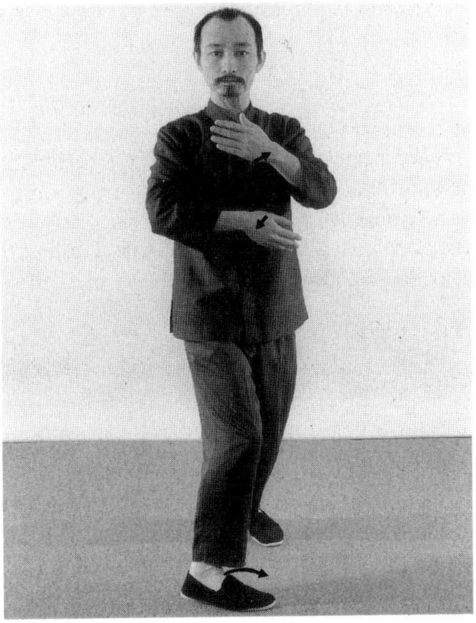

2. Rumpf und linkes Bein auf der Ferse nach rechts drehen, bis die Vorderseite des Rumpfes und die Fußspitze nach NNW zeigen. Gleichzeitig Unterarm und Hand des linken Armes (als Einheit) vor den Körper führen, bis die Hand sich vor der Mittelachse befindet. Den rechten Arm ein wenig vor dem Körper senken. Der linke Arm ist oberhalb des rechten. Beide Handflächen sind dem Körper zugewandt.

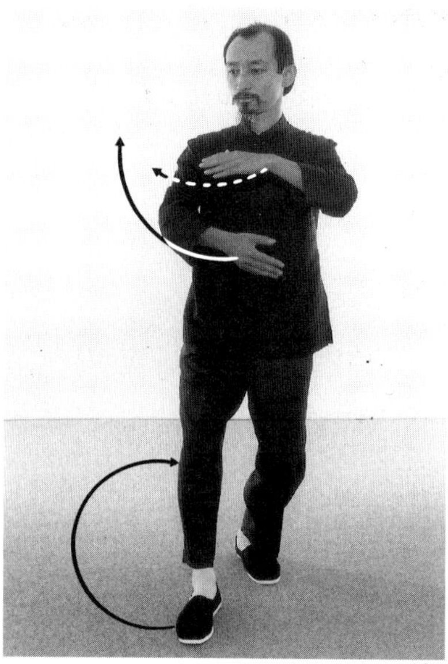

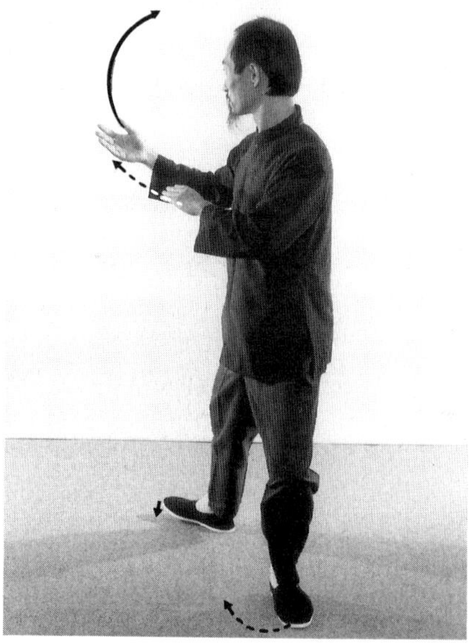

3. Den Rumpf nach rechts drehen, bis die Vorderseite nach NNO gerichtet ist. Dabei das Gewicht bis 90% auf den linken Fuß verlagern und das Knie beugen. Das rechte Bein folgt der Bewegung des Rumpfes mit angehobener Ferse, bis die Fußspitze nach NNO zeigt.[1] Beide Arme ein wenig vor dem Körper senken, dabei die linke Handfläche ein wenig nach unten, die rechte etwas nach oben drehen.

4. Den Rumpf nach rechts drehen, bis die Vorderseite nach O gerichtet ist. Dabei das rechte Bein mit der Ferse nach SO aufsetzen. Gleichzeitig den rechten Arm nach rechts führen, bis er nach SO zeigt, die Handfläche zeigt nach oben. Den linken Arm vor dem Körper senken, Unterarm und Hand dabei im Uhrzeigersinn drehen, bis die Handfläche nach unten zeigt. Die Haltung der Arme ähnelt dem »Abwehren nach rechts«.

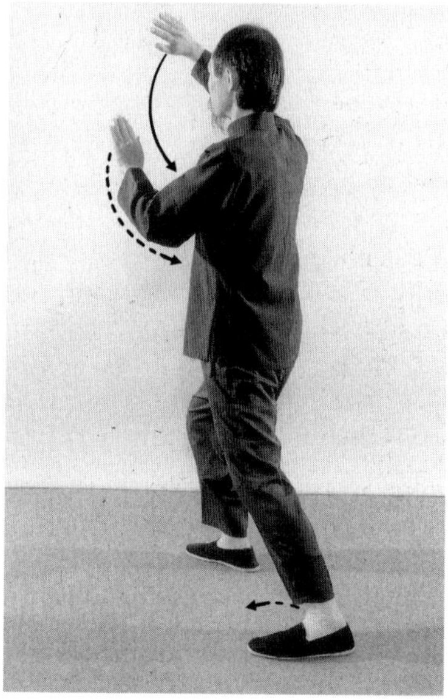

5. Rumpf und linkes Bein auf der Ferse nach rechts drehen, bis die Vorderseite des Rumpfes nach SO und die Fußspitze nach O zeigen (Mühlstein-Prinzip, Bogenschritt). Dabei das Gewicht bis 70% auf den vorderen rechten Fuß verlagern, den Fuß senken und das Knie beugen. Die Arme folgen der Bewegung des Rumpfes, ihr Heben nach vorne oben erfolgt wie beschrieben.

Wir befinden uns in der Stellung »Schöne Dame am Webstuhl-rechts«.[2]

1 Es kann auch auf der Ferse gedreht werden.
2 »Schöne Dame am Webstuhl« wird speziell gegen Angriffe des Pa Kua eingesetzt, das seine Techniken im Kreis gehend anwendet.

Wiederholung

Abwehren nach links (3.)

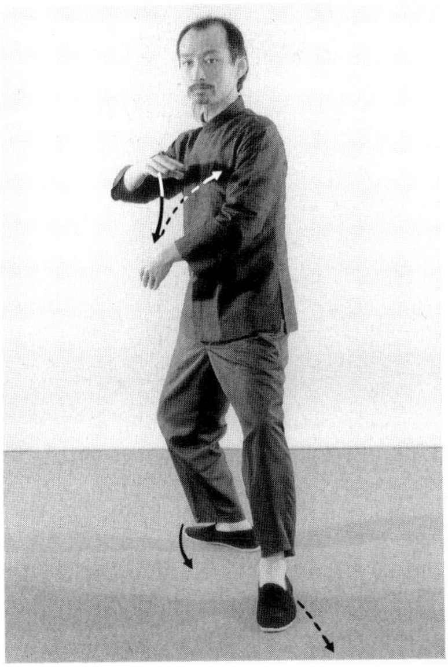

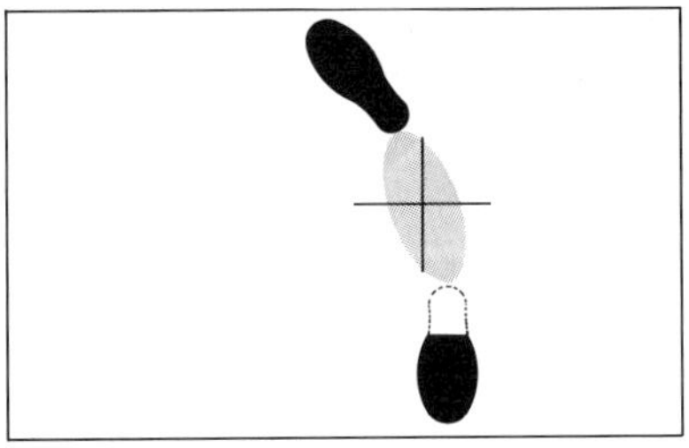

1. Den Rumpf nach links drehen, bis die Vorderseite nach NOO gerichtet ist. Dabei das Gewicht bis 90% auf den rechten Fuß verlagern und das Knie beugen (Loslassen im rechten Leistenbereich!). Das linke Bein folgt der Bewegung des Rumpfes mit angehobener Ferse, bis die Fußspitze nach N zeigt. Gleichzeitig beide Arme durch Loslassen in den Ellenbogen vor dem Körper senken und die Handflächen einander zuwenden.
ohne Foto: a) Das linke Bein nach links (NW) mit der Ferse aufsetzen.
b) Rumpf und rechtes Bein auf der Ferse nach links drehen, bis die Vorderseite nach N und die Fußspitze nach NO zeigen (Mühlstein-Prinzip, Bogenschritt). Dabei das Gewicht bis 70% auf den vorderen linken Fuß verlagern. Gleichzeitig den linken Arm heben und den rechten senken.
Wir befinden uns in der Stellung »Abwehren nach links«.

Wiederholung

Abwehren nach rechts (4.)

Zurückrollen (5.)

Drücken (6.)

Stoßen (7.)

Peitsche (8.)

Gehockte Peitsche (24.)

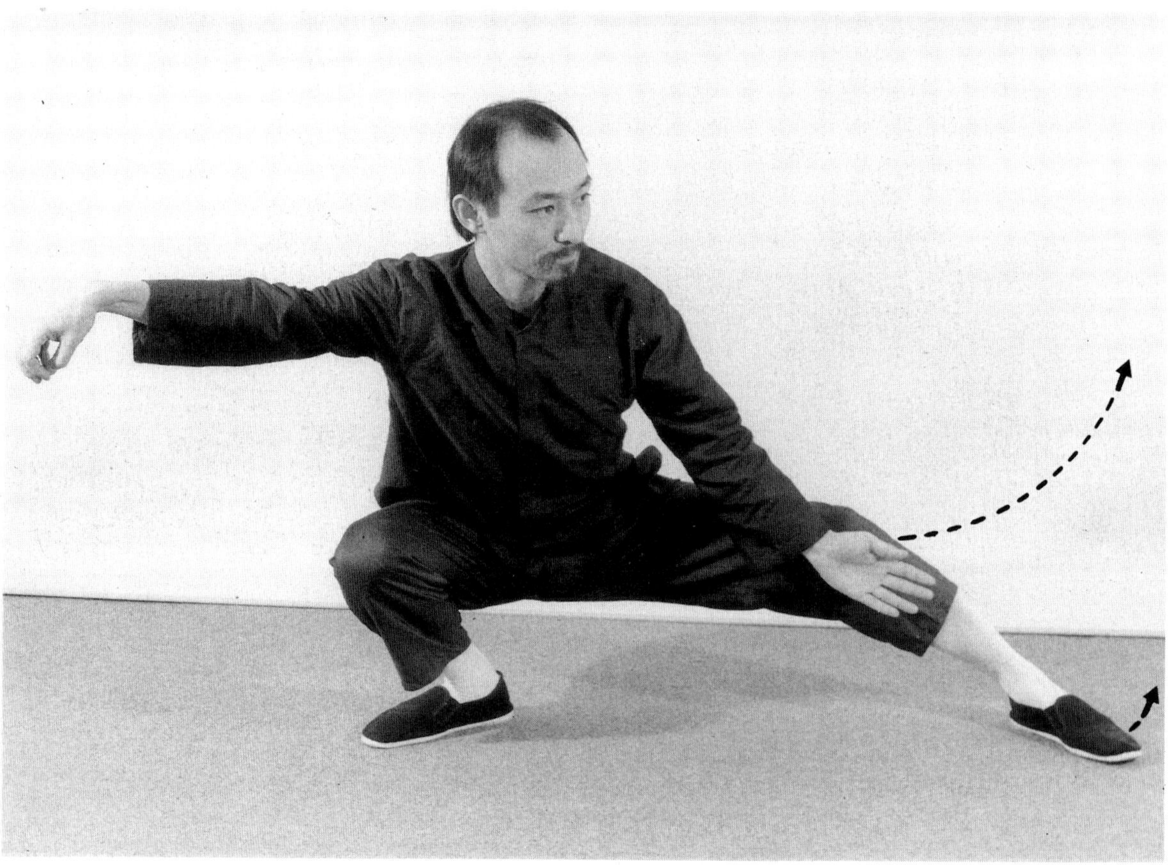

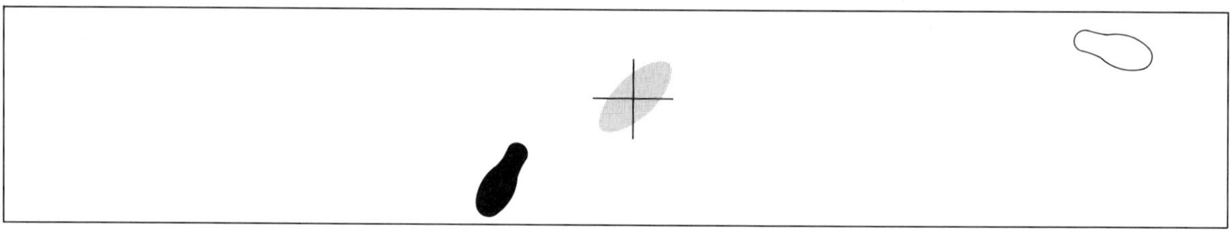

Wir befinden uns in der Stellung »Gehockte Peitsche«.

34. Stoß zu den sieben Sternen

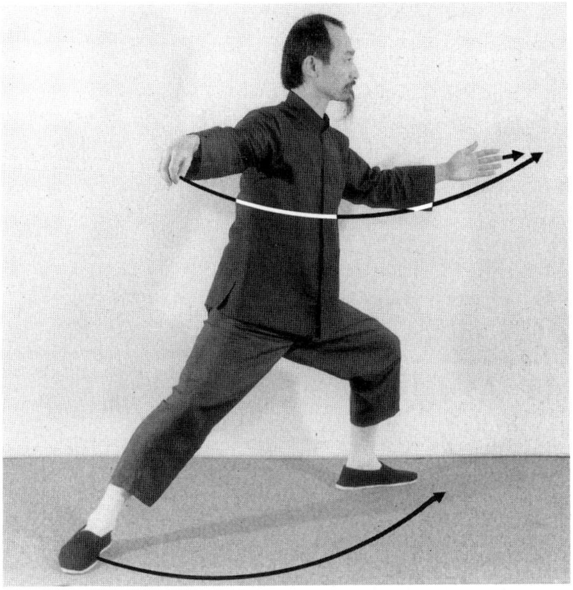

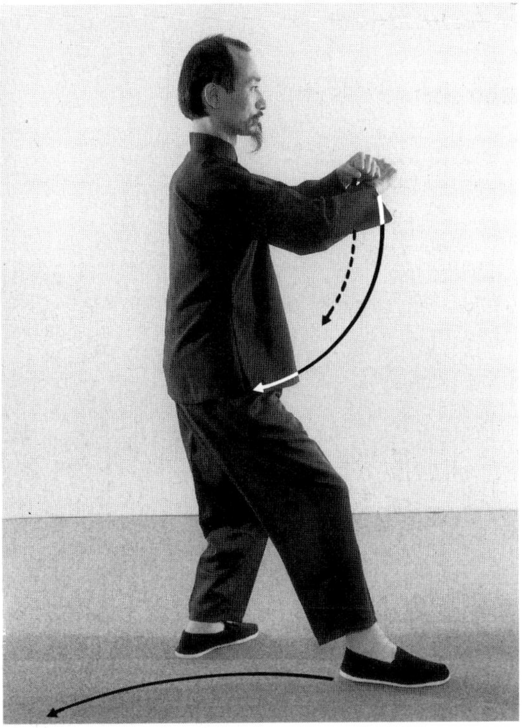

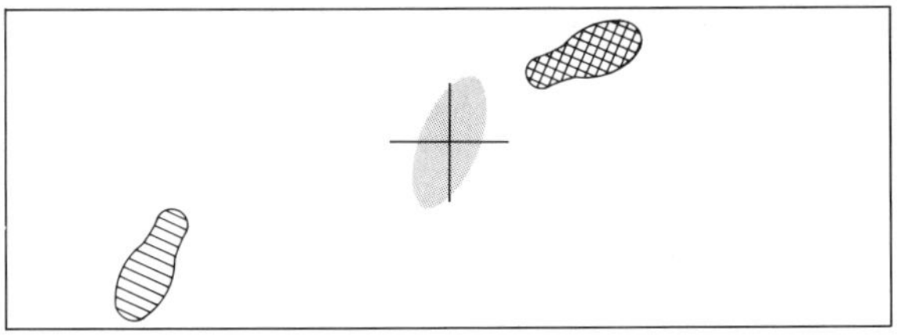

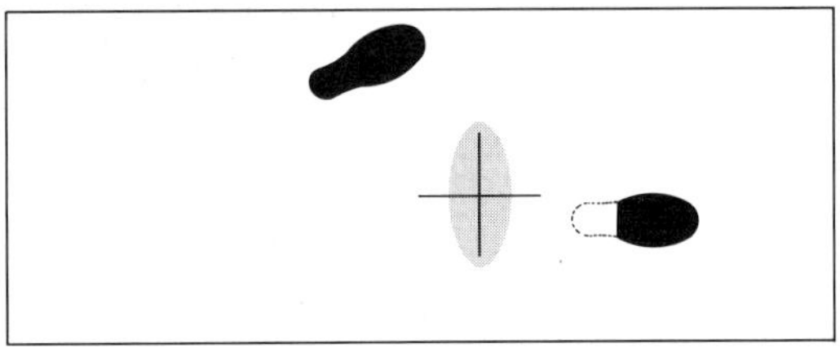

1. Den Rumpf nach links drehen, bis die Vorderseite nach NWW gerichtet ist. Dabei das Gewicht bis 70% auf den vorderen linken Fuß verlagern. Einhergehend mit der Rumpfdrehung den linken Fuß, ohne ihn anzuheben nach links drehen. Die Fußspitze zeigt, von W aus gerechnet, 30° nach S. Gleichzeitig den linken Arm einem Kreisbogen folgend nach vorne oben heben und den rechten Arm etwas senken.

2. Den Rumpf nach links drehen, bis die Vorderseite nach W zeigt. Dabei das Gewicht vollständig auf den linken Fuß verlagern. Das rechte Bein einem Kreisbogen folgend nach vorne (W) mit dem vorderen Teil des Fußes aufsetzen (Schritt des fischenden Pferdes). Gleichzeitig den linken Arm einem kleinen einwärts gerichteten Kreisbogen folgend nach vorne oben heben. Den rechten Arm gleichfalls, einwärts, nach vorne oben führen. Dabei zuerst die Hand im Uhrzeigersinn drehen und den »Vogelkopf« öffnen. Zum Ende der Bewegung hin die Arme vor der Brust zusammenführen, bis die Handgelenke sich überkreuzen und die Hände zu Fäusten schließen. Der rechte Arm ist unten.

90% des Gewichts ruhen auf dem hinteren linken Fuß, 10% auf dem vorderen rechten.
Wir befinden uns in der Stellung »Stoß zu den sieben Sternen«.

35. Schritt zurück und den Tiger reiten

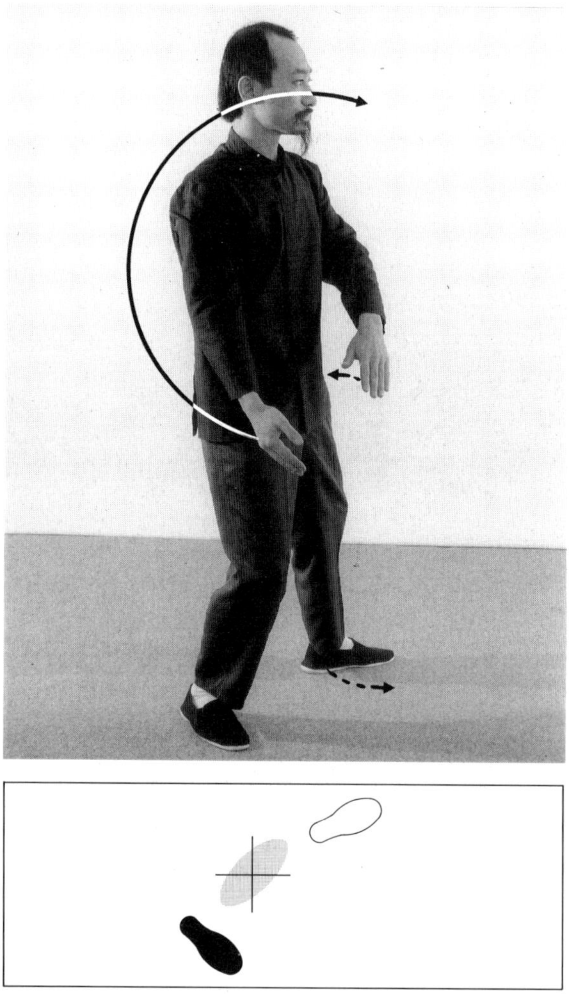

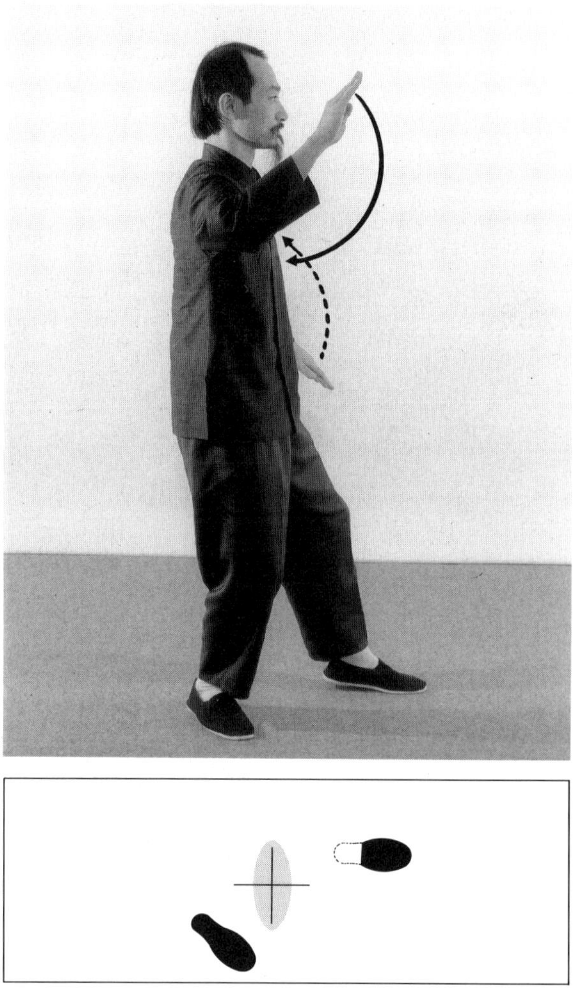

ohne Foto: Den Rumpf nach rechts drehen, bis die Vorderseite nach NWW gerichtet ist. Dabei das rechte Bein einem einwärts gerichteten Kreisbogen folgend nach hinten rechts (NO) setzen. Den vorderen Teil des Fußes zuerst aufsetzen, die Fußspitze zeigt nach NW. Gleichzeitig die Arme vor dem Körper senken. Dabei zuerst die Fäuste öffnen und die rechte Hand im Uhrzeigersinn drehen, bis die Handfläche nach oben zeigt.

1. Den Rumpf weiter nach rechts drehen, bis die Vorderseite nach NW gerichtet ist. Dabei das Gewicht bis 90% auf den rechten Fuß verlagern und das Knie beugen. Gleichzeitig die Arme weiter senken und auseinandernehmen.

2. Den Rumpf nach links drehen, bis die Vorderseite nach W gerichtet ist. Dabei das Gewicht vollständig auf den rechten Fuß verlagern. Einhergehend mit der Rumpfdrehung das linke Bein ein wenig nach rechts mit dem vorderen Teil des Fußes aufsetzen (Schritt des fischenden Pferdes). Die Arme folgen der Bewegung des Rumpfes. Den rechten Arm einem Kreisbogen folgend an der Körperseite heben und dann nach vorne oben führen. Den linken Arm zur linken Körperseite führen. Zum Ende der Bewegung hin beide Hände leicht anwinkeln (stehende Hand).

Der hintere rechte Fuß trägt 90% des Gewichts, der vordere linke 10%.
Wir befinden uns in der Stellung »Schritt zurück und den Tiger reiten«.

36. Drehung und mit dem Bein über den Lotus streifen

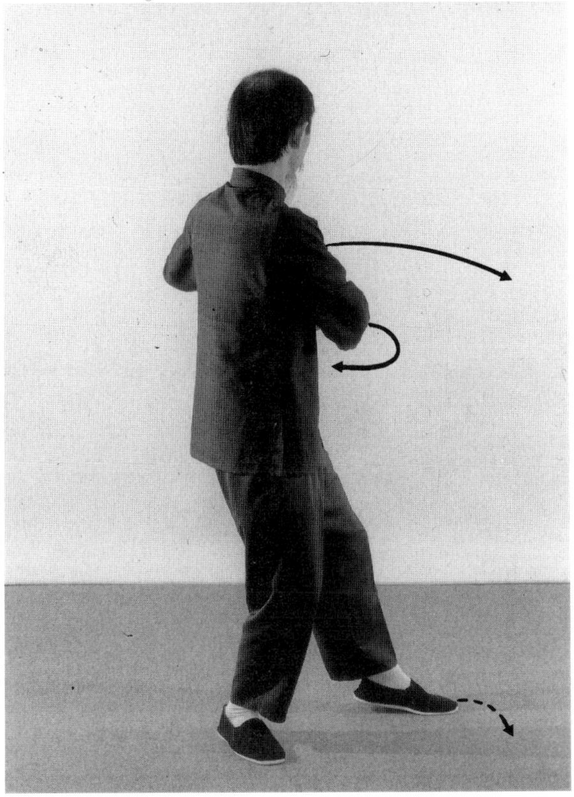

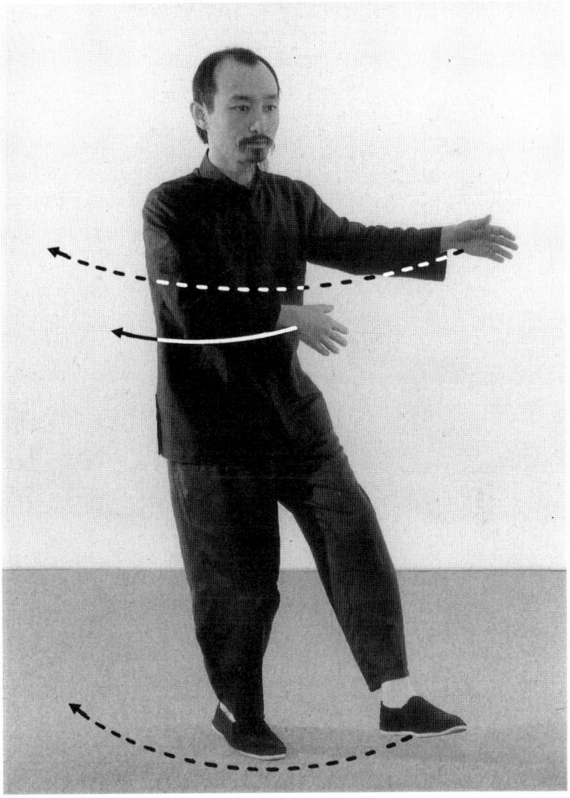

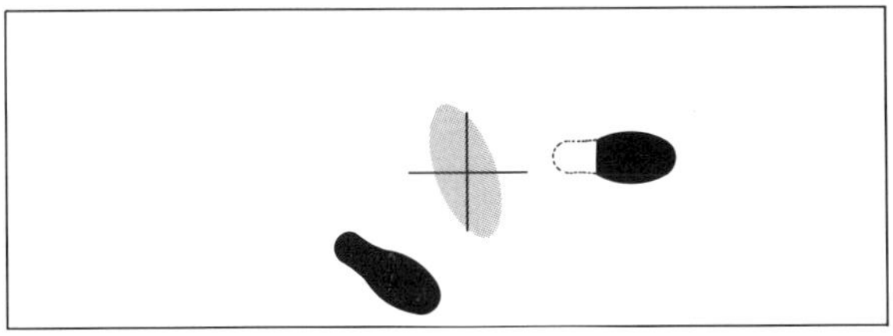

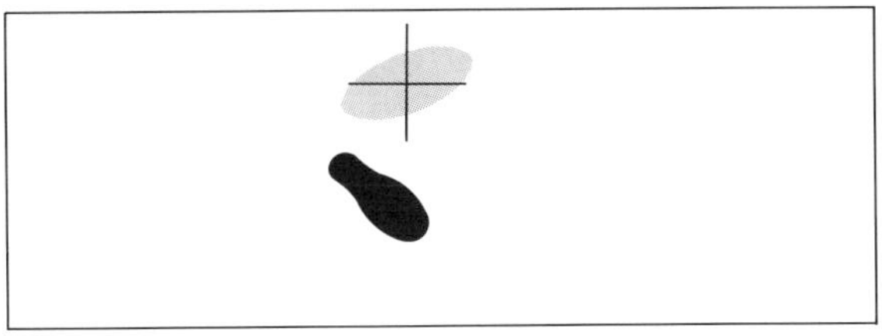

1. Den Rumpf nach links drehen, bis die Vorderseite nach SWW gerichtet ist. Dabei den rechten Arm nach links senken, die Handfläche dem Körper zuwenden. Den linken Arm nach links auf Brusthöhe heben, dabei Unterarm und Hand ein wenig gegen den Uhrzeigersinn drehen.
(Haltung der Arme, siehe Foto 2)

2. Den Rumpf nach rechts drehen, bis die Vorderseite nach NNW gerichtet ist. Das linke Bein und die Arme folgen der Bewegung des Rumpfes.

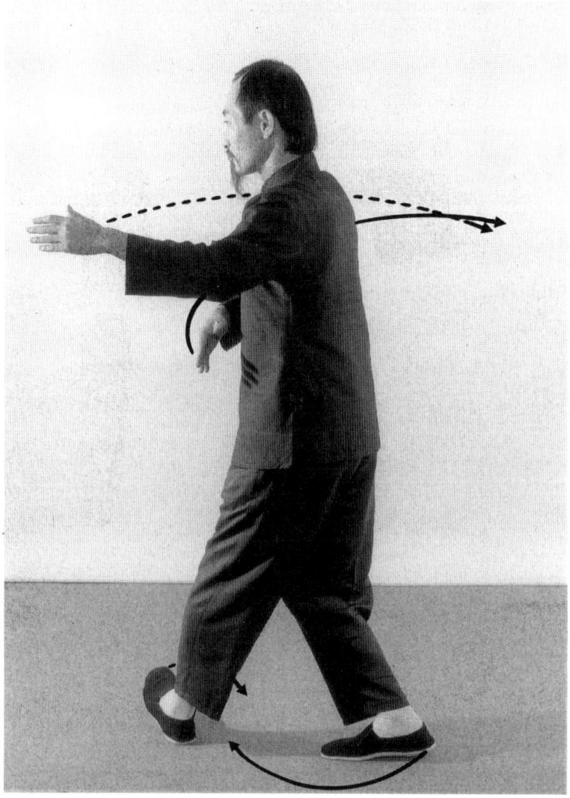

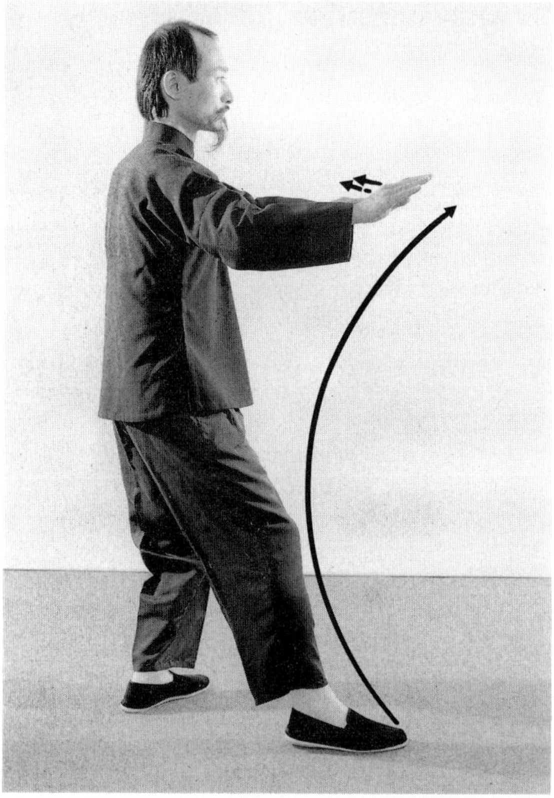

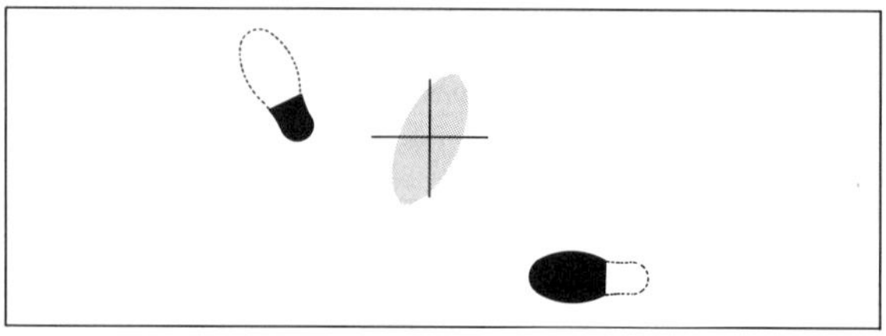

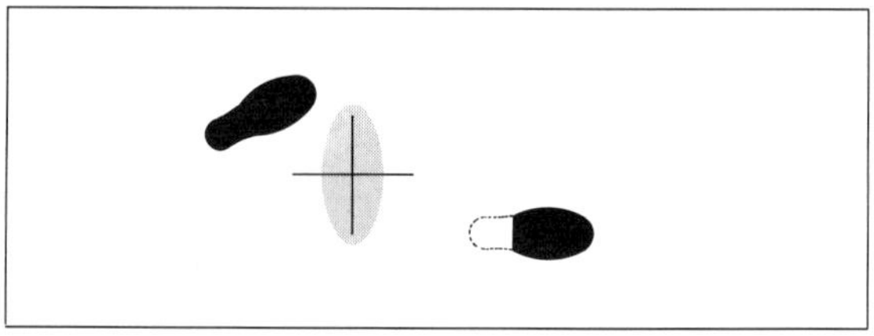

3. Rumpf und rechtes Bein auf dem vorderen Teil des Fußes nach rechts drehen, bis die Vorderseite nach SOO und die Fußspitze nach O zeigen. Das linke Bein, der Rumpfdrehung folgend, nach SSO mit der Ferse aufsetzen (Fußspitze zeigt nach SSO). Dabei das Gewicht bis 50% auf den linken Fuß verlagern. Die Arme folgen der Bewegung des Rumpfes.

4. Den Rumpf nach rechts drehen, bis die Vorderseite nach W gerichtet ist. Einhergehend mit der Rumpfdrehung den linken Fuß weiter auf der Ferse drehen, bis die Fußspitze 30° nach S zeigt. Dabei das Gewicht bis 90% auf den linken Fuß verlagern. Das rechte Bein folgt der Bewegung des Rumpfes mit angehobener Ferse, bis die Fußspitze nach W zeigt (Schritt des fischenden Pferdes). Die Arme folgen der Bewegung des Rumpfes. Den rechten Arm heben, dabei Unterarm und Hand gegen den Uhrzeigersinn drehen, bis die Handfläche nach unten zeigt. Unterarm und Hand des linken Armes ein wenig im Uhrzeigersinn drehen, bis die Handfläche zum Boden zeigt. Zum Ende der Bewegung hin beide Arme in der jetzt parallelen Haltung ein wenig nach rechts führen.

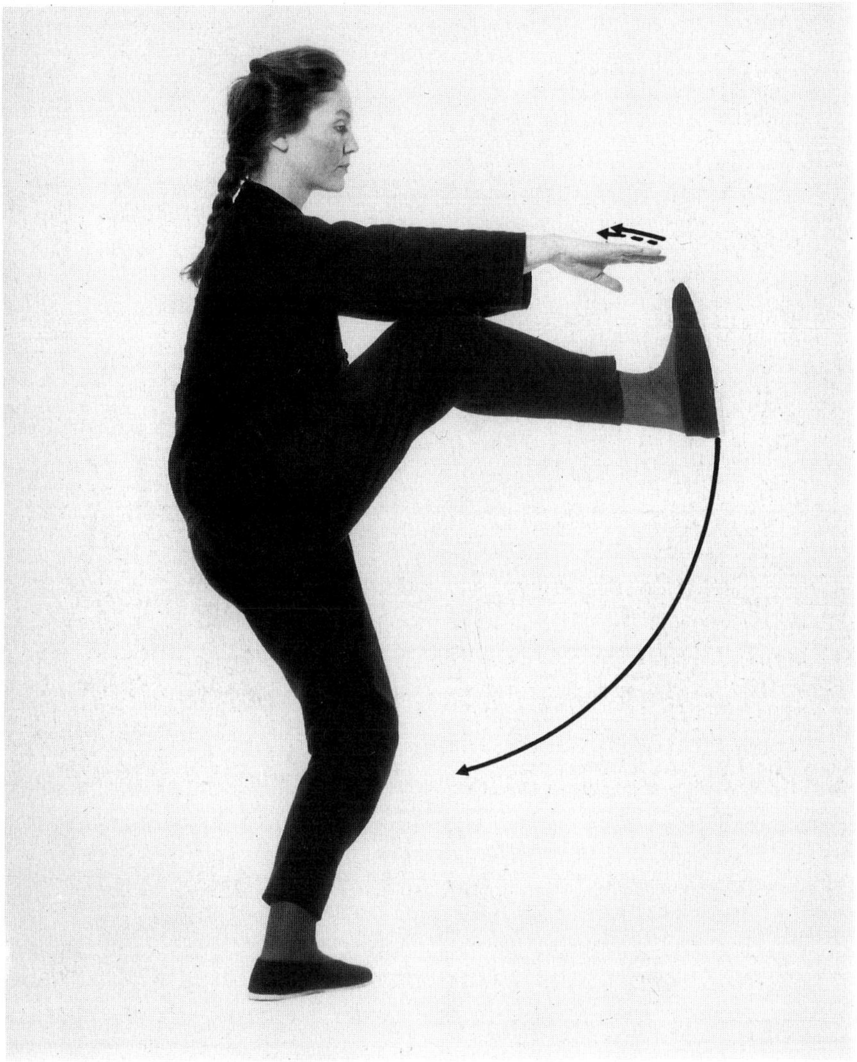

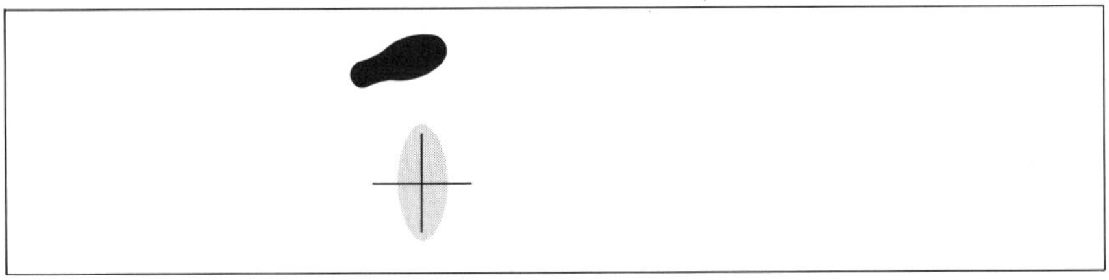

5. Den Rumpf ein wenig nach links drehen und das linke Bein etwas strecken. Dabei das rechte Bein einem Kreisbogen folgend nach links anheben. Den Rumpf dann ein wenig nach rechts drehen und dabei das Bein dem Kreisbogen weiter folgend nach rechts führen, die Fußspitze zeigt nach oben. Gleichzeitig die Arme ein wenig nach links führen.

Die Vorderseite des Rumpfes ist nach W gerichtet. Das Gewicht ruht auf dem linken Fuß.
Wir befinden uns in der Stellung »Drehung und mit dem Bein über den Lotus streifen«.

37. Bogen spannen und Tiger schießen

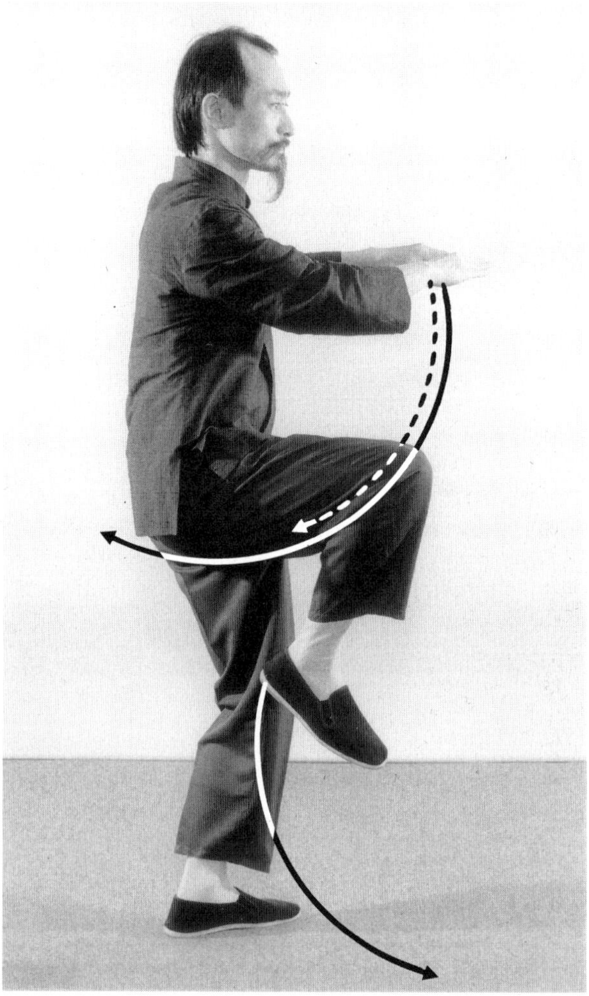

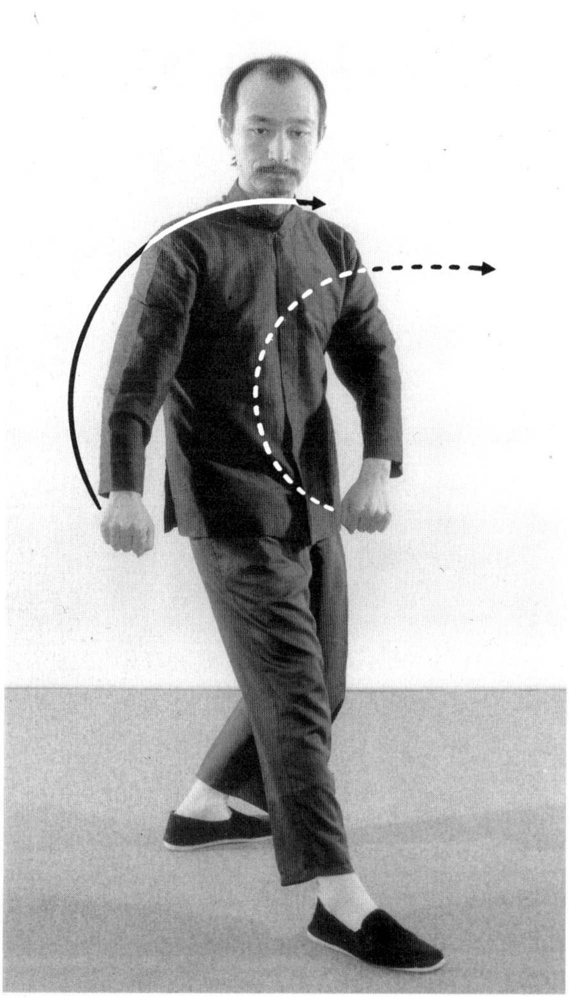

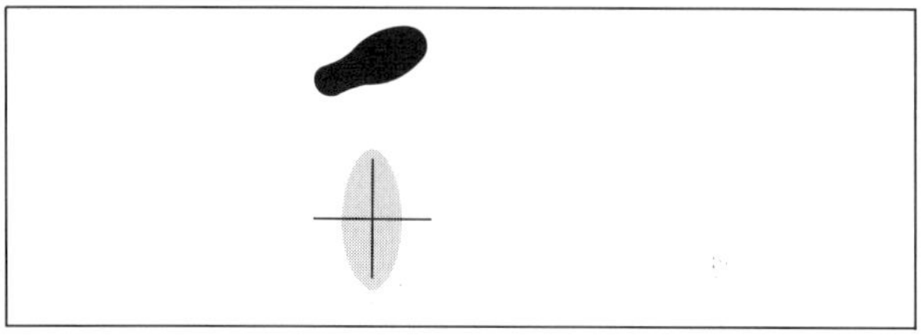

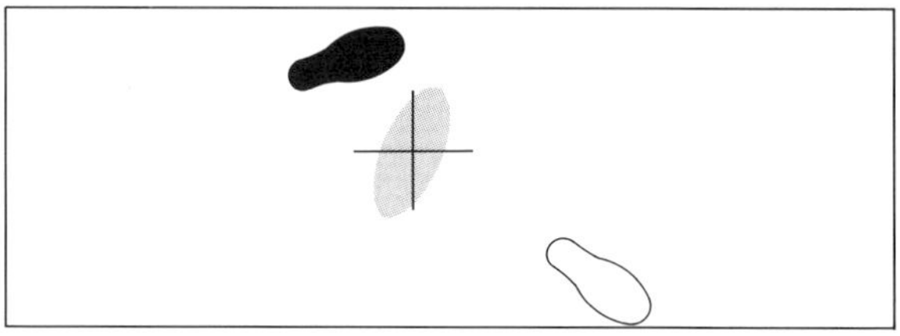

1. Unterschenkel und Fuß des rechten Beines senken. Gleichzeitig die Arme weiter nach links führen, bis die Fingerspitzen nach SWW zeigen.

2. Den Rumpf nach rechts drehen, bis die Vorderseite nach NWW gerichtet ist. Dabei das rechte Bein nach NW mit der Ferse zuerst aufsetzen, die Fußspitze zeigt nach NW. Gleichzeitig die Arme in ihrer parallelen Haltung großen Kreisbögen folgend senken und nach rechts führen. Zum Ende der Bewegung hin die Hände zu Fäusten schließen.

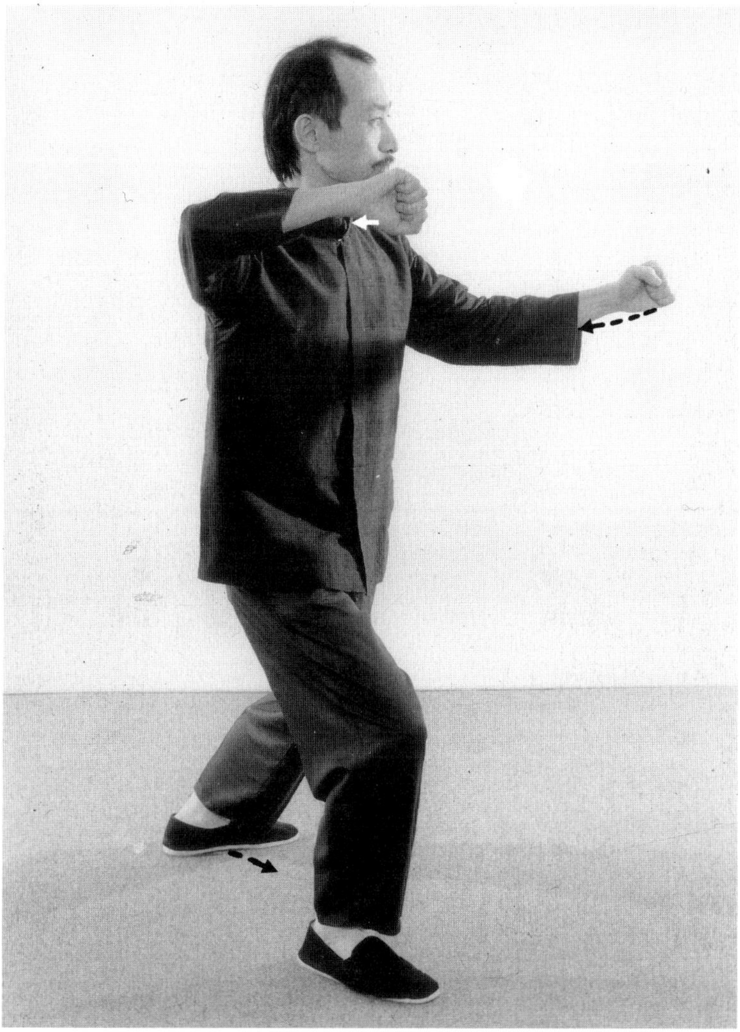

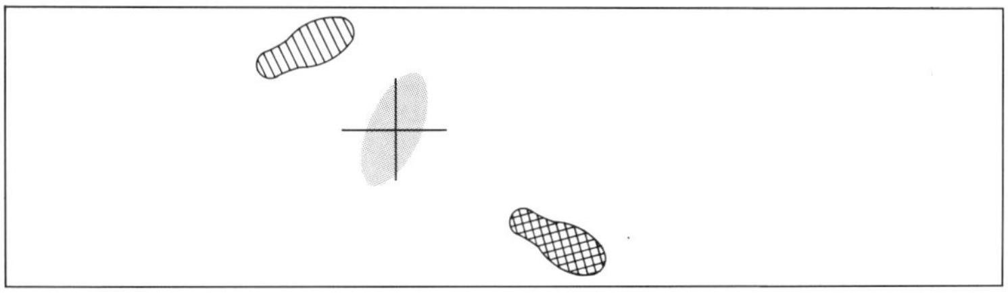

3. a) Den Rumpf nach rechts drehen, bis die Vorderseite nach NW gerichtet ist. Dabei das Gewicht bis 30% auf den rechten Fuß verlagern. Die Arme folgen der Rumpfdrehung in ihrer parallelen Haltung nach rechts.

b) Den Rumpf nach links drehen, bis die Vorderseite nach NWW gerichtet ist (Mühlstein-Prinzip). Dabei das Gewicht bis 70% auf den vorderen rechten Fuß verlagern und das Knie beugen. Gleichzeitig die Arme Kreisbögen folgend nach vorne oben (W) führen.

Die Vorderseite des Rumpfes ist nach NWW gerichtet.
Wir sehen nach W.
70% des Gewichts ruhen auf dem vorderen rechten, 30% auf dem hinteren linken Fuß.
Wir befinden uns in der Stellung »Bogen spannen und den Tiger schießen«.

Fauststoß (14.)

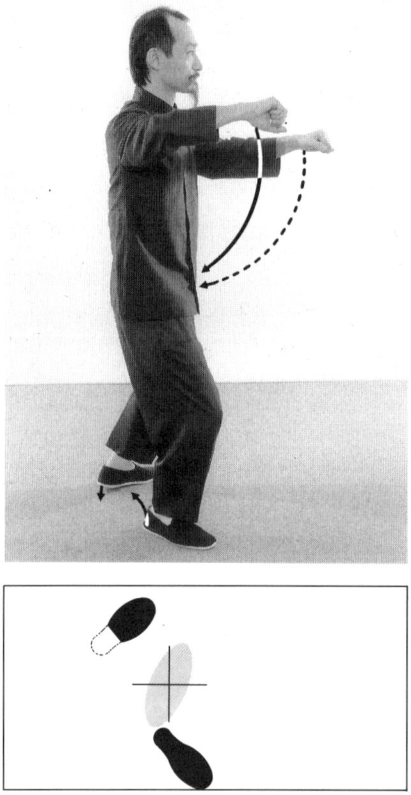

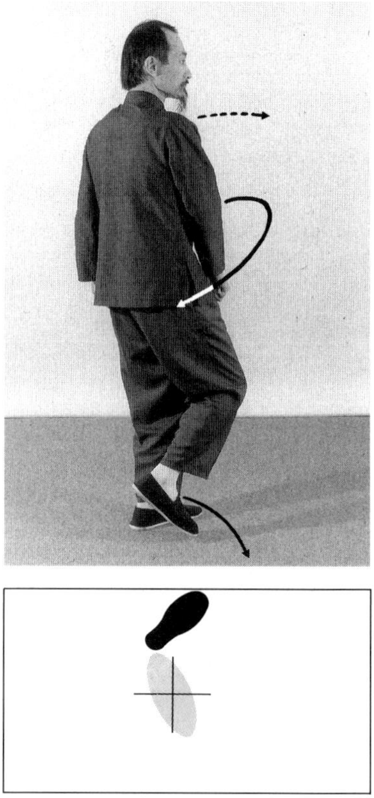

1. Durch Loslassen im rechten Leistenbereich das Gewicht vollständig auf den rechten Fuß verlagern und das Knie beugen. Dabei das linke Bein im Abstand einer Fußbreite (Richtung NW) mit dem vorderen Teil des Fußes aufsetzen, die Fußspitze zeigt nach SW. Gleichzeitig die Arme etwas senken und die Fäuste ein wenig öffnen.

2. Den Rumpf nach links drehen bis die Vorderseite nach SWW gerichtet ist, dabei das Gewicht vollständig auf den linken Fuß verlagern. Das rechte Bein zum linken ziehen. Die Arme folgen der Bewegung des Rumpfes. Sie werden Kreisbögen folgend erst vor dem Körper gesenkt und dann zur linken Körperseite geführt. Beim Senken der Arme die Fäuste ganz öffnen, anschließend die rechte Hand wieder zur Faust schließen. Wir wiederholen die Stellung Fauststoß (siehe 14., Foto 4–6).

Wiederholung

Zurückziehen und Stoßen (15.)

Hände kreuzen (16.)

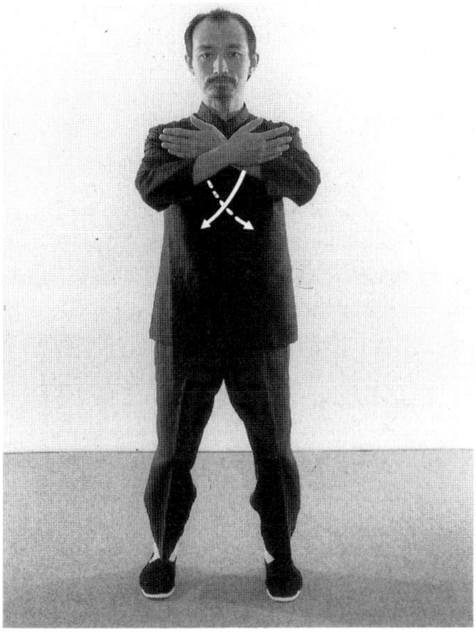

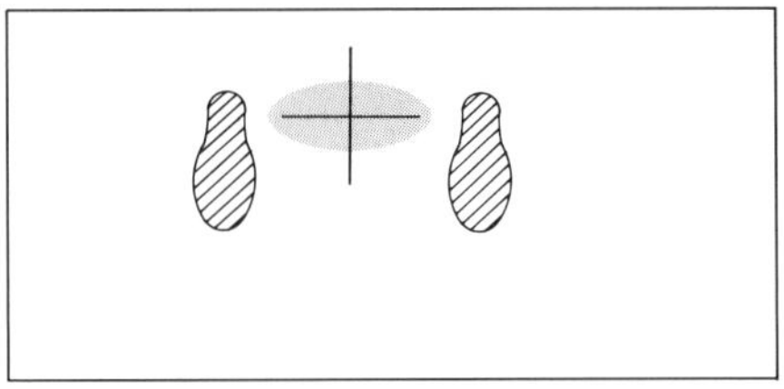

Wir befinden uns in der Stellung »Hände kreuzen«. Das Gewicht ist gleichmäßig auf beide Füße verteilt.

Abschluß

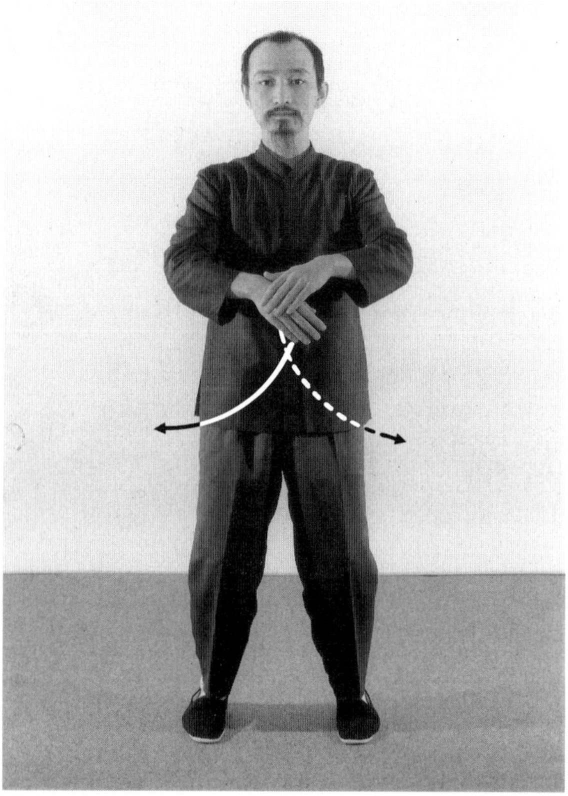

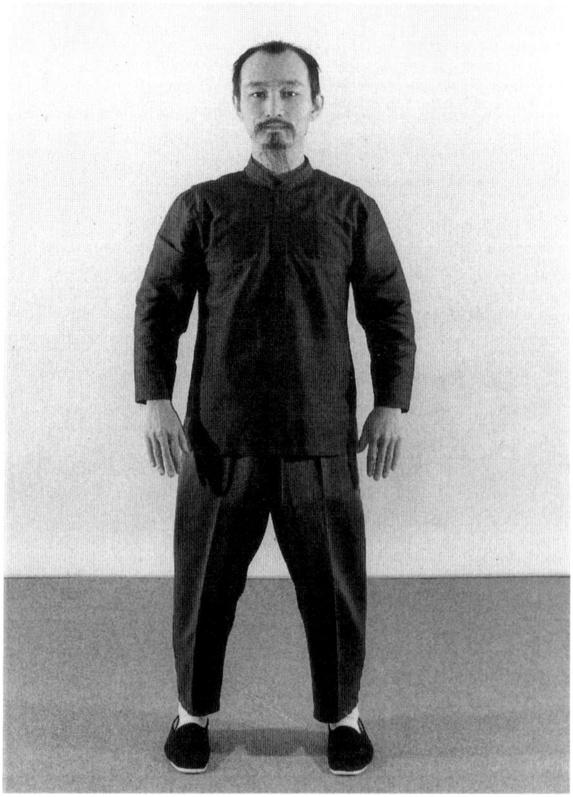

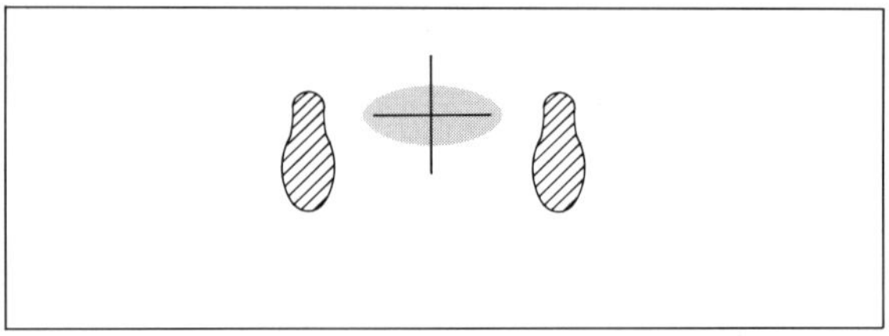

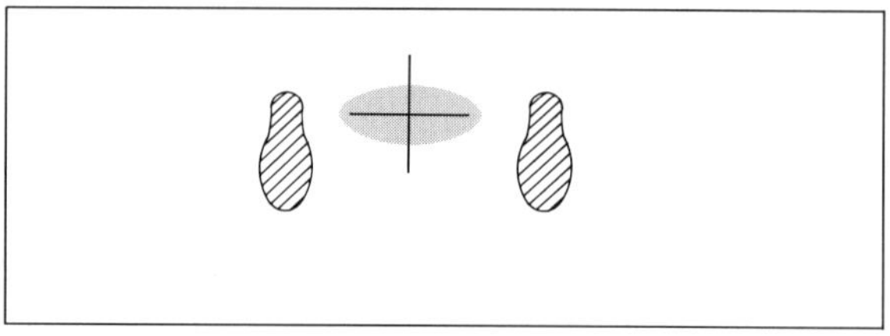

1. + 2. Langsam die Knie strecken. Gleichzeitig die Arme senken, dabei zuerst die Handflächen nach unten drehen, dann die Arme allmählich auseinandernehmen und zu den Körperseiten senken. Zum Ende der Bewegung hin die Hände leicht anwinkeln (stehende Hand).

30. Anhang

Die Schwertform des Yang-Stils nach Chen Wei Ming

1. Der Anfang
2. Drcimal dcn Mond umkrciscn
3. Der große Hauptstern des Großen Bären
4. Die Schwalbe nimmt Wasser auf
5. Das Abwehren und Schlagen – links und rechts
6. Der kleine Hauptstern des Großen Bären
7. Die Schwalbe fliegt ins Nest
8. Die schlaue Katze fängt eine Maus
9. Die Libelle nimmt Wasser auf
10. Die Biene fliegt in den Stock
11. Der Phoenix breitet seine Flügel aus
12. Der Wirbelwind links
13. Der kleine Hauptstern des Großen Bären
14. Der Wirbelwind rechts
15. Auf die Fische warten
16. Im Gras die Schlange suchen
17. Den Mond umarmen
18. Die Vögel fliegen in den Wald um zu rasten
19. Der schwarze Drache schlägt mit dem Schwanz
20. Der Wind bewegt die Lotusblüte
21. Der Löwe schüttelt die Mähne
22. Der Tiger legt den Kopf zwischen die Tatzen
23. Das Wildpferd springt in den Gebirgsbach
24. Sich umdrehen und das Pferd zum Stehen bringen
25. Einen Schritt vor, die Kompaßnadel zeigt nach Süden
26. Im Wind den Staub abschütteln
27. Das Boot stromabwärts schicken
28. Die Sternschnuppe folgt dem Mond
29. Das himmlische Pferd fliegt durch die Luft
30. Den Vorhang bewegen
31. Das Schwert wie ein Wagenrad links und rechts kreisen lassen
32. Der Vogel Roc breitet einen Flügel aus
33. Den Mond vom Meeresboden holen
34. Den Mond umarmen
35. Der Dämon schaut ins Wasser
36. Das Rhinozeros schaut in den Mond
37. Die Schwalbe schießen
38. Der weiße Affe bietet Früchte an
39. Der Phoenix breitet seine Flügel aus
40. Links und rechts abwehren mit Schritt
41. Die Wildgans schießen
42. Der weiße Affe bietet Früchte an
43. Links und rechts Blumen streuen
44. Die schöne Dame am Webstuhl
45. Der weiße Tiger schlägt mit dem Schwanz
46. Der Tiger legt den Kopf zwischen die Tatzen
47. Der Karpfen springt durchs Drachentor
48. Der schwarze Drache windet sich um eine Säule
49. Der heilige Mann weist den Weg
50. Der Wind fegt die Pflaumenblüten hinweg
51. Der Tiger legt den Kopf zwischen die Tatzen
52. Die Kompaßnadel zeigt nach Süden
53. Halte das Schwert und kehre an den Anfang zurück

Glossar

Chi Chiang Tao
Dr. Chi Chiang Tao wurde 1920 in Nord-China geboren. 1937 begann er aufgrund einer schweren Krankheit mit dem Studium des T'ai Chi Ch'uan. Er lernte zuerst in der Yang Pan Hou-Tradition, u. a. von Meister Tien Chen-Feng. 1948 ging er nach Taiwan und wurde Schüler von Cheng Man-Ch'ing. Er gehört heute zu den bekanntesten T'ai Chi-Meistern Taiwans und ist Mitglied der Taiwan-T'ai Chi-Association, einem Zusammenschluß dortiger Meister der Cheng Man Ch'ing-Tradition. Er ist ein Experte in der T'ai Chi-Schwertform. Seit 1980 lebt er in Vancouver, Kanada. Seit 1988 unterrichtet er nur noch seine Hauptschüler.

Ch'i
Kosmische oder innere Energie (japanisch: Ki, indisch: Prana)

Chin
Sich aus der Entwicklung und dem Einsatz des Ch'i ergebende besondere Fähigkeiten, die als eigene Energien verstanden werden, z. B. T'ing Chin (hörende Energie), Tung Chin (interpretierende Energie), T'i Chin (entwurzelnde Energie).

Chi Kung
Sammelbegriff für meist alte chinesische, gezielt angewandte Gesundheitsübungen, die eine Aktivierung des Ch'i bewirken.

Chang San-Feng
Taoistischer Meister (Ende der Sung-Dynastie, 1127–1279), Begründer des T'ai Chi Ch'uan aus der Sicht des Yang-Stils; der Legende nach ein Mann von außergewöhnlich großem Körperwuchs.

Feinststofflicher Wesensbereich
Die Gesamtheit aller feinstofflichen Erscheinungen wie Ch'i, Meridiansystem, feinstoffliche Zentren, Aura, etc.

Hsing-i Ch'uan
»Mind-boxing«, Begründer: Yueh Fei (10. Jahrhundert) oder Chi Lung-Feng (17. Jahrhundert).

Klassische Schriften
Texte alter Meister in denen die Prinzipien niedergelegt sind. Die wichtigsten: Chang San Feng, »Die Klassische Schrift des T'ai Chi Ch'uan«[1]; Wang Tsung Yueh, »Die Theorie des T'ai Chi Ch'uan«[2]; Wu Yu-Hsiang, »Das Üben der 13 grundlegenden Stellungen«.[3]

1, 2 siehe »Handbuch zum Selbststudium«, Seite 28–30,
3 siehe »Der Weg des T'ai Chi Ch'uan«, Seite 101–103

Kung Fu
wörtlich: »Vervollkommnung« oder »Hohe Technik«. Von altersher wird Kung Fu in China in den Bezeichnungen kraftbetonter Kampfkünste verwandt, um deren Anspruch auf die Vollkommenheit ihrer Kunst auszudrücken. Mit der Zeit wurde Kung Fu zum gebräuchlichen Oberbegriff für diese Art von Kampfkünsten. Kung Fu wird aber weiterhin auch in seiner ursprünglichen Bedeutung gebraucht. Eine Vervollkommnung in jedweder Kunst, ist ein »Kung Fu« in dieser Kunst.

Pa Kua
Das »Boxen der acht Diagramme«, Ursprung unbekannt, erster bekannter Meister Tung Hai-Ch'uan (19. Jahrhundert).

Push Hands (Tui Shou)
wichtigste Partnerübung des Yang-Stils; basiert auf den Grundstellungen *Abwehren, Zurückrollen, Drücken* und *Stoßen*.

Ta Lu
»Das große Zurückrollen« – Partnerübung.

Tan T'ien
Unteres, Mittleres, Oberes Tan T'ien – die drei Tan T'iens gehören zu den wichtigsten feinstofflichen Zentren der taoistischen Tradition.

T'ai Chi Ch'uan
Setzt sich zusammen aus dem »T'ai Chi« und »Ch'uan«. T'ai Chi – das Höchste, Letzte, die Mutter von Yin und Yang, gleichbedeutend dem Tao; Ch'uan – Hand oder Faust. Der Name T'ai Chi Ch'uan ergibt sinngemäß: Durch die Hand oder Faust, also die Art der Übung, in Einklang mit dem Tao kommen.

Tao
Das Absolute, Namenlose, der Weg.

Yang Lu-Ch'an
Begründer des Yang-Stils (1799–1872).

Yin und Yang
Stehen für alle Gegensatzpaare. Die Ausrichtung des T'ai Chi Ch'uan am Prinzip von Yin und Yang zeigt sich im stetigen Wechsel der Bewegung von voll zu leer, belastet und unbelastet, Öffnen und Schließen, etc.

Zähe Energie
Bezeichung für das angewachsene, »zähflüssig« gewordene Ch'i.

Bibliographie

Cheng Man-Ch'ing
»Thirteen Chapters on T'ai Chi Ch'uan«, translated by Douglas Wile, Sweet Ch'i Press, 662 Union St., Brooklyn, New York 1982.
(Deutsche Übersetzung »Das Wissen des Meisters«, Sphinx Verlag, Basel 1986.)

»Advanced T'ai Chi Form Instructions«, Sweet Ch'i Press, New York (siehe oben).

»Cheng Tzus's Thirteen Treatises on T'ai Chi Ch'uan«, translated by Ben Lo and Martin Inn, North Atlantic Books, Berkeley, 1985.[1]

Cheng Man-Ch'ing/Robert Smith
»T'ai Chi – the Supreme Ultimate«, Exercise for Health and Self-Defense, Charles E. Tuttle Co., Rutland, Vermont 1967.

Chen Wei-Ming
»T'ai Chi Ch'uan Ta Wen – Questions and Answers on T'ai Chi Ch'uan«, North Atlantic Books, Berkeley, California, 1985.

Huang Wen-Shan
»Fundamentals of T'ai Chi Ch'uan«, South Sky Book Company, Hong Kong, 1973.

Jou Tsung Hwa
»The Tao of T'ai Chi Ch'uan«, Charles E. Tuttle Co., Rutland, Vermont.

Kobayashi, Toyo und Petra
»T'ai Chi Ch'uan – Handbuch zum Selbststudium«, Hugendubel Verlag, München 1979.

Kobayashi, Petra
»Der Weg des T'ai Chi Ch'uan«, Hugendubel Verlag, München 1984.

Matsuda
»Geschichte der chinesischen Kampfkünste«, Shindjinbutsu Oraisha, Tokio (japanische Ausgabe)

Matsuda
»Secret of Chin Jia Tai-Ch'i«, Shindjinbutsu Oraisha, Tokio (japanische Ausgabe).

»Reden und Gleichnisse des Tschuang-Tse«
Ausgewählt von Martin Buber, Insel Taschenbuch, Frankfurt 1981.

»Yang Family Secret Transmissions«
translated by Douglas Wile, Sweet Ch'i Press, 1983.

1 (Neue Übersetzung der »Thirteen Chapters on T'ai Chi Ch'uan« aus dem chinesischen Original)

Weitere Titel der Autoren
im Irisiana-Programm:

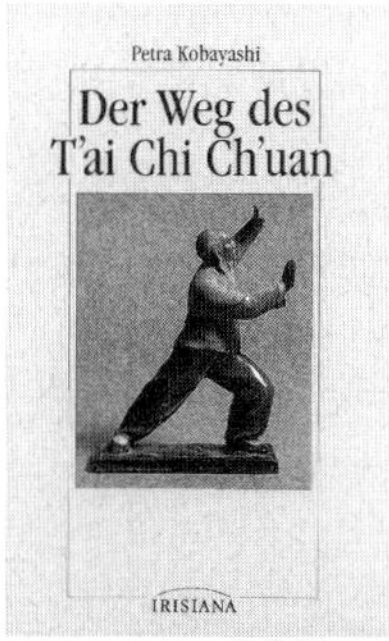

Petra Kobayashi

Der Weg des T'ai Chi Ch'uan

Geistiger Hintergrund und taoistische Praktiken

167 Seiten, Festeinband mit zahlreichen Abbildungen und Fotos, ISBN 3-88034-775-1

Der Schwerpunkt dieses Buchs liegt in der Darstellung des meditativen und geistigen T'ai Chi Ch'uan. Neben Ursprung und Geschichte wird erstmals auch der taoistische Hintergrund gewürdigt. Ausführlich beschrieben werden u. a. taoistische Meditationspraktiken, die Bedeutung der Atmung für die Meditation, die Anregung der inneren Energieprozesse und die daraus resultierende Harmonisierung des Menschen. Die vorbereitenden Übungen im praktischen Teil können auch als eigenständige Gymnastik geübt werden. Alle Übungen sind mit Fotos, Fußdiagrammen und detaillierter Beschreibung anschaulich dargestellt und leicht nachvollziehbar.

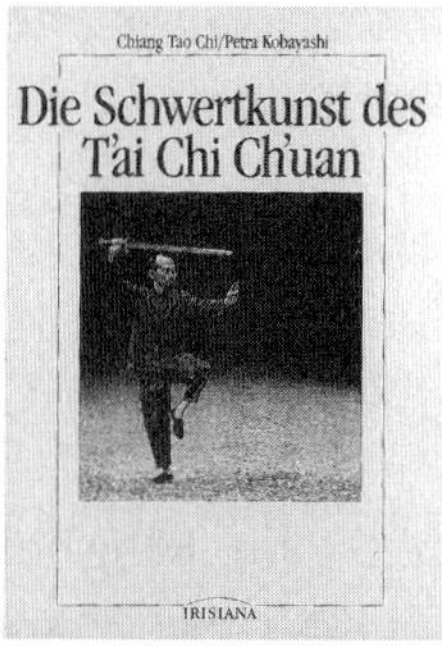

Chiang Tao Chi/Petra Kobayashi

Die Schwertkunst des T'ai Chi Ch'uan

175 Seiten, Festeinband mit zahlreichen Abbildungen und Fotos, ISBN 3-88034-797-2

Die Schwertkunst gehört zu den klassischen Übungen des T'ai Chi Ch'uan. Wie diese dient sie der Selbstverteidigung, ist ganzheitliche Gesundheitsübung und Meditation in Bewegung. Die Schwertkunst wird nicht nur von fortgeschrittenen T'ai-Chi-Schülern geübt, sie gilt auch als eigener Weg, der die Kenntnis der anderen Übungen des T'ai Chi Ch'uan nicht voraussetzt. Die Autoren beschreiben erstmals ausführlich die Geschichte und den taoistischen Hintergrund der Schwertkunst, die Handhabung des Schwerts und die Schwertkampftechniken. Die für die T'ai-Chi-Schwertkunst grundlegende Form ist mit Fotos, Fußdiagrammen und Erläuterungen detailliert darstellt.

IRISIANA

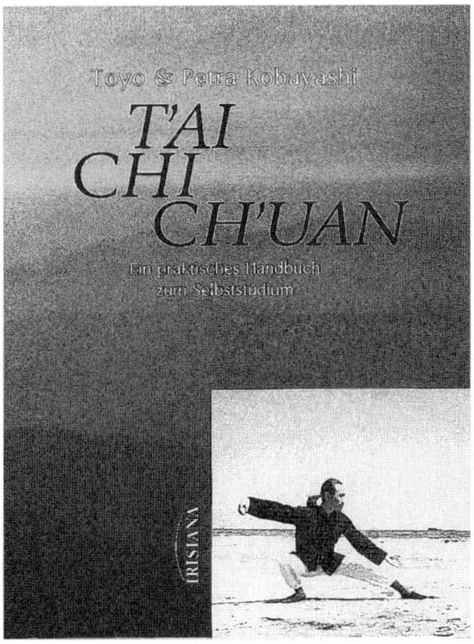

Toyo und Petra Kobayashi

T'ai Chi Ch'uan

Ein praktisches Handbuch zum Selbststudium

140 Seiten, Festeinband mit zahlreichen Abbildungen und Fotos,
ISBN 3-39631-339-8

T'ai Chi Ch'uan ist ein traditionelles chinesisches System von Übungen, das auf der Philosophie des Tao, dem Yin und Yang beruht. Seine äußere Form sind fließende, harmonische Bewegungen, die auf langsame Weise, ohne Anstrengung, ausgeführt werden.
T'ai Chi Ch'uan bietet die praktische Möglichkeit, den Weg zu natürlicher Gesundheit, Beweglichkeit und innerer Ausgeglichenheit zu finden. Schon nach kurzer Zeit des Übens lässt sich eine positive Veränderung bemerken, die uns durch die Kraft des Tao unserem eigenen Körper und Geist näher bringt.
Toyo und Petra Kobayashi, die sich seit Jahren praktisch mit T'ai Chi Ch'uan beschäftigen und ihr Wissen in Kursen an Interessierte weitergeben, berücksichtigen in ihrem Buch sowohl die theoretischen wie auch die praktischen Aspekte.

IRISIANA